华氏巨球蛋白血症
理论与临床实践

名誉主编 ◎ 邱录贵

主　　编 ◎ 易树华　李　剑

科学技术文献出版社
SCIENTIFIC AND TECHNICAL DOCUMENTATION PRESS

·北京·

图书在版编目（CIP）数据

华氏巨球蛋白血症理论与临床实践 / 易树华，李剑主编. -- 北京 ： 科学技术文献出版社， 2024. 7. -- ISBN 978-7-5189-9019-1

Ⅰ．R553

中国国家版本馆 CIP 数据核字第 20245RH558 号

华氏巨球蛋白血症理论与临床实践

策划编辑：胡　丹　责任编辑：胡　丹　责任校对：张吲哚　责任出版：张志平

出　版　者	科学技术文献出版社	
地　　　址	北京市复兴路15号　邮编 100038	
编　务　部	(010) 58882938，58882087（传真）	
发　行　部	(010) 58882868，58882870（传真）	
邮　购　部	(010) 58882873	
官 方 网 址	www.stdp.com.cn	
发　行　者	科学技术文献出版社发行　全国各地新华书店经销	
印　刷　者	北京时尚印佳彩色印刷有限公司	
版　　　次	2024 年 7 月第 1 版　2024 年 7 月第 1 次印刷	
开　　　本	787×1092　1/16	
字　　　数	243千	
印　　　张	13.75	
书　　　号	ISBN 978-7-5189-9019-1	
定　　　价	69.00元	

编委会

姓名	单位	姓名	单位
葛晓燕	山西医科大学第二医院	吕 瑞	中国医学科学院血液病医院 中国医学科学院血液学研究所
化罗明	河北大学附属医院	马艳萍	山西医科大学第二医院
姜中兴	郑州大学第一附属医院	宁雪琴	南方医科大学南方医院
康桥汐	南方医科大学南方医院	强琬婷	上海长征医院
秦姝超	南京医科大学第一附属医院 江苏省人民医院	徐 菁	四川大学华西医院
屈晓燕	南京医科大学第一附属医院 江苏省人民医院	徐 燕	中国医学科学院血液病医院 中国医学科学院血液学研究所
隋伟薇	中国医学科学院血液病医院 中国医学科学院血液学研究所	薛 华	河北大学附属医院
孙 琦	中国医学科学院血液病医院 中国医学科学院血液学研究所	阎禹廷	中国医学科学院血液病医院 中国医学科学院血液学研究所
檀艳丽	河北大学附属医院	杨光忠	首都医科大学附属北京朝阳医院
王 齐	中国医学科学院血液病医院 中国医学科学院血液学研究所	于 颖	中国医学科学院血液病医院 中国医学科学院血液学研究所
王慧涵	中国医科大学附属盛京医院	张 超	天津医科大学总医院
王慧君	中国医学科学院血液病医院 中国医学科学院血液学研究所	张春霞	中日友好医院
王婷玉	中国医学科学院血液病医院 中国医学科学院血液学研究所	张江勃	河北大学附属医院
魏永强	南方医科大学南方医院	周 欢	河北大学附属医院
吴迪炯	浙江省中医院	朱华渊	南京医科大学第一附属医院 江苏省人民医院
吴裕丹	中山大学孙逸仙纪念医院	邹德慧	中国医学科学院血液病医院 中国医学科学院血液学研究所

  淋巴浆细胞淋巴瘤/华氏巨球蛋白血症（lymphoplasmacytic lymphoma/Waldenström macroglobulinemia，LPL/WM）是罕见的惰性 B 细胞淋巴瘤亚型，年发病率约千万分之三四。WM 最早于 1944 年被报道，因其通常分泌单克隆性 IgM、伴有浆样分化淋巴细胞的形态特征而被认识。为了促进 WM 的规范诊疗与研究，2000 年国际华氏巨球蛋白血症工作组（International Workshop on Waldenström's Macroglobulinemia，IWWM）成立，2003 年 WM 的 IWMM 诊断标准形成，并沿用至今，从此 WM 走向统一规范的研究之路。随着对其发病机制的深入研究，特别是髓样分化因子 88（myeloid differentiation factor，$MYD88^{L265P}$）位点高频突变及其激活布鲁顿酪氨酸激酶（Bruton's tyrosine kinase，BTK）的发现，进一步提高了疗效，开启了 WM 的 BTK 抑制剂靶向治疗新时代。但仍有许多关键基础与临床问题急需解决，如 LPL/WM 发病的具体机制及其微环境异常尚不清楚，最佳治疗方案尚不明确，为何 LPL/WM 难以获得完全缓解（complete response，CR）等。

  我国对 LPL/WM 的认识起步较晚，早期报道更多的是将所有分泌单克隆 IgM 的患者统称为巨球蛋白血症。2016 年中国 LPL/WM 诊治专家共识首次发布，其极大提高了我国学者对该病的认识，促进了该病的规范诊疗。2021 年中国抗癌协会肿瘤血液病学专业委员会发起成立了中国华氏巨球蛋白血症工作组（China Workshop of Waldenström Macroglobulinemia，CWWM），组织全国专家协作攻关，为进一步深入研究 LPL/WM 奠定了基础。CWWM 成立后对我国 WM 诊治现状进行了多中心回顾性调研和分析，并于 2022 年制定发布了 LPL/WM 诊治中国指南，再次在诊断标准与流程、治疗推荐、疗效评价等层面与国际接轨。我国学者对 WM 的研究虽然起步晚，但发展快，针对 LPL/WM 诊治中的难点问题提出了许多自己的观点，如设计了诊断与鉴别诊断流程，随机比较了利妥昔单抗和硼替佐米联合化疗的有效性，研究了 BTK 抑制剂联合治疗的有限疗程，首次探索了骨髓残留病在疗效评价中的作用，首次提出了寡分泌型 WM 的概念。我国学者较早在单细胞水平上研究了 LPL/WM，并发现了潜在起始细胞群。

虽然我们取得了一定成绩，但 LPL/WM 的规范化诊治仍任重道远，为系统阐述 LPL/WM，CWWM 组织全国专家撰写了本书。作为我国第一部 LPL/WM 专著，本书系统介绍了 LPL/WM 的概念、流行病学和病因学、发病机制、诊断过程中的关键问题及如何进行规范化治疗，最后通过实际病例解析，更加详细具体地指导了 LPL/WM 的诊治实践。本书力求通俗易懂，以便于患者或家属阅读，提高患者或家属对本病的认识，克服对疾病的恐惧，更好地与医护一起战胜疾病。因此，本书的发布具有划时代意义。但 LPL/WM 研究发展较快，部分内容可能存在滞后或不适用，请读者在使用时注意鉴别。

邱录贵

2023 年 7 月作于天津

目录

理论篇

华氏巨球蛋白血症理论与临床实践　　　理论篇

第一章 LPL/WM 概述

中国医学科学院血液病医院 邱录贵

LPL/WM 是一种罕见的惰性 B 细胞非霍奇金淋巴瘤，其特征是肿瘤细胞通常由小 B 淋巴细胞、浆样淋巴细胞和浆细胞组成。LPL 侵犯骨髓同时分泌单克隆 IgM 时诊断为 WM，WM 占 LPL 的 90%～95%，因此绝大多数研究均集中在 WM。LPL/WM 在白种人中的发病率（每年 4.1 例 / 百万人口）较其他种族（每年 1.8 例 / 百万人口）更高。近年来，随着淋巴瘤整体研究水平的提高，人们对 LPL/WM 的发病机制、治疗模式及疗效生存的研究和药物的研发均取得了长足进步。但由于其罕见性，在病因、诊断、治疗、预后因素研究等方面仍有很多未解决的问题。

病因学上，疾病调查研究表明 LPL/WM 与感染、自身免疫异常相关，也具有一定的遗传易感性，WM 患者的直系亲属罹患 WM 或 NHL 的概率较一般人群升高 20 倍，但目前并未找到确切的抗原或易感基因。细胞起源上，目前多项研究显示 WM 细胞可能起源于生发中心后的记忆 B 细胞。

发病机制研究上，已知 6q 缺失发生率较高，$MYD88^{L265P}$ 位点突变、C-X-C 趋化因子受体 4 型（C-X-C chemokine receptor type 4，$CXCR4$）基因突变发生率高，构成了 WM 主要分子遗传学异常。$MYD88^{L265P}$ 位点突变主要通过募集活化的 BTK，从而组成性活化下游 NF-κB 信号通路参与疾病发生发展。因此 BTK 抑制剂在 $MYD88$ 突变患者中疗效显著。$CXCR4$ 基因突变通常发生在 $MYD88$ 突变的基础上，合并 $CXCR4$ 基因突变可以同时激活 PI3K 及其下游信号通路，患者肿瘤负荷增高，对 BTK 抑制剂反应较差，是预后不良的标志物，但其具体的作用机制尚不清楚。此外，6q 染色体上具体作用的基因也尚未明确。

WM 的诊断标准自 2003 年于第二次 IWWM 会议上制定以来，一直沿用至今，主要包括以下几点：分泌单克隆 IgM；淋巴细胞、浆样淋巴细胞、浆细胞浸润骨髓小梁间隙；免疫表型一般为 CD5（–）CD10（–）的成熟 B 淋巴细胞表现；除外其他伴有浆细胞分化的霍奇金淋巴瘤；$MYD88^{L265P}$ 位点突变发生率高达 90%。但这些特点均没有特异性，如何对患者个体进行诊断需要综合多方面因素，鉴别诊断困难，可操作性有待提高。CWWM 在 2022 年发表的 LPL/WM 诊治指南中提出了一个 WM 鉴别诊断流程，有助于 LPL/WM 的鉴别诊断。

与其他惰性淋巴瘤类似，LPL/WM 诊断后需要评价是否具有治疗指征，没有治疗指征的患者以观察随诊为主。治疗指征主要包括疾病相关的系统性症状和脏器功能损害或高肿瘤负荷，如大包块（肿物最大直径＞5 cm）。

LPL/WM 的（药物）治疗方案较多，总体来说可归为 4 类：①细胞毒性药物，如苯丁酸氮芥、环磷酰胺、福达拉滨、苯达莫司汀；②免疫化疗，如利妥昔单抗、蛋白酶体抑制剂联合细胞毒性药物，如 BR 方案、RCD 方案、BDR 方案等；③小分子靶向药物，如 BTK 抑制剂、Bcl-2 抑制剂、PI3K 抑制剂等；④细胞免疫治疗，如自体造血干细胞移植、CAR-T 治疗和双抗。由于缺乏大型Ⅲ期随机对照临床试验进行比较，各种治疗方式优劣尚不可知。依据 WM 诊治指南推荐，BR、RCD 方案疗效较好且不良反应较少，可作为一线优先推荐；BTK 抑制剂伊布替尼、泽布替尼也可作为一线优先推荐。二线或后线治疗选择一般依据前线治疗选择非交叉耐药方案。由于 BTK 抑制剂疗效受 *MYD88* 和 *CXCR4* 基因突变影响，故建议使用 BTK 抑制剂前检查这两个基因突变状况。BTK 抑制剂单药使用时一般为持续用药至不能耐受或疾病进展，停药可导致疾病反弹并可能引起症状表现，故不建议停药。目前 BTK 抑制剂与其他药物组合，探索有限疗程的工作正在进行，初步结果显示 BTK 抑制剂组合治疗可进一步提高缓解深度，实现有限疗程治疗。

目前 WM 的疗效评价主要依据 IgM 定量水平变化来进行，使用 IgM 定量来代表 WM 肿瘤负荷的变化可操作性强，易于推广使用。但 IgM 定量变化是否适合所有患者值得商榷，如寡分泌型 WM 患者单纯依据 IgM 定量变化难以进行 PR 或 VGPR 的区分。我们前期研究显示整合骨髓肿瘤细胞比例变化可进一步提高现有疗效评价效能。

最后需要强调 LPL/WM 的治疗目标是症状缓解和血象恢复，而不是所谓的深度缓解。诚然，某个方案若能达到深度缓解，其无进展生存时间会更长，但不建议频繁更换方案来达到深度缓解。在启动任何治疗方案前均应评估患者是否具有治疗指征。

总之，近年来 LPL/WM 在发病机制、新药研发及临床诊治等方面取得重要进展，但仍有很多未被解决的临床问题，如最佳治疗方案、预后评估体系、如何克服难以获得完全缓解等。由于其罕见性，建议未来在 CWWM 的共同协作下研究解决这些重要的问题，进一步提高 LPL/WM 疗效。

参考文献

1. CAO X X, YI S H, JIANG Z X, et al. Treatment and outcome patterns of patients with Waldenström's macroglobulinemia：a large，multicenter retrospective review in China. Leuk Lymphoma，2021，62（11）：2657-2664.

2. 中国抗癌协会血液肿瘤专业委员会，中华医学会血液学分会，中国华氏巨球蛋白血症工作组. 淋巴浆细胞淋巴瘤 / 华氏巨球蛋白血症诊断与治疗中国指南（2022 年版）. 中华血液学杂志，2022，43（8）：624-630.

3. 熊文婕，易树华，邱录贵. 淋巴浆细胞淋巴瘤 / 华氏巨球蛋白血症诊断与治疗中国指南（2022 年版）解读 . 中华血液学杂志，2022，43（12）：986-991.

4. JORDAN M B, ALLEN C E, WEITZMAN S, et al. How I treat hemophagocytic lymphohistiocytosis. Blood，2011，118（15）：4041-4052.

5. DOGLIOTTI I, JIMÉNEZ C, VARETTONI M, et al. Diagnostics in Waldenström's macroglobulinemia：a consensus statement of the European Consortium for Waldenström's Macroglobulinemia. Leukemia，2023，37（2）：388-395.

6. TREON S P, XU L, GUERRERA M L, et al. Genomic Landscape of Waldenström Macroglobulinemia and Its Impact on Treatment Strategies. J Clin Oncol，2020，38（11）：1198-1208.

第二章 LPL/WM 流行病学与病因学

江苏省人民医院 李雅婷，屈晓燕

一、流行病学

LPL/WM 是一种少见的惰性成熟 B 细胞淋巴瘤，占非霍奇金淋巴瘤的 1% ～ 2%。90% ～ 95% 的 LPL 为 WM，仅小部分 LPL 患者分泌单克隆性免疫球蛋白 A（IgA）、免疫球蛋白 G（IgG）成分或不分泌单克隆性免疫球蛋白。

根据美国癌症登记数据，2011—2012 年的年龄调整发病率（基于 2000 年美国标准人口），WM 为 0.3/100 000，LPL 为 0.3/100 000，LPL/WM 为 0.6/100 000。Phekoo 等报道 1999—2001 年英格兰东南部的 WM 的年龄调整（欧洲标准人口）发病率为 0.55/100 000。

LPL/WM 的发病率在性别、种族、年龄分布间均存在差异。Yin 等统计分析了 1980—2016 年美国国家癌症研究所 SEER 临床数据库中登记的 WM 患者，共有 4472 例患者符合纳入标准，大多数患者的人口学特征：年龄在 70 ～ 79 岁 [1326（29.65%）]，男性 [2598（58.09%）]，白种人 [3936（88.01%）]，来自太平洋沿岸地区 [1762（39.4%）]，原发部位在骨髓 [3044（68.07%）]。

LPL/WM 在男性中发病率约为女性的 2 倍。一项利用 SEER 数据库的大规模人群研究表明，美国 1988—2007 年 WM 经年龄调整的年发病率为 0.38/100 000。其中，WM 男性患者年龄调整的年发病率为 0.54/100 000，女性为 0.27/100 000。这个结果同样在另一项研究中被证实，2011—2012 年美国男性的 LPL/WM 发病率（0.8/100 000）约为女性（0.4/100 000）的 2 倍。白种人的 WM 发病率（0.41/100 000）高于非洲裔美国人（0.18/100 000）和其他种族群体（0.21/100 000）。生活在原籍国的亚洲人 LPL/WM 发病率较低，先前一项研究显示 WM 在日本的发病率（基于世界标准人口）为每年 0.043/100 000（男性 0.071/100 000，女性 0.023/100 000），在台湾地区的发病率为 0.031/100 000（男性 0.041/100 000，女性 0.020/100 000），低于文献报道的居住在美国的亚洲人发病率。WM 是一种老年性疾病，诊断时的中位年龄为 63 ～ 75 岁。发病率随年龄呈几何级增长，在 60 ～ 69 岁急剧上升，此后的发病率增长较为缓慢。50 岁以下年龄组的发病率为 0.03/100 000，60 ～ 69 岁年龄组的发病率为 1.07/100 000，80 岁以上年龄组的发病率为 2.85/100 000。

在过去，WM 的发病率和死亡率均持续增加，在 1993 年左右增加率有所下降。1980—2010 年 WM 患者的 5 年生存率有了显著提高（47.87% 与 69.41%）。男性患者的死亡率约为女性患者的 3 倍，造成这种差异的原因可能是女性患者对利妥昔单抗的反应率高于男性患者，或是女性比男性产生了更强烈的体液免疫和细胞免疫反应，对某些感染有更强的抵抗力，从而降低了感染相关的死亡率。

相比外国患者而言，中国 WM 患者存在明显的年轻化、晚期化特点。一项分析了 90 例中国 WM 患者的研究显示，中国 WM 患者确诊时的中位年龄为 62 岁，男女比例为 3.74，中位总生存期（overall survival，OS）为 135 个月，5 年生存率为 61.8% ± 7.1%。

WM 具有家族性聚集的特点，WM 患者的一级亲属患 WM 的风险增加 20 倍。早先一项关于 257 例 WM 患者的单中心临床研究显示，有 WM 或其他 B 细胞疾病家族史的 WM 患者，其骨髓受累程度更高，且诊断时的年龄较小。此外，家族性 WM 患者与散发性 WM 患者相比，应用利妥昔单抗治疗时的反应更差，无进展生存期（progression free survival，PFS）更短。

WM 的中位生存时间为 5 ～ 11 年。2019 年修订的 WM 国际预后评分系统（rIPSS-WM）根据年龄、β_2 微球蛋白（β_2MG）、血清白蛋白和乳酸脱氢酶将 WM 患者分为 5 个不同的预后组，3 年 WM 相关死亡率分别为 0、10%、14%、38% 和 48%，10 年生存率分别为 84%、59%、37%、19% 和 9%。

二、病因学

LPL/WM 的病因尚不清楚，但可以肯定的是这种疾病主要发生在老年人，男性多于女性，同时具有家族聚集性和种族差异的发病特点，提示遗传因素和慢性免疫刺激可能在 LPL/WM 的发病机制中起作用。

LPL/WM 的家族聚集性已在多个研究中得到证实。19% 的患者至少有 1 个一级亲属患有 WM 或其他 B 淋巴细胞增殖性疾病。2008 年的一项瑞典大型研究调查了 2144 例 LPL/WM 患者 [1539 例（72%）WM 患者和 605 例（28%）LPL 患者]、8279 例匹配的对照者、6177 例患者一级亲属和 24 609 例对照者一级亲属的疾病谱。研究发现与对照组的一级亲属相比，LPL/WM 患者的一级亲属较普通人群患 LPL/WM、其他亚型非霍奇金淋巴瘤（non-Hodgkin lymphoma，NHL）、慢性淋巴细胞白血病（chronic lymphocytic leukemia，CLL）和意义未明的免疫球蛋白 M（IgM）型单克隆丙种球蛋白血症（IgM-monoclonal gammopathy of undetermined significance，IgM-MGUS）的风险分别提高了 20、3、3.4 和 5 倍。鉴于观察到在患者的父母、兄弟姐妹和后代中类似的患病风险，显性或共显性基因遗传比隐性基因遗传患病的可能性更大。

80% 的 WM 患者有不少于 3 种细胞遗传学异常。早期应用常规染色体核型技术发现 WM 患者最常见的染色体异常是 6 号染色体长臂（6q）缺失，发生于 40%～50% 的 WM 患者，6q 缺失与复杂的核型、低白蛋白血症和 β_2 微球蛋白高水平有关，而对患者的预后没有不良影响。有 6q 缺失的冒烟型 WM 患者更有可能进展为需要治疗的症状性 WM。其他细胞遗传学异常包括 18 号染色体三体（15%）、13q14 缺失（13%），< 10% 的患者出现 4 号染色体三体、17 号染色体短臂（17p）13 缺失、11q22 缺失、12 号染色体三体或 14q32 易位。此外，Mcmaster 等首次对 WM 高危家庭进行了全基因组的连锁分析，在 WM 患者和 IgM-MGUS 患者中发现了染色体 1q 和 4q 的基因连锁。

$MYD88^{L265P}$ 突变是 WM 的驱动性遗传改变，86%～100% 的 WM 患者存在该位点突变。Treon 等对 54 例 WM 患者进行了全基因组测序，其中 49 例（91%）患者具有 $MYD88^{L265P}$ 位点突变，另外，在 3 例 LPL 患者中均检测到该基因位点突变。可以认为 $MYD88^{L265P}$ 位点突变是 WM/LPL 诊断及鉴别诊断的依据，但并不是 WM/LPL 的特异性改变，因为 50%～80% 的 IgM-MGUS 患者或 30%～40% 的大 B 细胞淋巴瘤患者和 5% 的左右边缘区淋巴瘤（marginal zone lymphoma，MZL）患者也有这种突变。此外，5%～10% 符合 WM 的免疫表型和临床标准的患者并没有 $MYD88^{L265P}$ 位点突变（他们可能有其他 MYD88 突变，也可能为野生型 MYD88）。

约 30% 的 WM 患者发现有 $CXCR4^{WHIM}$ 突变，大多发生于有 MYD88 突变的患者，突变位点多达 30 种以上，其中最常见的是 S338X 突变。且 CXCR4 突变与不良预后相关，患者在初诊时常出现骨髓受累程度大、高 IgM 水平、高黏滞综合征等疾病侵袭性特点，同时对 BTK 抑制剂伊布替尼敏感性降低。伊布替尼单药治疗的反应情况受 MYD88 和 CXCR4 突变状态的影响，MYD88 突变且 CXCR4 野生型的 WM 患者反应时间、反应深度和 PFS 优于 MYD88 和 CXCR4 均发生突变（尤其是 CXCR4 无义突变）的患者。因此，应在计划 BTK 抑制剂治疗的 WM 患者中确定 MYD88 和 CXCR4 突变状态。

近期在一项对家族性 WM 患者的研究中，新发现了 $FHL2^{g226a}$ 突变可能在 WM 易感性中发挥重要作用，此发现还需在其他家族性 WM 人群中进一步验证。鉴定新的易感基因可以为 WM 发病的分子机制提供全新的见解，也将为突变携带者的筛查和早期干预提供有价值的工具。

目前已经有一些流行病学研究提示自身或外来抗原对 B 淋巴细胞的长期慢性刺激是 WM 的一个重要发病原因。个人或家族的自身免疫性疾病病史、个人感染史增加患 WM 的风险。这表明，可能有共同的免疫相关易感基因作为疾病发生的基础。文献报道有自身免疫性疾病病史者患 WM 的风险提高了 2 ~ 3 倍。瑞典的一项大规模研究显示，LPL/WM 的患病风险增加与自身免疫性疾病个人史（系统性硬化症、干燥综合征、自身免疫性溶血性贫血、多肌性风湿痛和巨细胞动脉炎）和感染性疾病个人史（立克次体肺炎、败血症、肾盂肾炎、鼻窦炎、带状疱疹和流行性感冒）相关。同时，有干燥综合征、自身免疫性溶血性贫血（autoimmune hemolytic anemia，AIHA）、急性炎症性脱髓鞘性多发性神经病家族史的患者患 LPL/WM 的风险增高。在一项纳入 65 例 WM 患者和 213 例对照者的小型医院研究中，WM 患者较对照组更有可能有一级亲属的肺炎、白喉、风湿热和糖尿病病史。此外，有研究表明丙型病毒性肝炎（HCV）感染者患 WM 的风险较普通人群高 3 倍，然而在美国进行的一项随机对照试验报告了相反的结论，即 HCV 感染和 WM 之间不存在关系。我们需要更多的研究来探索 HCV 感染和 WM 发病率之间的关系和确切的机制。

环境因素在 WM 发病中所起的作用尚不确定。有问卷调查显示，家族性 WM 患者与未受影响的家庭成员相比，更有可能报告有耕作、杀虫剂、木屑和有机溶剂的接触。

LPL/WM 是一种既具有先天遗传倾向又有后天环境因素参与的复杂疾病，要充分了解 WM 的病因，未来还需要更深入的研究。

参考文献

1. KASTRITIS E，LEBLOND V，DIMOPOULOS M A，et al. Waldenström's macroglobulinaemia：ESMO Clinical Practice Guidelines for diagnosis，treatment and follow-up. Ann Onco，2018，29（Suppl 4）：iv41-iv50.

2. 邱录贵，周道斌. 淋巴浆细胞淋巴瘤／华氏巨球蛋白血症诊断与治疗中国专家共识（2016 年版）. 中华血液学杂志，2016，37（9）：729-734.

3. TERAS L R，DESANTIS C E，CERHAN J R，et al. 2016 US lymphoid malignancy statistics by World Health Organization subtypes. CA Cancer J Clin，2016，66（6）：443-559.

4. PHEKOO K J，JACK R H，DAVIES E，et al. The incidence and survival of Waldenström's Macroglobulinaemia in South East England. Leuk Res，2008，32（1）：55-59.

5. YIN X，CHEN L，FAN F，et al. Trends in incidence and mortality of waldenström macroglobulinemia：a population-based study. Front Oncol，2020，10：1712.

6. WANG H, CHEN Y, LI F, et al. Temporal and geographic variations of Waldenstrom macroglobulinemia incidence: a large population-based study. Cancer, 2012, 118（15）: 3793-3800.

7. IWANAGA M, CHIANG C J, SODA M, et al. Incidence of lymphoplasmacytic lymphoma/Waldenström's macroglobulinaemia in Japan and Taiwan population-based cancer registries, 1996-2003. Int J Cancer, 2014, 134（1）: 174-180.

8. MORTON L M, TURNER J J, CERHAN J R, et al. Proposed classification of lymphoid neoplasms for epidemiologic research from the Pathology Working Group of the International Lymphoma Epidemiology Consortium（InterLymph）. Blood, 2007, 110（2）: 695-708.

9. CARREON J D, MORTON L M, DEVESA S S, et al. Incidence of lymphoid neoplasms by subtype among six Asian ethnic groups in the United States, 1996-2004. Cancer Causes Control, 2008, 19（10）: 1171-1181.

10. GERTZ M A. Waldenström macroglobulinemia: 2021 update on diagnosis, risk stratification, and management. Am J Hematol, 2021, 96（2）: 258-269.

11. DIMOPOULOS M A, KASTRITIS E. How I treat Waldenström macroglobulinemia. Blood, 2019, 134（23）: 2022-2035.

12. KASTRITIS E, KYRTSONIS M C, MOREL P, et al. Competing risk survival analysis in patients with symptomatic Waldenström macroglobulinemia: the impact of disease unrelated mortality and of rituximab-based primary therapy. Haematologica, 2015, 100（11）: e446-449.

13. NGO L, HEE S W, LIM L C, et al. Prognostic factors in patients with diffuse large B cell lymphoma: before and after the introduction of rituximab. Leuk Lymphoma, 2008, 49（3）: 462-469.

14. RIIHIJÄRVI S, TASKINEN M, JERKEMAN M, et al. Male gender is an adverse prognostic factor in B-cell lymphoma patients treated with immunochemotherapy. Eur J Haematol, 2011, 86（2）: 124-128.

15. PFREUNDSCHUH M, SCHUBERT J, ZIEPERT M, et al. Six versus eight cycles of bi-weekly CHOP-14 with or without rituximab in elderly patients with aggressive CD20+ B-cell lymphomas: a randomised controlled trial（RICOVER-60）. Lancet Oncol, 2008, 9（2）: 105-116.

16. BOUMAN A, HEINEMAN M J, FAAS M M. Sex hormones and the immune response in humans. Hum Reprod Update, 2005, 11（4）: 411-423.

17. YI S, CUI R, LI Z, et al. Distinct characteristics and new prognostic scoring system for Chinese patients with Waldenström macroglobulinemia. Chin Med J（Engl）, 2014, 127（12）: 2327-2331.

18. MCMASTER M L. Familial Waldenstrom's macroglobulinemia. Semin Oncol, 2003, 30（2）: 146-152.

19. TREON S P, HUNTER Z R, AGGARWAL A, et al. Characterization of familial Waldenstrom's macroglobulinemia. Ann Oncol, 2006, 17（3）: 488-494.

20. TREON S P, TRIPSAS C, HANZIS C, et al. Familial disease predisposition impacts treatment outcome in patients with Waldenström macroglobulinemia. Clin Lymphoma Myeloma Leuk, 2012, 12（6）: 433-437.

21. KRISTINSSON S Y, BJÖRKHOLM M, GOLDIN L R, et al. Risk of lymphoproliferative disorders among firstdegree relatives of lymphoplasmacytic lymphoma/Waldenstrom macroglobulinemia patients: a population-based study in Sweden. Blood, 2008, 112（8）: 3052-3056.

22. CASTILLO J J, OLSZEWSKI A J, HUNTER Z R, et al. Incidence of secondary malignancies among patients with Waldenström macroglobulinemia: an analysis of the SEER database. Cancer, 2015, 121 (13): 2230-2236.

23. MOREL P, DUHAMEL A, GOBBI P, et al. International prognostic scoring system for Waldenstrom macroglobulinemia. Blood, 2009, 113 (18): 4163-4170.

24. KASTRITIS E, MOREL P, DUHAMEL A, et al. A revised international prognostic score system for Waldenström's macroglobulinemia. Leukemia, 2019, 33 (11): 2654-2661.

25. MANASANCH E E, KRISTINSSON S Y, LANDGREN O. Etiology of Waldenström macroglobulinemia: genetic factors and immune-related conditions. Clin Lymphoma Myeloma Leuk, 2013, 13 (2): 194-197.

26. BRAGGIO E, KEATS J J, LELEU X, et al. Identification of copy number abnormalities and inactivating mutations in two negative regulators of nuclear factor-kappaB signaling pathways in Waldenstrom's macroglobulinemia. Cancer Res, 2009, 69 (8): 3579-3588.

27. CHANG H, QI C, TRIEU Y, et al. Prognostic relevance of 6q deletion in Waldenström's macroglobulinemia: a multicenter study. Clin Lymphoma Myeloma, 2009, 9 (1): 36-38.

28. NGUYEN-KHAC F, LAMBERT J, CHAPIRO E, et al. Chromosomal aberrations and their prognostic value in a series of 174 untreated patients with Waldenström's macroglobulinemia. Haematologica, 2013, 98 (4): 649-654.

29. ISSA G C, LEBLEBJIAN H, ROCCARO A M, et al. New insights into the pathogenesis and treatment of Waldenstrom macroglobulinemia. Curr Opin Hematol, 2011, 18 (4): 260-265.

30. MCMASTER M L, GOLDIN L R, BAI Y, et al. Genomewide linkage screen for Waldenstrom macroglobulinemia susceptibility loci in high-risk families. Am J Hum Genet, 2006, 79 (4): 695-701.

31. JIMÉNEZ C, SEBASTIÁN E, CHILLÓN M C, et al. MYD88 L265P is a marker highly characteristic of, but not restricted to, Waldenström's macroglobulinemia. Leukemia, 2013, 27 (8): 1722-1728.

32. VARETTONI M, ARCAINI L, ZIBELLINI S, et al. Prevalence and clinical significance of the MYD88 (L265P) somatic mutation in Waldenstrom's macroglobulinemia and related lymphoid neoplasms. Blood, 2013, 121 (13): 2522-2528.

33. TREON S P, XU L, YANG G, et al. MYD88 L265P somatic mutation in Waldenström's macroglobulinemia. N Engl J Med, 2012, 367 (9): 826-833.

34. TREON S P, XU L, HUNTER Z. MYD88 Mutations and Response to Ibrutinib in Waldenström's Macroglobulinemia. N Engl J Med, 2015, 373 (6): 584-586.

35. TREON S P, CAO Y, XU L, et al. Somatic mutations in MYD88 and CXCR4 are determinants of clinical presentation and overall survival in Waldenstrom macroglobulinemia. Blood, 2014, 123 (18): 2791-2796.

36. TREON S P, XU L, GUERRERA M L, et al. Genomic landscape of Waldenström macroglobulinemia and its impact on treatment strategies. J Clin Oncol, 2020, 38 (11): 1198-1208.

37. KAISER L M, HUNTER Z R, TREON S P, et al. CXCR4 in Waldenström's Macroglobulinema: chances and challenges. Leukemia, 2021, 35 (2): 333-345.

38. FERRERO S, GENTILE M, LAURENTI L, et al. Use of BTK inhibitors with special focus on ibrutinib in Waldenström macroglobulinemia: an expert panel opinion statement. Hematol Oncol, 2022, 40 (3): 332-340.

39. TREON S P, TRIPSAS C K, MEID K, et al. Ibrutinib in previously treated Waldenström's macroglobulinemia. N Engl J Med, 2015, 372 (15): 1430-1440.

40. TREON S P, MEID K, GUSTINE J, et al. Long-term follow-up of Ibrutinib monotherapy in symptomatic, previously treated patients with Waldenström macroglobulinemia. J Clin Oncol, 2021, 39 (6): 565-575.

41. TREON S P, GUSTINE J, MEID K, et al. Ibrutinib monotherapy in symptomatic, treatment-naïve patients with Waldenström macroglobulinemia. J Clin Oncol, 2018, 36 (27): 2755-2761.

42. WAN Y, CHENG Y, LIU Y, et al. Screening and identification of a novel FHL2 mutation by whole exome sequencing in twins with familial Waldenström macroglobulinemia. Cancer, 2021, 127 (12): 2039-2048.

43. 易树华, 邱录贵. 淋巴浆细胞淋巴瘤 / 华氏巨球蛋白血症发病机制研究进展. 中华血液学杂志, 2014, 35 (6): 568-570.

44. KOSHIOL J, GRIDLEY G, ENGELS E A, et al. Chronic immune stimulation and subsequent Waldenström macroglobulinemia. Arch Intern Med, 2008, 168 (17): 1903-1909.

45. KRISTINSSON S Y, KOSHIOL J, BJÖRKHOLM M, et al. Immune-related and inflammatory conditions and risk of lymphoplasmacytic lymphoma or Waldenstrom macroglobulinemia. J Natl Cancer Inst, 2010, 102 (8): 557-567.

46. LINET M S, HUMPHREY R L, MEHL E S, et al. A case-control and family study of Waldenstrom's macroglobulinemia. Leukemia, 1993, 7 (9): 1363-1369.

47. GIORDANO T P, HENDERSON L, LANDGREN O, et al. Risk of non-Hodgkin lymphoma and lymphoproliferative precursor diseases in US veterans with hepatitis C virus. Jama, 2007, 297 (18): 2010-2017.

48. LELEU X, O'CONNOR K, HO A W, et al. Hepatitis C viral infection is not associated with Waldenström's macroglobulinemia. Am J Hematol, 2007, 82 (1): 83-84.

49. ROYER R H, KOSHIOL J, GIAMBARRESI T R, et al. Differential characteristics of Waldenström macroglobulinemia according to patterns of familial aggregation. Blood, 2010, 115 (22): 4464-4471.

第三章 LPL/WM 的发病机制

中国医学科学院血液病医院 易树华

LPL/WM 的发病机制目前尚未研究清楚，如上一章所述，LPL/WM 既有肿瘤细胞本身的遗传学异常，也有环境因素的参与，两者相互作用，促进 LPL/WM 的发生发展。

一、WM 的细胞起源

典型 WM 细胞在形态学上表现为小淋巴细胞、浆细胞样淋巴细胞和浆细胞。不同亚型的 WM 细胞起源于不同的初始 B 细胞，并表现出形态异质性。追溯起源细胞是 WM 研究的主要方向之一，明确细胞起源可使我们了解疾病的发展和潜在的治疗靶点。

世界卫生组织（WHO）第四版中将 WM 的细胞起源定义为可能是滤泡后向浆细胞分化阶段的 B 细胞。WM 细胞表达记忆 B 细胞抗原，如膜结合型免疫球蛋白 M（mIgM）和 CD27；WM 患者中 B 细胞的 *IGHV* 基因突变分析显示几乎所有的 WM 患者均具有 *IGHV* 基因突变，提示 WM 细胞起源于经过体细胞高频突变而未经过类别转化的 B 细胞。我们近期对 WM 进行 *IGHV* 片段使用分析发现，WM 与 IgM（＋）的记忆 B 细胞在 *IGHV* 片段使用上高度一致，也提示 WM 起源于体细胞突变后未发生类别转换的记忆 B 细胞。基于以上事实，我们认为 WM 细胞起源于生发中心后的记忆 B 细胞。依据免疫球蛋白 D（IgD）的表达情况，CD27（＋）、IgM（＋）的记忆 B 细胞可分为两群，一为传统的生发中心后记忆 B 细胞：CD27（＋）、IgM（＋）、IgD（－）的 B 细胞，即 B2 细胞，这群细胞仅占记忆 B 细胞的 1%；另外一群非传统的记忆 B 细胞为 CD27（＋）、IgM（＋）、IgD（＋），主要为边缘区 B 细胞和 B1 细胞，以及少量生发中心来源的 B 细胞，亦称为自然效应性（natural effector）B 细胞。鉴于 WM 细胞常常为 IgD 阴性，故推测 WM 起源于生发中心后的记忆 B 细胞。

但近几年的研究对这个观点提出了挑战，认为 WM 细胞可能起源于自然效应性记忆 B 细胞。首先，对自然效应性记忆 B 细胞的 *IGVH* 基因的使用偏颇性分析发现，重链可变区（VH）3 区的使用频率明显高于转化的 B 细胞，而 VH1 区的使用频率明显低于对照的转化 B 细胞，这种 *IGVH* 基因的使用偏颇性与 WM 高度相似。其次，自然效应性 B 细胞除了表达 IgD 外，还表达其他的活化共刺激分子，如 CD80、CD180 和跨膜激活剂及钙调亲环素配体相互作用分子（TACI）。其中 CD180 参与调节抗原刺激下的 B 细胞活化。而 TACI 通过 B 细胞活化因子（BAFF）和增殖诱导配体（APRIL）分别参与 B 细胞增殖和分化，以及记忆 B 细胞、浆细胞的长期存活。无论是 CD180 还是 TACI 分子发挥作用，其共同的下游途径均依赖 MYD88 蛋白的活化。而近期的研究表明，90% 以上的 WM 患者存在功能获得性的 $MYD88^{L265P}$ 位点突变，导致其相关信号通路的持续活化。因此，WM 细胞和自然效应性记忆 B 细胞存在功能上的一致性。

对识别 WM 恶性克隆的免疫球蛋白 V（D）J 区域的分析表明，这些细胞表达体细胞突变的可变区域。多个研究证实了不同的 V（D）J 重排可区分出不同细胞克隆的单克隆来源。也有文献报道 WM 患者的双克隆，在至少 20% 的 WM 患者中，可以检测到 2 个克隆型序列。Kriangkum 等的研究提示来源于不同的亲代 B 细胞克隆具有不同的V（D）J 重排和组织定位。但有趣的是，双克隆患者的临床特征与单克隆的患者特征一致。1 个超突变和 1 个种系克隆平行共存提示 WM 在 B 细胞分化的不同阶段均可发生恶变。在 WM 患者的 B 淋巴细胞到浆细胞均可检测到不同的细胞克隆，并表现出不同的基因表达谱。一些研究还发现目前细胞克隆的免疫表型存在差异。尽管如此，克隆的正确区分和免疫表型仍存在争议。

二、细胞分子遗传学改变

LPL/WM 的遗传学异常研究经历了 2 个阶段——细胞遗传学和分子遗传学阶段，细胞遗传学阶段主要发现是 6q 缺失，而分子遗传学阶段最主要的发现是 MYD88 和趋化因子受体 4（CXCR4）基因的高频突变。

早期应用常规染色体核型技术发现 WM 最常见的染色体改变为 6q-，发生率为40% ～ 50%。其他细胞遗传学异常包括 13q14（13%），18 号染色体三体（11%），4 号染色体三体、TP53 基因缺失和毛细血管扩张性共济失调突变（ataxia telangiectasia mutated，ATM）基因缺失发生率均为约 8%。6q- 虽然是 WM 最常见的遗传学改变，但却不是 WM 的特异性改变，在其他 B 淋巴细胞淋巴瘤，如边缘区淋巴瘤（MZL）、慢性淋巴细胞白血病（CLL）及多发性骨髓瘤（multiple myeloma，MM）中均有发现。然而，4 号染色体三体在 WM 中相对特异，尚未在其他 B 细胞淋巴瘤中发现，其在疾病发生发展中的作用尚不明确。与 MM 不同的是，涉及免疫球蛋白 H（IGH）基因的14q32 易位在 WM 中发生率很低（< 3%）。6q21 缺失与 WM 发病之间的关系尚不十分清楚，研究显示定位于 6q21 的 B 淋巴细胞诱导成熟蛋白 1（BLIMP-1）的功能异常可

能与其发病相关。*BLIMP-1* 是一个肿瘤抑制基因，是调节 B 淋巴细胞增殖分化的主要基因，促进成熟 B 淋巴细胞向浆细胞分化。该基因的部分或全部丢失会导致 B 淋巴细胞恶性转变，从而导致如 WM 这类恶性淋巴增殖性疾病的发生。

应用高通量的微阵列比较基因组杂交技术（aCGH）和单核苷酸多态性（SNP）技术发现 80% 以上的 WM 患者均有大于等于 3 种细胞遗传学异常，除 6q- 之外的其他常见细胞遗传学异常包括 6p 的获得（17%），几乎同时与 6q- 出现；13q14-（10%）；14q32（7%）。还发现了新的最小缺失区域所累及的基因，如 6q 的 *PRDM1*、*AIM1* 和 *TNFAIP3*；13q 的 microRNA15a 和 microRNA16-1；14q32 的 *TRAF3*。应用 aCGH 技术检测了 55 例 LPL（其中 WM 42 例）患者的基因组学改变。WM 中最常见的异常为 6q-，发生率为 41%，最小缺失区域包括 6q21（*PRDM1*）和 6q23.3-q24.1（*TNFAIP3*），13q14 中包括 *MIRN15A* 和 *16-1* 在内的最小缺失区域发生率为 10%。获得性异常中以 18 号染色体和 6p 的全部或部分获得最常见（12%），其次为 3q13.3-q28 获得（10%）、8q 获得（10%）和 Xq27-q28 获得（10%）。有意思的是发现了 NF-κB 信号通路负向调节基因 *TRAF3* 和 *TNFAIP3* 的双等位缺失和（或）单亲二倍体的失活性突变，这种异常与 WM 中 NF-κB 靶基因的转录活性增强显著相关。在非 WM 的 LPL 患者中，6q- 的缺失率亦达 61%，且 70% 的患者存在 NF-κB 信号通路的异常，进一步证实 LPL 和 WM 为同一类型的淋巴瘤，NF-κB 信号通路在 LPL/WM 发病机制中发挥重要作用。

Treon 等应用第二代高通量测序技术检测 30 例 LPL/WM 患者全基因组序列，发现所有患者均具有 *MYD88*^{L265P} 位点突变，并随后在 54 例 WM 患者中进行验证，49 例（91%）WM 患者具有该突变，另外，在 3 例非 WM 的 LPL 患者中亦均检测到该基因位点突变，再次支持两者为同一疾病起源。然而在 10 例 MM 患者（包括 2 例 IgM 型 MM）中未检测到 *MYD88* 基因突变，46 例 MZL 患者中，仅 3 例检测到该基因突变（7%）。其中 2 例具有广泛的骨髓侵犯并分泌单克隆性 IgM，在临床上与 WM 具有重叠性。在 21 例 IgM-MGUS 中，仅 2 例（10%）检测到 *MYD88* 基因突变。研究者认为 *MYD88*^{L265P} 位点突变可能为 LPL/WM 特征性改变，可作为其诊断与鉴别诊断的依据。随后多个研究进一步证实 *MYD88*^{L265P} 位点突变广泛存在于 WM 患者，突变率波动于 86% ~ 100%，但 IgM-MGUS 中 *MYD88*^{L265P} 位点突变率提高到 47% ~ 87%。进一步研究显示，*MYD88* 突变的患者具有更高的血清 IgM 水平，更低的 IgA、IgG 水平和更严重的骨髓侵犯。我们的数据显示 *MYD88*^{L265P} 突变率应用微滴式数字聚合酶链反应（droplet digital PCR，ddPCR）的检出率为 87.5%，与国外报道一致。

IgM-MGUS 可发展为 WM 及其他 B 细胞淋巴瘤，每年累积发生率为 1.5% ~ 3%，

伴有 *MYD88* 基因突变的 IgM-MGUS 较未突变患者发展为 WM 的风险更高，5 年和 10 年的累积发生率分别为 14% 和 45%，而阴性的患者仅为 2% 和 14%。因此，可以推断 *MYD88*^{L265P} 突变是 WM 的驱动性遗传学改变。那么是什么因素导致了 WM 中 *MYD88* 基因突变呢？研究者在同一群患者中同时检测了 *IGHV* 基因和 *MYD88* 基因突变，发现 *MYD88* 基因突变与 *IGHV* 基因突变相关，且和 *IGHV3* 基因片段使用密切相关，*MYD88*^{L265P} 突变患者多使用 *IGHV3-23* 和 *V3-74* 片段，而 *MYD88*^{L265P} 未突变者使用 *IGHV3-7* 片段的比例明显高，提示抗原选择可能是导致 *MYD88* 基因突变的原因之一。

MYD88^{L265P} 突变后是怎样发挥功能的呢？MYD88 是 Toll 样受体和白细胞介素 -1（IL-1）受体信号通路下游的关键信号分子，负责其下游 NF-κB 信号的活化，*MYD88*^{L265P} 位点突变可导致该信号通路的持续性活化，从而参与 WM 的发生发展。体外试验显示，*MYD88*^{L265P} 位点突变可促进肿瘤细胞生长并促进细胞因子的释放及免疫球蛋白分泌等，而某些细胞因子的释放如 IL-6 可增强微环境中 CD4$^+$T 细胞分泌 IL-21，IL-21 可进一步促进肿瘤细胞生长及免疫球蛋白分泌，因此细胞因子在介导 WM 肿瘤细胞与微环境交流上发挥重要作用。功能研究显示，*MYD88*^{L265P} 位点突变在 WM 细胞中不仅通过其经典的 IRAK1/4/TRAF6/NF-κB 通路发挥作用，*L265P* 位点突变的 MYD88 可直接与 BTK 结合，增强其磷酸化水平，活化 BTK 下游信号通路。这也部分解释 BTK 抑制剂在 *MYD88*^{L265P} 突变的 WM 患者中疗效较好的原因。此外，*MYD88* 突变促进造血细胞激酶（HCK）的表达，HCK 是一种 SRC 激酶，通常在 B 细胞成熟过程中下调，促生存信号传导，有研究认为 HCK 可能是 WM 更核心的信号通路活化因子。

MYD88^{L265P} 突变并不是 WM 所特有的改变。报道显示，*MYD88*^{L265P} 位点在 CLL 中突变率为 2.9% ～ 4%，脾边缘区淋巴瘤（splenic marginal zone lymphoma，SMZL）中为 6% ～ 21%，活化的 B 细胞样弥漫大 B 细胞淋巴瘤（ABC-diffuse large B cell lymphoma，ABC-DLBCL）中为 19% ～ 29%。*MYD88*^{L265P} 突变特别是在具有浆细胞分化倾向的 SMZL 中发生率较高，但两者在疾病表现上存在一定相似性。

尽管大多数 WM 患者存在 *MYD88* 突变，但 5% ～ 10% 的 WM 患者为 *MYD88* 野生型。*MYD88* 未突变的患者，尽管在组织学上与突变型相似，但骨髓负荷较轻且血清 IgM 水平较低；而且 *MYD88* 未突变患者的生存预后较差，尤其是 OS 较短和转化为侵袭性淋巴瘤的风险更高。*MYD88* 未突变的 LPL/WM 患者常常发生 NF-κB 信号通路上其他基因突变，如 *TBL1XR1*、*PTPN13*、*MALT1*、*Bcl-10*、*NFKB1*、*NKFB2*、*NFK-*

BIB、*NFKBIZ* 和 *UDRL1F*，提示 NF-κB 信号通路异常活化仍是重要致病因素。

除了 *MYD88* 基因突变，30%～40% 的 WM 患者存在体细胞 *CXCR4* 突变，*CXCR4* C 尾端发生突变，体细胞突变位点与 WHIM 综合征中 *CXCR4* 的突变位点相似，因而在 WM 中称为 *CXCR4*^WHIM 突变。WHIM 综合征类似是一种常染色体显性遗传性疾病，为先天性免疫缺陷综合征，主要以低丙种球蛋白血症、感染、粒细胞缺乏为特征。获得性 *CXCR4* 突变主要是亚克隆突变，与 *MYD88* 突变高度相关。*CXCR4*^WHIM 突变可分为无义突变（nonsense，NS）（也称为 *CXCR4*^WHM/NS）和移码突变（frame shift，FS）（也称为 *CXCR4*^WHM/FS）两类。*CXCR4*^WHIM 突变中最为常见的是 S338X 突变。

CXCR4 是趋化因子基质细胞衍生因子 -1（SDF-1）的受体。配体 SDF-1 与 *CXCR4* 结合后，β-arrestin 2 与 C- 末端结构域结合，触发下游胞外信号调控激酶（ERK）和蛋白激酶 B（AKT）信号通路，促进细胞存活。正常情况下，GRK2/3 是作为 *CXCR4* 的负调控因子，然而，*CXCR4* 突变导致 C- 末端结构域截断，阻止 GRK2/3 介导的磷酸化，导致 ERK 和 AKT 信号通路持续激活，促进肿瘤细胞的生长和存活。

CXCR4 突变患者会更多地表现出骨髓侵犯、高血清 IgM 水平、症状性高黏滞综合征和获得性血管性血友病。*CXCR4* 突变最初通过全基因组测序检定，随后通过等位基因特异性 PCR（allele specific PCR，AS-PCR）和 Sanger 测序检测。此外，使用外周血细胞游离脱氧核糖核酸（cfDNA）通过 AS-PCR 检测 *CXCR4* 突变是一种潜在的微创方法。迄今为止，已对许多无义和移码 *CXCR4* 突变进行了描述，然而目前移码突变的临床意义尚不清楚，*CXCR4* 突变的检测尚未标准化。

在 WM 患者中检测到的其他突变还包括 AT 丰富结构域 1A（*ARID1A*）、*CD79A/B*、*TP53*、肿瘤坏死因子-α（TNF-α）诱导蛋白 3（*TNFAIP3*）、*HIVEP2* 和 *BTH1*。6q 染色体缺失似乎与 *CXCR4* 突变相互排斥。约 10% 的 WM 患者可检测到如 *CD79A/B* 和 *TP53* 突变，*ARID1A* 的体细胞突变见于 17% 的 WM 患者。*TP53* 是位于染色体 17p13 的肿瘤抑制基因，其基因产物 p53 作为转录因子调节细胞增殖和细胞周期停滞。在一个 WM 患者队列中报告的体细胞 *TP53* 突变的发生率为 7%，58% 的病例有 *TP53* 缺失，表明 *TP53* 的双等位基因失活并不少见。*TP53* 突变与 *MYD88*、*CD79A/B* 或 *CXCR4* 之间缺乏相关性。*TP53* 突变的 WM 患者的疾病进展时间（time to progress，TTP）和 OS 较短，是高危人群组。使用 PCR 和二代测序（NGS）可以检测 *TP53*。

ARID1A 是酵母交配型转换 / 蔗糖不发酵复合物（SWI/SNF）这个染色质重塑复合物的一个亚基，是一个抑癌基因。在多种癌症中观察到，*ARID1A* 的失活突变主要是无义突变或移码突变，并通过染色质重塑缺陷导致基因表达的变化。与仅携带 *MYD88* 突

变的患者相比，同时携带 *ARID1A* 和 *MYD88*^L265P 突变的患者骨髓侵犯更重，血细胞减少更明显，尤其是贫血和血小板减少。

CD79 是一种跨膜结合分子，是由 *CD79A* 和 *CD79B* 组成的二聚体，通过二硫键稳定。B 细胞受体（BCR）由与 *CD79A/B* 异源二聚体偶联的跨膜免疫球蛋白分子组成。作为超家族免疫球蛋白基因的成员，*CD79A/B* 在 BCR 中发挥作用，并促进信号转导。虽然 *CD79A/B* 突变主要出现在携带 *MYD88* 突变的 WM，但有报道，1 例 *MYD88* 野生型 WM 患者发生 *CD79B* 突变。另外一研究中显示，在 *MYD88*^L265P 突变的 WM 患者中，*CXCR4* 突变似乎与 *CD79A/B* 突变相互排斥。在另一系的 WM 患者中，与未转化的 WM 患者相比，转化的 WM 患者的 *CD79B* 突变和 *MYD88*^L265P 实变比例更高。*CD79A* 和 *CD79B* 突变对 WM 临床结局的意义尚不清楚。

三、肿瘤微环境

骨髓是 LPL/WM 细胞主要侵犯部位，这种偏好性与骨髓微环境密切相关。WM 脱离骨髓微环境后不能在体外生长，进一步说明骨髓微环境对 WM 细胞的支持作用。研究发现 WM 患者骨髓中 SDF-1 水平明显升高，SDF-1 也叫 CXCR12，与 CXCR4 相结合，而 CXCR4 在 WM 细胞中高表达，从而驱使 WM 向骨髓归巢。此外，WM 高表达 miR-155，miR-155 促进了 WM 细胞与骨髓基质细胞间的交流，并介导 WM 细胞的增殖生长。

肥大细胞增多是 WM 骨髓的一个重要特点，肥大细胞通过 CD40-CD40L 相互交联来支持 WM 细胞生长并分泌血清 IgM。WM 骨髓内 T 细胞多表达免疫检查点分子程序性死亡配体 -1/2（PD-L1/L2）从而失去对 WM 细胞的免疫监视。

此外，研究证实 WM 骨髓中细胞因子表达与正常骨髓不同，如趋化因子配体 5（CCL5）、可溶性白细胞介素 -2 受体（sIL-2R）、IL-6 等，其中 IL-6 水平升高可能通过 JAK/STAT 信号通路促进 IgM 的分泌。有研究显示利妥昔单抗治疗 WM 引起的"燃瘤反应"也与其促进 IL-6 分泌显著相关。

总之，WM 细胞在骨髓中与基质细胞、肥大细胞、T 细胞、单核巨噬细胞及内皮细胞等均存在广泛交联，微环境中的众多细胞因子和趋化因子与上述细胞共同促进肿瘤细胞生长增殖，并促进 IgM 分泌，从而促进 WM 发生发展。

参考文献

1. SWERDLOW S H，HARRIS N L，JAFFE E S，et al. World Health Organization classification of tumours of haematopoietic and lymphoid tissue. IARC Press，Lyon 2008，4th edn：p194-p195.

2. REYNAUD C A，DESCATOIRE M，DOGAN I，et al. IgM memory B cells：a mouse/ human paradox. Cell Mol Life Sci，2012，69（10）：1625-1634.

3. WU Y C，KIPLING D，LEONG H S，et al. High-throughput immunoglobulin repertoire analysis distinguishes between human IgM memory and switched memory B-cell populations. Blood，2010，116（7）：1070-1078.

4. JANZ S. Waldenstrom macroglobulinemia：clinical and immunological aspects，natural history，cell of origin，and emerging mouse models. ISRN Hematol，2013，2013：815325.

5. TREON S P，XU L，YANG G，et al. MYD88 L265P somatic mutation in Waldenstrom's macroglobulinemia. N Engl J Med，2012，367（9）：826-833.

6. SHAHEEN S P，TALWALKAR S S，LIN P，et al. Waldenstrom macroglobulinemia：a review of the entity and its differential diagnosis. Adv Anat Pathol，2012，19（1）：11-27.

7. ISSA G C，LEBLEBJIAN H，ROCCARO A M，et al. . New insights into the pathogenesis and treatment of Waldenstrom macroglobulinemia. Curr Opin Hematol，2011，18（4）：260-265.

8. BRAGGIO E，KEATS J J，LELEU X，et al. Identification of copy number abnormalities and inactivating mutations in two negative regulators of nuclear factor-kappaB signaling pathways in Waldenstrom's macroglobulinemia. Cancer Res，2009，69（8）：3579-8358.

9. POULAIN S，BRAGGIO E，ROUMIER C，et al. High-throughput genomic analysis in Waldenstrom's macroglobulinemia. Clin Lymphoma Myeloma Leuk，2011，11（1）：106-108.

10. BRAGGIO E，PHILIPSBORN C，NOVAK A，et al. Molecular pathogenesis of Waldenstrom's macroglobulinemia. Haematologica，2012，97（9）：1281-1290.

11. JIMÉNEZ C，SEBASTIÁN E，CHILLÓN M C，et al. MYD88 L265P is a marker highly characteristic of，but not restricted to，Waldenstrom's macroglobulinemia. Leukemia，2013，27（8）：1722-1728.

12. VARETTONI M，ARCAINI L，ZIBELLINI S，et al. Prevalence and clinical significance of the MYD88（L265P）somatic mutation in Waldenstrom's macroglobulinemia and related lymphoid neoplasms. Blood，2013，121（13）：2522-2528.

13. VARETTONI M，ZIBELLINI S，ARCAINI L，et al. MYD88（L265P）mutation is an independent risk factor for progression in patients with IgM monoclonal gammopathy of undetermined significance. Blood，2013，122（13）：2284-2285.

14. XU L，HUNTER Z R，YANG G，et al. MYD88 L265P in Waldenstrom's macroglobulinemia，IgM monoclonal gammopathy，and other B-cell lymphoproliferative disorders using conventional and quantitative Allele-Specific PCR. Blood，2013，121（11）：2051-2058.

15. LANDGREN O，STAUDT L. MYD88 L265P somatic mutation in IgM MGUS. N Engl J Med，2012，367

（23）：2255-2256；author reply 2256-2257.

16. WANG J, YAN Y, XIONG W, et al. Landscape of immunoglobulin heavy chain gene repertoire and its clinical relevance to LPL/WM. Blood Adv, 2022, 6（13）：4049-4059.

17. KYLE R A, KUMAR S. The significance of monoclonal gammopathy of undetermined significance. Haematologica, 2009, 94（12）：1641-1644.

18. GACHARD N, PARRENS M, SOUBEYRAN I, et al. IGHV gene features and MYD88 L265P mutation separate the three marginal zone lymphoma entities and Waldenstrom macroglobulinemia/lymphoplasmacytic lymphomas. Leukemia, 2013, 27（1）：183-189.

19. ANSELL S M, SECRETO F J, MANSKE M, et al. MYD88 pathway activation in lymphoplasmacytic lymphoma drives tumor cell growth and cytokine expression. ASH Annual Meeting Abstracts, 2012, 120（21）：2699.

20. HODGE L S, ZIESMER S, SECRETO F J, et al. IL-21 and IL-6 mediate interactions between T cells and malignant B cells in the bone marrow microenvironment in Waldenstrom's macroglobulinemia. ASH Annual Meeting Abstracts, 2012, 120（21）：1554.

21. YANG G, ZHOU Y, LIU X, et al. MYD88 L265P promotes survival of Waldenstrom's macroglobulinemia cells by activation of bruton's tyrosine kinase. ASH Annual Meeting Abstracts, 2012, 120（21）：897.

22. PUENTE X S, PINYOL M, QUESADA V, et al. Whole-genome sequencing identifies recurrent mutations in chronic lymphocytic leukaemia. Nature, 2011, 475（7354）：101-105.

23. ARGENTOU N, VASSILOPOULOS G, IOANNOU M, et al. Rapid detection of MYD88-L265P mutation by PCR-RFLP in B-cell lymphoproliferative disorders. Leukemia, 2014, 28（2）：447-449.

24. NGO V N, YOUNG R M, SCHMITZ R, et al. Oncogenically active MYD88 mutations in human lymphoma. Nature, 2011, 470（7332）：115-119.

25. HUNTER Z R, XU L, TSAKMAKLIS N, et al. Insights into the genomic landscape of MYD88 wild-type Waldenstrom macroglobulinemia. Blood Adv, 2018, 2（21）：2937-2946.

26. JALALI S, ANSELL S M. The bone marrow microenvironment in Waldenström macroglobulinemia. Hematol Oncol Clin North Am, 2018, 32（5）：777-786.

第四章　厘清 LPL 与 WM

首都医科大学附属北京朝阳医院　杨光忠

第五版 WHO 关于血液肿瘤分类中，将 LPL 分为两种亚型，即 IgM 型 LPL 与非 IgM 型 LPL，其中最常见的是 IgM 型 LPL/WM（约占 95%）。非 WM 型 LPL 约占全部 LPL 的 5%，包括单克隆免疫球蛋白系 IgG 或 IgA 型 LPL，非分泌型 LPL 和骨髓未受累的 IgM 型 LPL。从这个分类可以看出，LPL 范畴相对更大，WM 仅是其中一种最为常见的 LPL 亚型。

从第五版 WHO 关于血液肿瘤分类来看，WM 患者的单克隆免疫球蛋白应该是单克隆 IgM，严格意义上讲，非 IgM 型 LPL 不应被定义为 WM。因此，有关存在非 IgM 型 WM 的论点是不成立的。事实上，关于非 IgM 型 WM 的观点由来已久。然而，非 IgM 型 LPL 相关的研究报道相对较少。笔者通过万方医学、PUBMED 等数据库仅检索到几篇文献，且每项研究纳入的病例都较少。因此，相关文献的临床参考价值相对有限。客观地讲，到目前为止，我们对于非 IgM 型 LPL 仍知之甚少。

2016 年梅奥诊所的学者报告了一组 IgG 或 IgA 型 LPL 病例，研究者分析了这组患者的临床病理学特征，同时检测了所有患者的 $MYD88^{L265P}$ 突变状态，并与同期的 WM 患者进行了对比分析。最终，该研究共纳入 27 例 IgG 或 IgA 型 LPL 患者。结果发现，4 例 LPL 患者更正诊断为 MM，其 $MYD88$ 突变均为阴性；其余 23 例患者中，10 例（43%）患者存在 $MYD88^{L265P}$ 突变；未发现 $MYD88$ 状态与骨髓形态学、骨髓细胞表型特征之间存在任何关联；WM 常见的临床症状如高黏滞综合征等，在这组患者中并不常见，并且与 $MYD88$ 突变状态无关。研究者认为，非 IgM 型 LPL 具有临床和病理异质性，存在 $MYD88^{L265P}$ 突变的患者比例较低；$MYD88$ 状态与任何特定的病理特征或临床表现无相关性。

天津市血液病研究所在 2015 年《中华血液学杂志》上报道了一组非 IgM 型 LPL 病例。该研究共纳入 13 例非 IgM 型 LPL 患者，其中男性 7 例，中位发病年龄为 63（43～74）岁；2 例分泌单克隆 IgA，6 例分泌单克隆 IgG，5 例不分泌单克隆性免疫球蛋白；以贫血为主要表现者 7 例，以皮肤黏膜出血和浅表淋巴结肿大为主要表现者各 2 例；出现 B 症状（发热、盗汗、体重减轻）者 8 例。所有患者均存在骨髓受累并表现出贫血，其中 10 例患者存在两系及其以上血细胞减少。5 例患者行骨髓流式细胞术检测，结果发现，5 例患者 CD19、CD20、CD22 和 CD25 均阳性，CD10、CD38 和 CD103 均阴性，CD5 弱阳性 1 例（该患者 CD23 阴性），sIgM 阳性 1 例，CD23 和 CD11c 阳性各 2 例，FMC7 阳性 3 例。7 例患者接受骨髓细胞遗传学检查，未见异常核型；应用荧光原位杂交（FISH）检查发现，2 例患者伴有 6q 缺失。通过对比分析及文献复习，研究者认为，非 IgM 型 LPL 与经典 WM 患者临床及生物学特征相似。

Cao 等报道了一组来自 MD Anderson 癌症中心的非 IgM 型 LPL 病例。17 例非 IgM 型 LPL 患者中，8 例（47%）分泌单克隆 IgA，9 例（53%）分泌单克隆 IgG；IgA 的中位水平为 2475 mg/dL（范围 747 ～ 5260 mg/dL），IgG 的中位水平为 2580 mg/dL（范围 1900 ～ 7100 mg/dL）。其中，IgA 型 LPL 组患者更有可能出现 B 症状、高 β_2 微球蛋白和髓外受累。与经典 WM 患者相比，非 IgM 型 LPL 患者表现出相似的临床和病理特征，但临床预后相对较差，在诊断后第 1 年内死亡率相对较高（$P < 0.001$），OS 较差（$P=0.024$）。

2019 年意大利学者报道了一组来自多中心的非 IgM 型 LPL 病例。该研究纳入了 45 例非 IgM 型 LPL 患者，这是迄今为止纳入非 IgM 型 LPL 病例最多的一项报道。研究者分析了患者的临床特征、一线治疗方案和临床生存结果，并将该组病例与同期经典 WM 患者进行了比较。结果发现，两组患者中位发病年龄相似，非 IgM 型 LPL 中女性的患病率显著高于 WM 患者（60% *vs.* 39%，$P=0.016$）；非 IgM 型 LPL 患者更常出现淋巴结肿大（53% *vs.* 15%，$P < 0.001$）、脾大（22% *vs.* 8%，$P=0.015$）或结外受累（20% *vs.* 8%，$P=0.05$）。在这组非 IgM 型 LPL 患者中，仅 31 例（69%）患者分泌血清单克隆蛋白，38 例（84%）患者出现骨髓浸润，均低于经典 WM 患者（$P < 0.001$）。19 例患者检测了 $MYD88^{L265P}$ 突变，其中阳性患者 8 例（42%），低于经典 WM 患者（阳性率 91%，$P < 0.001$）。中位随访时间为 55.7 个月，36 例（80%）非 IgM 型 LPL 患者接受了治疗。与 WM 患者相比，非 IgM 型 LPL 患者接受以蒽环类药物为基础的联合治疗的比例相对较高，而 WM 患者接受以烷化剂为基础的治疗的比例相对较高。两组患者 5 年 OS 率相似（$P=0.269$）。

韩国学者回顾性分析了一组单中心 LPL 患者（$n=22$）的数据，重点评估了 LPL 和非 IgM 型 LPL 患者的临床特征和生存结果，并将这些数据与经典 WM 患者的数据进行了比较。结果发现，22 例 LPL 患者诊断时的中位年龄为 61.5 岁（范围为 34 ～ 77 岁）；大多数患者为男性（91%）。根据 WM 的国际预后评分系统，22 例 LPL 患者中约有 3/4

属于低风险组或中风险组。中位随访时间为 75 个月 [95% 置信区间（*CI*）48 ～ 102 个月]，中位 OS 为 81 个月（95%*CI* 0 ～ 167 个月）。非 IgM 型 LPL 患者出现髓外受累的概率高于经典 WM 患者，预后更差。该研究发现，非 IgM 型 LPL 患者具有较大的临床异质性，与经典 WM 患者相比，非 IgM 型 LPL 患者预后不佳，不良预后因素更多。

与非 IgM 型 LPL 预后相关的临床报道不尽一致。Dana-Farber 癌症研究所进行了一项病例对照研究，比较了 31 例非 IgM 型 LPL 病例和 93 例 WM 患者的临床特征、治疗效果及临床预后。该研究将两组患者的年龄、性别和诊断年份进行匹配。结果发现，非 IgM 型 LPL 患者发生 *MYD88* 突变的概率较低 [优势比（OR）0.22，*P*=0.05），并且中位治疗时间较短（4 个月 *vs.* 32 个月，*P* < 0.001）。与对照组相比，非 IgM 型 LPL 患者发生髓外病变的概率更高（OR 4.20，*P*=0.01），而发生神经病变（OR 0.22，*P*=0.25）和高黏滞综合征（OR 0.26，*P*=0.26）的概率更低。与 WM 患者相比，非 IgM 型 LPL 患者应用化学免疫疗法的概率更高（OR 2.62，*P*=0.11），应用蛋白酶体抑制剂（OR 0.35，*P*=0.15）和 BTK 抑制剂的概率略低（OR 0.17，*P*=0.21）；两组患者的总有效率（ORR）与 OS 均没有差异。由此可见，尽管两组患者存在临床病理学差异，但非 IgM 型 LPL 患者与经典 WM 患者的临床治疗反应率及疾病预后没有差异。

通过以上文献的复习，我们可以看出，尽管经典 WM 占 LPL 病例的绝大多数，但临床上仍有一小部分非 IgM 型 LPL 病例。这个罕见疾病群体具有较大的异质性：*MYD88* 突变阳性率较低，发生髓外病变的概率相对较高；由于非 IgM 型 LPL 病例数较少，缺乏标准化治疗策略，不同研究中心临床治疗用药差异较大，导致不同文献报道的临床预后显著不一致。总的来说，非 IgM 型 LPL 患者可能预后更差。鉴于此，血液专业医师应将非 IgM 型 LPL 与经典 WM 予以正确甄别，以便于更好地进行临床治疗抉择；此外，有必要对中国多中心的非 IgM 型 LPL 病例进行数据分析，优化该类疾病的临床治疗策略，以改善其生存预后。

参考文献

1. ALAGGIO R, AMADOR C, ANAGNOSTOPOULOS I, et al. The 5th edition of the World Health Organization classification of haematolymphoid tumours: lymphoid neoplasms. Leukemia, 2022, 36（7）: 1720-1748.

2. TURSZ T, BROUET J C, FLANDRIN G, et al. Clinical and pathologic features of Waldenström's macroglobulinemia in seven patients with serum monoclonal IgG or IgA. Am J Med, 1977, 63（4）: 499-502.

3.　KING R L, GONSALVES W I, ANSELL S M, et al. Lymphoplasmacytic lymphoma with a Non-IgM paraprotein shows clinical and pathologic heterogeneity and may harbor MYD88 L265P mutations. Am J Clin Pathol, 2016, 145（6）: 843-851.

4.　邹德慧, 易树华, 刘慧敏, 等. 非 IgM 型淋巴浆细胞淋巴瘤临床及生物学特征研究. 中华血液学 杂志, 2015, 36（6）: 493-496.

5.　CAO X, MEDEIROS L J, XIA Y, et al. Clinicopathologic features and outcomes of lymphoplasmacytic lymphoma patients with monoclonal IgG or IgA paraprotein expression. Leuk Lymphoma, 2016, 57（5）: 1104-1113.

6.　VARETTONI M, BOVERI E, ZIBELLINI S, et al. Clinical and molecular characteristics of lymphoplasmacytic lymphoma not associated with an IgM monoclonal protein: a multicentric study of the rete ematologica lombarda（REL）network. Am J Hematol, 2019, 94（11）: 1193-1199.

7.　KANG J, HONG J Y, SUH C. Clinical features and survival outcomes of patients with lymphoplasmacytic lymphoma, including non-IgM type, in Korea: a single-center experience. Blood Res, 2018, 53（3）: 189-197.

8.　CASTILLO J J, ITCHAKI G, GUSTINE J N, et al. A matched case-control study comparing features, treatment and outcomes between patients with non-IgM lymphoplasmacytic lymphoma and Waldenström macroglobulinemia. Leuk Lymphoma, 2020, 61（6）: 1388-1394.

第五章 LPL/WM 的临床表现和实验室检查结果

郑州大学第一附属医院 姜中兴

一、临床表现

大约有 1/3WM 患者诊断时是无症状的。患者的主要临床症状取决于两个方面：①肿瘤细胞的组织浸润和免疫活性；②单克隆 IgM 的理化性质和免疫学特性。前者包括血细胞减少、系统性症状（反复发热、盗汗、体重减轻、乏力、疲劳等）和器官肿大（肝、脾、淋巴结等）等，后者主要有高黏滞综合征、冷球蛋白血症、周围神经病变和冷凝集素病等。因此，WM 临床表现不同于其他惰性淋巴瘤，呈多样化。与大多数惰性淋巴瘤不同，肝脾大和淋巴结病变仅在少数新诊断患者中呈突出表现（< 20%），但在疾病进展或复发时多见。WM 患者的皮肤紫癜常与冷球蛋白血症相关，而出血性表现和神经病变的发病机制是多因素的。

1. 血液系统表现

不同程度的贫血是患者最常见的临床表现，呈正细胞正色素性贫血。贫血的原因是多方面的，包括肿瘤细胞浸润致骨髓造血受抑、红细胞破坏、血浆容量增加使血液稀释、高黏滞综合征诱发机体促红细胞生成素（EPO）水平下调、铁调素水平增高等。患者的出血倾向由多种因素引起，如大分子 IgM 能干扰血管性血友病因子活性、与多种凝血因子（Ⅰ、Ⅲ、Ⅴ、Ⅷ等）形成复合体，影响凝血功能；骨髓内肿瘤细胞浸润、高黏滞综合征、脾大、自身免疫现象等影响血小板数量及聚集黏附功能。

2. IgM 相关症状

单克隆 IgM 可通过不同的机制（如理化特性、与其他蛋白的非特异性相互作用、抗体活性、组织沉积倾向）产生不同的临床表现。单克隆 IgM 可通过特异性识别自体抗原发挥其致病作用，其中最显著的是神经成分、免疫球蛋白决定因子和红细胞抗原。

（1）高黏滞综合征：单克隆 IgM 是一种大分子量蛋白质，高水平的血清 IgM 可增加血液黏滞度，当 IgM 浓度达到 30 g/L 以上时，血液黏滞度会随之急剧增加，从而导致高黏滞综合征相关并发症。单克隆 IgM 可促使红细胞聚集，增加血液黏滞度的同时会显著增加红细胞间的黏滞度，降低红细胞的变形能力。血浆黏滞度的增加可诱发机体异常调控，使 EPO 生成减少，这是患者贫血的主要原因。高黏滞症状常常出现在 IgM 水平超过 50 g/L 时或血清黏度＞4.0 centipoises（cp）时，但 IgM 浓度或血液黏滞度与临床症状并不是呈简单的线性关系，也存在较大的个体差异，有些患者甚至在血清黏滞度达到 10 cp 时也无明显的高黏滞综合征表现。约 15% 的 WM 患者就诊时存在高黏滞综合征。最常见的临床症状有头痛、头晕、鼻出血、视网膜出血、视觉障碍、颅内出血、精神障碍、下肢肌肉痉挛等。眼底镜检查可见视网膜血管扩张、腊肠样静脉、出血、视神经盘水肿（图 5-1）。眼部受累程度与血浆黏滞度高低有关，病变常累及眼眶后淋巴组织和泪腺，结膜和玻璃体受累少见。由于肾脏低血流灌注，高黏滞综合征也可导致急性肾损伤或肾小管缺血损伤。另外，由于血液黏滞度增加、血浆容量增加、贫血等，重症病例可出现水肿、心力衰竭、卒中、嗜睡，甚至昏迷，特别是老年人。

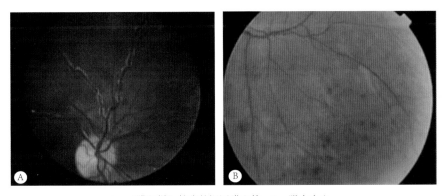

A："腊肠样"扩张的视网膜血管；B：眼底出血。

图 5-1　眼底镜检查

（图片引自 "Waldenström's macroglobulinaemia：an indolent B-cell lymphoma with distinct molecular and clinical features"）

（2）冷球蛋白血症和冷凝集素病：冷球蛋白是一种特殊的免疫球蛋白；当温度低于 37 ℃时，冷球蛋白沉淀析出，复温时可重新溶解。在约 20% 的 WM 患者中，单克隆 IgM 可表现为冷球蛋白血症（Ⅰ型），但有症状的病例不超过 5%。临床相关症状由微小血管血流受阻引起，包括雷诺现象、肢端发绀、最易暴露于寒冷的区域（鼻尖、耳朵、手指和脚趾）坏死、踝部溃疡、紫癜、冷激性荨麻疹、肾小球肾炎。Ⅱ型冷球蛋白血症由多克隆 IgG 与单克隆 IgM（具有类风湿因子活性）形成的复合体组成，常与 HCV 感染密切相关，临床表现多为皮肤紫癜、关节痛、各种血管炎（可影响皮肤、肝、肾和周围神经）。

当 WM 患者合并冷凝集素病时，可出现雷诺综合征、肢端青紫症、网状青斑。在低温环境下，单克隆 IgM 片段可识别 I 或 i 抗原发挥冷凝集素活性，通过结合激活补体而引起红细胞破坏，发生慢性溶血性贫血，这类情况发生在少于 10% 的 WM 患者，其中大多数病例中冷凝集素滴度 > 1 ：1000。患者的轻度慢性溶血性贫血在寒冷环境暴露后可加剧，但血红蛋白很少低于 70 g/L。溶血通常为血管外溶血，由主要存在于肝脏的网状内皮系统通过补体 C3b 介导的调理作用清除红细胞，极少出现由补体破坏红细胞膜而发生的血管内溶血。

（3）IgM 相关神经病变：WM 患者中，5% ~ 38% 的病例存在周围神经病变，相关神经损伤是多样的，由不同的发病机制介导：①针对神经成分抗原，IgM 自身活性抗体介导的免疫反应，可引起脱髓鞘多发性神经病变；②无抗体活性的 IgM 在神经内膜颗粒纤维沉积，可伴发轴突多发性神经病变；③ IgM 冷球蛋白在神经内膜管状沉积相关的神经病变中较少见；神经结构中淀粉样沉积或肿瘤细胞浸润相关的神经损伤极其罕见。

半数以上并发 IgM 神经病变的患者具有与抗髓磷脂相关糖蛋白（MAG，一种微量的神经糖蛋白成分）抗体相关的脱髓鞘多发性神经病变。抗 MAG 相关的神经病变通常是呈对称性的，影响肢体远端的运动和感觉功能，病程进展缓慢。患者感觉障碍常重于运动障碍，下肢症状常首先出现，且重于上肢。大部分患者最初表现为感觉功能受损，如麻木、感觉异常、感觉障碍或疼痛；随着疾病进展，开始出现运动功能受损，如下肢远端肌无力、进行性下肢肌肉萎缩或震颤。在 5% 的并发 IgM 神经病变患者中可检测到与感觉 / 运动神经病变相关的抗硫糖脂（sulfatide）的 IgM 抗体。亦有报道，伴有脱髓鞘感觉神经病变的患者存在识别神经节苷脂（GM1）的单克隆 IgM，相关神经病变通常是远端和不对称的，主要临床症状为多灶性运动功能受损。CANOMAD 综合征（慢性共济失调神经病变、眼肌麻痹、单克隆 IgM 蛋白、冷凝集素和双唾液酸化表位抗体）是一种非常罕见的综合征，与单克隆 IgM 识别结合含有双唾液酸化表位的 GM1 有关，其特征为伴有感觉性共济失调、眼部和（或）眼球运动减弱的慢性神经病变。在约 30% 的 WM 患者中，存在无抗体活性的单克隆 IgM，呈现出轴突多发性神经病变，临床表现与上述脱髓鞘神经病变相似。WM 患者合并运动神经元疾病亦有被报道。极少有报道 WM 相关的 POEMS（多神经病变、器官肿大、内分泌病、M 蛋白和皮肤改变）综合征。另外，有些 WM 的其他并发症，如轻链淀粉样变性和冷球蛋白血症，也能引起周围神经病变。

（4）副蛋白组织沉积：单克隆蛋白可以以无定形聚集物的形式沉积在多种组织中。

单克隆 IgM 若沿皮肤基底膜呈线性沉积，可出现大疱性皮肤病；若沉积于真皮层，在四肢伸肌侧皮肤表面可形成红色丘疹或硬结，病理活检可见大量 IgM 的富集；若沉积在肠黏膜固有层和（或）肠黏膜下层，可出现腹泻、吸收不良和胃肠道出血等消化道症状。在这些累及消化道患者的组织病理中，可发现 PAS 染色阳性、刚果红染色阴性的透明样沉积物，其主要成分为单克隆 IgM。

据报道，约有 2% 的 WM 患者发生 AL 淀粉样变性，由单克隆轻链沉积于各种组织中形成的淀粉样纤维引起，可能累及心脏、肾脏、肝脏、神经和肺部等。与非 IgM 相关的淀粉样变性相比，IgM 相关的淀粉样变性淋巴结受累多见，但心脏受累少见，而临床表现及预后是相似的。临床上，所有伴有单克隆 IgM 副蛋白、蛋白尿、难以解释的心肌病、肝大和周围神经病变的患者，均应排除淀粉样变性。一旦怀疑，应进行脂肪和骨髓组织的刚果红染色，同时行心脏影像学检查、心肌标志物及肝肾功能检测，进行器官功能评估。

相比于 MM，WM 中肾脏受累并不常见（5.1%～8% 的发病率），且程度较轻，可能是因为血清游离轻链（serum free light chains，sFLC）水平相对不高，且无其他相关因素如高钙血症的影响。常见的临床表现为轻度蛋白尿和镜下血尿，肾病综合征的发生率 < 7%。WM 相关肾病病理类型多样，肾小球病变比肾小管病变常见。由于肾小球裙的超滤作用，大分子 IgM 易沉积于裙中，在内皮下聚集并沉积，阻塞肾小球毛细血管，出现轻度可逆的蛋白尿，大部分患者无明显症状。另外，沉积的单克隆 IgM 可针对肾小球基底膜发挥抗体活性，引发免疫介导的肾小球肾炎，临床上常表现为肾病综合征。近年来报道的文献中，肾淀粉样变性是最常见的病理类型，占 25%～33%，其中约 84% 为 AL 型；非淀粉样变性的肾小球疾病中最常见的为冷球蛋白血症性肾小球肾炎（21%～23%），其次为膜增生性肾小球肾炎，轻、重链沉积病等。肾小管间质病变中最常见的是克隆性淋巴浆细胞样弥漫性间质浸润，其他还包括轻链管型肾病、可能与 Fan Coni 综合征相关的轻链近端肾小管病等。其他可能与 WM 肾病相关的病理类型有微小病变肾病、局灶性节段性肾小球硬化、血栓性微血管病等。WM 相关肾病患者预后差，合并淀粉样变性的患者预后最差，进展为终末期肾病和死亡风险最高。

3. 肿瘤细胞组织浸润相关表现

肿瘤细胞的组织浸润是不常见的（< 5%），可累及各种器官和组织，如肝脏、脾脏、淋巴结，还可能累及肺、胃肠道、肾脏、皮肤、眼睛和中枢神经系统（central nervous system，CNS）。3%～5% 的 WM 患者可能出现肺部和胸腔受累，很少有支气管受累，咳嗽是最常见的症状，其次是呼吸困难和胸痛。胸部影像学表现包括孤立性肺

肿块、结节、弥漫性肺实质浸润或胸腔积液。若累及到胃、十二指肠或小肠水平的胃肠道，可能会出现吸收不良、腹泻、出血或梗阻等相关表现。与 MM 相比，WM 很少有溶骨性病变，但是曾有淋巴浆细胞样细胞浸润肾间质的相关报道，而肾或肾周肿块并不少见。除了肝、脾和淋巴结，皮肤也是淋巴浆细胞浸润的常见部位，往往会形成皮肤斑块，但很少形成结节。Schnitzler 综合征是一种获得性自身炎症病，以慢性荨麻疹和单克隆丙种球蛋白（多为 IgM、少见 IgG）升高为主要特征，后期可合并血液系统疾病如 WM，或继发性淀粉样变性及多灶性感觉运动神经病。因此，对这些患者进行密切随访是非常重要的，如果患者合并高免疫球蛋白血症、骨痛、肝脾大、淋巴结病变，需要警惕并排除血液系统疾病。WM 肿瘤细胞浸润关节及关节周围结构的报道很少。另外，肿瘤细胞可渗入眶周结构、泪腺和眶后淋巴组织，导致眼神经麻痹。若 WM 单克隆淋巴浆细胞浸润中枢神经系统 [脑膜、脑实质、脑脊液（CSF）] 可发生少见的 Bing-Neel 综合征（Bing-Neel syndrome，BNS）（约 1%），其临床特征为意识混乱、记忆丧失、定向障碍、运动功能障碍，甚至昏迷。65% 的患者在磁共振成像（MRI）中显示脑白质病变；67% 的患者可并发脊髓综合征。

二、实验室检查

贫血是 WM 患者最常见的症状，由以下多种因素引起：红细胞寿命缩短、红细胞生成障碍、溶血、血浆容量增多和胃肠道失血。血涂片通常显示为正细胞正色素性和缗钱样排列明显的红细胞。红细胞聚集导致红细胞容积假性升高，同时使血红蛋白无法精确检测（假性升高），单克隆蛋白与自动分析仪稀释液之间的相互作用是造成假性升高的可能原因。患者白细胞和血小板计数通常正常，偶尔也会出现严重的血小板减少。几乎所有患者都会出现血沉加快，且往往是诊断巨球蛋白血症的早期线索。凝血异常多表现为凝血酶原时间延长。还需检测血液生化（肝肾功能、CRP、β_2 微球蛋白、乳酸脱氢酶、血白蛋白、血尿酸等）、24 小时尿液中的总蛋白等。

1. 免疫学检查

建议用血尿免疫固定电泳来鉴定单克隆 IgM。75% ~ 80% 的患者单克隆 IgM 的轻链为 κ 型，少部分 WM 患者可出现一种以上的 M 蛋白成分。血清单克隆蛋白水平高低不一，但多数在 15 ~ 45 g/L。WM 诊断后应该筛查冷凝集素和冷球蛋白，因它们会影响 IgM 的定量。如果冷凝集素和冷球蛋白阳性，待测血清应保持在 37 ℃，以保证单克隆 IgM 检测的准确性。本周蛋白易见，但只有 3% 患者的 24 小时定量大于 1 g。WM

患者的 IgM 水平升高，IgA、IgG 水平则大多降低，且在有效治疗后也不恢复。这提示 WM 患者伴有某种缺陷，会阻止浆细胞发育或 *IGH* 重链基因重排。

2. 血清黏滞度

大分子 IgM（分子量大约 1 000 000 Da）多停留在血管内，导致血液黏滞度增高。若患者伴有高黏滞综合征的症状和体征，就应进行血液黏滞度检测。眼底镜检查对高黏滞综合征的临床评估非常有用，在视网膜上可出现周围型和中央周围型点状或带状出血，使用间接眼底镜和巩膜压迫更易于观察。在重度高黏滞综合征的患者中，会见到黄斑区点状、带状或火焰状出血。眼底静脉发生显著的曲张伴局灶性缩窄，形成腊肠样外观及视盘水肿。

3. 骨髓检查

骨髓活检显示淋巴样浆细胞浸润，是诊断 WM 的核心检查。瘤细胞由弥漫浸润的小淋巴细胞、浆细胞样淋巴细胞和淋巴细胞组成，伴有或不伴有 Dutcher 小体。浆细胞样淋巴细胞体积为小至中等，具有浆细胞的胞浆和小淋巴细胞核的体征，即细胞呈圆形或卵圆形，有大量嗜碱性的胞浆，胞浆比小淋巴细胞多，而染色质与小淋巴细胞核相似，聚积于核膜下，或呈团块状凝集深染，一般看不到核仁。受累区域特征性地呈结节状、弥漫性或间质性，也可以呈旁小梁状。以小淋巴细胞为主，伴有数量不等的浆细胞和浆细胞样淋巴细胞。原有的造血组织被取代。特征性的改变还包括肥大细胞增多，可以用甲苯胺蓝染色显示。

4. 淋巴结检查

淋巴结受累的特点为淋巴结原有结构大致保存，淋巴窦扩张伴有 PAS 阳性物质沉积，可见残存的生发中心。间质中可见小淋巴细胞、浆细胞和浆细胞样淋巴细胞浸润，仔细寻找可见 Dutcher 小体；还可见肥大细胞增多，含铁血黄素沉积；有时可见到散在分布的上皮样细胞。浸润方式有结节性、间质性、混合性或弥漫性，有的病例中瘤细胞的异型性较大，呈结节状分布，可见免疫母细胞或浆母细胞，核分裂增加。

5. 免疫表型

瘤细胞表达 sIg 和 cIg，常为 IgM，有时为 IgG，罕见 IgA、IgD 阴性，有 AL 限制性表达。表达 B 细胞抗原 CD19、CD20、CD22、CD79A，大多数不表达 CD5、CD10、CD103 和 CD23，少部分可表达。非 WM 类型的 LPL 显示出相似的免疫表型，表达 IgG 或 IgA，而不表达 IgM。WM 中的浆细胞通常是单型的，尽管背景中可能存在多型浆细胞，它们对细胞质 IgM、CD38 和 CD138 呈阳性。与源自浆细胞肿瘤的浆细胞不同，WM 中的浆细胞通常 CD19 和 CD45 呈阳性，但 CD56 和 CD117 呈阴性。通过免疫组织化学，淋巴瘤细胞对 B 细胞标志物（包括 PAX-5）呈阳性，而对 Cyclin D1 和 LEF1 呈阴性。Ki-67 免疫染色的增殖率通常很低。EB 病毒（EBV）染色呈阴性。TCL1 在 75% 的病例中呈阳性，并且与较差的预后相关。在大约 50% 的 WM 病例中，浆细胞中 CD27 表达降低，但 CD81 通常以正常水平表达。值得注意的是，非 IgM 类型的 LPL 可能表现出 CD19 和 CD45 减少或丢失。

6. 分子遗传学

呈现 Ig 重链和轻链基因克隆性重排：Ig 可变区（V 区）基因呈体细胞超突变（提示 LPL 来源于经过抗原驱动性选择的 B 细胞）。大多数患者的细胞核型正常，但也有异常的。接近 50% 的 LPL 尤其是伴发 WM 者出现 t（9；14）（p13；q32）染色体异常，这种易位使 9pl3 上的 *PAK-5* 基因整合到免疫球蛋白重链的 14q32 位点上。*PAX-5* 又称 B 细胞特异性激活蛋白（B cell specific activator protein，BSAP），是由成对区控制基因家族 *PAK-5* 编码的一种 B 细胞特异性转录因子，对 B 细胞的发育、增殖和分化起着关键作用。异位后 *PAK-5* 信使核糖核酸（mRNA）的表达上升 11 倍并且抑制 *TP53* 基因的表达，导致免疫球蛋白重链基因重排而产生淋巴瘤。这些观点尚未得到一致的认可。6q 缺失是 WM 中最常见的细胞遗传学异常，发生率为 38% ～ 54%。18 号染色体三体（15%）、13q 缺失（13%）、17p（*TP53*）缺失（8%）和 4 号染色体三体（8%）是其他一些常见的畸变。6q 和 11q（7%）的缺失，以及 4 号染色体三体与不良临床和生物学参数显著相关。

7. 基因检测

在 90% 的 WM 患者中发现了淋巴浆细胞中的 *MYD88*[L265P] 基因突变。在非 WM 类型的 LPL 中突变率较低。然而，这不能单独诊断 WM，因其可以在其他疾病中被发现，包括 IgM-MGUS（50% ～ 70%）和 MZL（6%）。在近 1/3 的 WM 患者中发现了激活的 *CXCR4* 突变，并且已经描述了 30 多种不同类型的 *CXCR4* 无义突变（*CXCR4*[WHIM/NS]）和移码突变（*CXCR4*[WHIM/FS]）。最常见的变异是 *CXCR4*[S338X]。无义和移码突变在具有 *CXCR4* 体细胞突变的 WM 患者中几乎同样常见，这些总是与突变的 *MYD88* 相关。

8. 影像学检查

脊柱 MRI 结合腹部、骨盆 CT 检查，有助于评估疾病状态。在 90% 以上的患者中，进行脊柱 MRI 检查时可发现骨髓浸润。大约 40% 的 WM 患者腹部及骨盆 CT 显示有肿大的淋巴结。

9. 其他检查

对于伴发肾病综合征、心肌病变、肝大或周围神经病变的患者，应警惕 AL 淀粉样变性。诊断需进行组织活检，淀粉样沉积经刚果红染色后，在偏振光显微镜下可显示绿色双折射。

当出现周围神经病变的特征时，应检测神经传导研究和神经元抗体。最初可以考虑抗髓鞘相关糖蛋白（anti-myelin-associated glycoprotein，anti-MAG）抗体，如果阴性，可以考虑针对其他神经靶标的 IgM 抗体，如 GM1 和硫苷脂抗体。高达 50% 的 IgM 相关脱髓鞘性神经病患者有抗 MAG 抗体（IgM-κ 比 IgM-λ 更常见）。当进行性神经病变的原因在全身检查后仍然未发现，以及患者在治疗后没有显示出改善的迹象时，可以考虑进行神经活检。但是，建议仔细考虑并与患者讨论，因为这种侵入性操作会导致永久性感觉丧失和疼痛。

考虑 Bing-Neel 综合征（CNS 与 WM 受累）时，应进行 CSF 检查。除了常规生化和白细胞计数外，CSF 分析还应包括细胞学评估、流式细胞术和 *MYD88* 或 *IGHV* 分析。尚未在 CSF 中发现 *CXCR4* 突变。大脑（实质内病变）或脑膜（软脑膜疾病）的组织活检显示淋巴浆细胞性淋巴瘤是诊断的"金标准"。

参考文献

1. TREON S P. XIII . Waldenström's macroglobulinaemia：an indolent B-cell lymphoma with distinct molecular and clinical features. Hematol Oncol，2013，31（Suppl 1）：76–80.

2. WANG W，LIN P. Lymphoplasmacytic lymphoma and Waldenström macroglobulinaemia：clinicopathological features and differential diagnosis. Pathology，2020，52（1）：6-14.

3. PESSACH I，DIMOPOULOS M A，KASTRITIS E. Managing complications secondary to Waldenström's macroglobulinemia. Expert Rev Hematol，2021，14（17）：621-632.

4. D'SA S，KERSTEN M J，CASTILLO J J，et al. Investigation and management of IgM and Waldenströmassociated peripheral neuropathies：recommendations from the IWWM-8 consensus panel. Br J Haematol，2017，176（5）：728–742.

5. CANEPA C. Waldenström-associated anti-MAG paraprotein polyneuropathy with neurogenic tremor. BMJ Case Rep，2019，12（3）：e228376.

6. SIDANA S，LARSON D P，GREIPP P T，et al. IgM AL amyloidosis：delineating disease biology and

outcomes with clinical, genomic and bone marrow morphological features. Leukemia, 2020, 34（5）: 1373–1382.

7. UPPAL N N, MONGA D, VERNACE M A, et al. Kidney diseases associated with Waldenström macroglobulinemia. Nephrol Dial Transplant, 2019, 34（10）: 1644-1652.

8. HIGGINS L, NASR S H, SAID S M, et al. Kidney involvement of patients with Waldenström macroglobulinemia and other IgM-producing B cell lymphoproliferative disorders. Clin J Am Soc Nephrol, 2018, 13（7）: 1037-1046.

9. CASTILLO J J, D'SA S, LUNN M P, et al. Central nervous system involvement by Waldenström macroglobulinaemia（Bing-Neel syndrome）: a multi- institutional retrospective study. Br J Haematol, 2016, 172: 709–715.

10. TAIT R C, OAGARAH P K, HOUGHTON J B, et al. Waldenström's macroglobulinemia secreting a paraprotein with lupus anticoagulant activity: possible association with gastrointestinal tract disease and malabsorption. Clin Pathol, 1993, 46: 678–680.

11. RAUSH P G, HERION J C. Pulmonary manifestations of Waldenström's macroglobulinaemia. Am J Hematol, 1980, 9: 201–209.

12. BARTÁKOVÁ H, NOVÁK J, JAKŠA R, et al. Endobronchial involvement as an extremely rare manifestation of the Waldenström's disease. Clin Respir J, 2018, 12（2）: 816–819.

第六章 LPL/WM 的组织病理学特点

中国医学科学院血液病医院 孙琦

LPL 通常累及骨髓，外周血也可受累；髓外部位主要是累及淋巴结，也可发生于脾脏、皮肤、肺、软组织、肾脏、中枢神经系统和骨等结外部位，但较为罕见。

一、形态学

1. 外周血

患者常出现贫血，为正细胞正色素性贫血；可以表现为白细胞计数增高，但淋巴细胞绝对值常明显低于慢性淋巴细胞白血病（SLL）。外周血中的肿瘤细胞以小淋巴细胞为主，可以出现浆细胞分化的形态特点，表现为胞浆中等量或较丰富、嗜碱性，核偏位，核染色质凝集，偶见核旁空晕，与骨髓中的形态学谱系相似。另外，由于 IgM 副蛋白升高导致血清高黏滞，进而引起外周血成熟红细胞凝集和呈缗钱状排列。

2. 骨髓

骨髓涂片中，淋巴细胞增多，并伴有向浆细胞分化的形态学谱系，表现为小淋巴细胞、浆细胞样淋巴细胞及浆细胞 3 种形态的细胞均可见（图 6-1）。

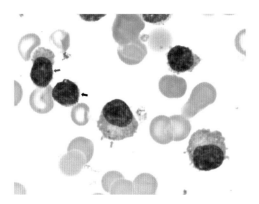

可见小淋巴细胞（↑）、浆细胞样淋巴细胞（↑）和浆细胞（↑）混合增生。

图 6-1 LPL 的骨髓涂片

骨髓活检中，肿瘤细胞可呈结节状、间质性和（或）弥漫性浸润，也可见骨小梁旁聚集灶，其中结节状和间质性分布最多见，单一地呈骨小梁旁灶性分布或弥漫性浸润较少见，无窦内浸润。通常以小淋巴细胞增生为主，混有不等量的浆细胞和浆细胞样淋巴细胞（图 6-2），但也可以呈现浆细胞更明显，而淋巴细胞相对较少，大细胞少见，除非发生组织学转化或进展；3 种细胞分布无特定规律，常混杂在一起，也可能浆细胞簇单独存在于淋巴细胞灶之外；形态学上，浆细胞无明显异型性，这点与浆细胞骨髓瘤（plasma cell myeloma，PCM）不同（PCM 的浆细胞常异型性显著），易见 Dutcher 小体和（或）Russell 小体。另外，肿瘤细胞区域内常见有反应性肥大细胞增多（可通过免疫组化 CD117 染色或 Giemsa 染色显示）和含铁血黄素沉积，这是 LPL 的组织形态学特点，但并非 LPL 所特异的表现，因为在其他 B 细胞淋巴瘤累及骨髓时亦可见到。LPL 经治疗后，骨髓活检中的残留病灶可以几乎都是浆细胞，此时需与浆细胞骨髓瘤进行鉴别。

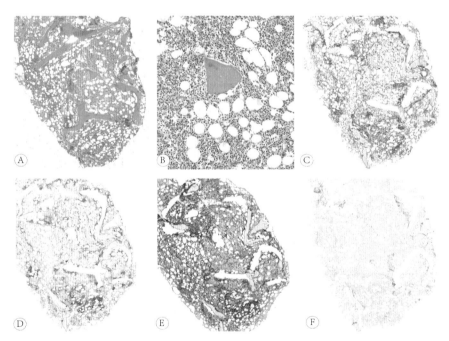

A：肿瘤细胞间质性或灶性分布，部分浸润灶位于骨小梁旁；B：浸润灶内小淋巴细胞、浆细胞样淋巴细胞和浆细胞混合增生，可见反应性肥大细胞增生和含铁血黄素沉积；C：小淋巴细胞和浆细胞样淋巴细胞 CD20 阳性；D：浆细胞 CD138 阳性；E：浆细胞 Kappa 阳性；F：浆细胞 Lambda 阴性。

图 6-2　LPL 骨髓活检

3. 淋巴结

LPL 累及淋巴结常见的组织形态学有两种。

（1）经典型：大多数典型的病例（常与 WM 有关）表现为淋巴结正常结构部分保

留，淋巴窦开放或扩张（可见 PAS 阳性物质），淋巴滤泡散在分布，可见残留的生发中心，在滤泡间区可见形态相对单一的小淋巴细胞、浆细胞样淋巴细胞和浆细胞 3 种肿瘤细胞混杂增生，转化的大细胞少见，浆细胞胞核内可见 Dutcher 小体（PAS 阳性）；反应性肥大细胞增多和含铁血黄素沉积也是其典型的组织形态学特点（图 6-3）。

（2）多形型：部分病例结构破坏较明显，可呈模糊的结节状生长模式，残留的生发中心更明显，甚至可见"滤泡植入"现象，或者 3 种肿瘤细胞弥漫性增生，浆细胞数量可多可少；常伴有较多免疫母细胞样的转化大细胞，但无大的聚集灶或成片增生，否则应考虑发生弥漫大 B 细胞淋巴瘤（diffuse large B-cell lymphoma，DLBCL）转化或是其他类型的淋巴瘤；有时上皮样组织细胞簇会比较明显。多形型形态学常与染色体异常增多和侵袭性临床病程有关。

无论是经典型还是多形型，均无像小淋巴细胞淋巴瘤（small lymphocytic lymphoma，SLL）那样的增殖中心；出现胞浆丰富淡染、边缘区样分化的形态提示更可能是 MZL。间质中可以出现免疫球蛋白、淀粉样物质或类淀粉样物质沉积及含有结晶的组织细胞。

也有学者根据细胞形态谱不同，将 LPL 分为 3 种组织学变异型：淋巴浆细胞性变异型，特征为小淋巴细胞和成熟浆细胞混合增生；淋巴浆细胞样变异型，特征为大量小淋巴细胞增生伴有微小的浆细胞样分化，此种变异型由于浆细胞分化很不明显，形态学上与其他小 B 细胞淋巴瘤非常相似，单纯依靠形态学很难鉴别，需综合临床、分子生物学及遗传学等信息进行确诊；多形型变异型，特征为大细胞增多（比例 ≥ 5%），多见于疾病复发进展者。

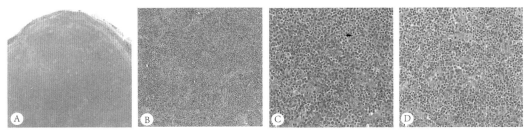

A：淋巴结结构破坏，淋巴窦开放，可见残留生发中心，肿瘤细胞弥漫增生；B：小淋巴细胞、浆细胞样淋巴细胞和浆细胞混合增生，可见大量含铁血黄素沉积；C：小淋巴细胞和浆细胞样淋巴细胞丰富区域，可见肥大细胞（箭头所指）核含铁血黄素；D：浆细胞较丰富区域。

图 6-3　LPL 淋巴结活检

4. 其他部位

LPL 累及结外部位，通常表现为淋巴细胞和浆细胞混合、弥漫性增生。

LPL 在脾脏的生长模式尚不清楚，据文献报道，肿瘤细胞呈结节状和（或）弥漫性浸润脾脏红髓，有时也可累及白髓，肿瘤细胞形态学谱系与淋巴结和骨髓活检相同。

LPL 也可累及皮肤，肿瘤细胞在真皮内呈间质性、结节状或弥漫性浸润，皮肤附属器周围更为明显（图 6-4），少数病例可见表皮溃疡形成。

中枢神经系统受累时，在脑脊液细胞学涂片中可见淋巴细胞增多，伴有浆细胞样淋巴细胞和浆细胞。

如果累及肝脏，表现为汇管区扩大，肿瘤细胞浸润肝窦，肝细胞可见脂肪变性。

累及胃肠道时，黏膜固有层内肿瘤细胞弥漫性或结节状浸润，浸润灶周围可见浆细胞样淋巴细胞和浆细胞，形态学上与黏膜相关淋巴组织（mucosal-associated lymphoid tissue，MALT）相似，但无淋巴上皮病变和滤泡植入；可伴有灶性或簇状单核样 B 细胞增生。

累及软组织和肺等部位很罕见，均表现为肿瘤细胞弥漫浸润伴浆细胞样分化，大细胞少见。

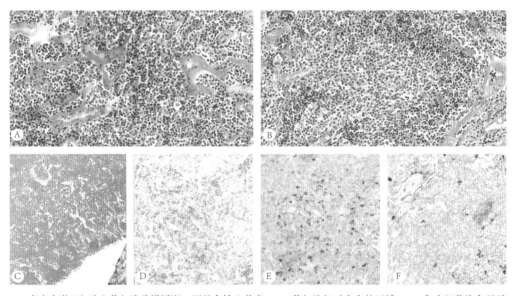

A：真皮内淋巴细胞和浆细胞弥漫浸润，可见含铁血黄素；B：浆细胞相对丰富的区域；C：免疫组化染色显示以 CD20 阳性 B 淋巴细胞增生为主；D：浆细胞增多，免疫组化 CD138 阳性；E 和 F 分别为免疫组化 Kappa 和 Lambda 染色，显示浆细胞呈 Kappa 限制性表达。

图 6-4　患者确诊为 LPL，发现头部皮肤肿块，行切除活检，病理诊断为 LPL 浸润皮肤

二、免疫表型

LPL 的免疫表型无特征性，但具有一定的特点，即通常可检出两群肿瘤细胞：单克隆 B 淋巴细胞和单克隆浆细胞（图 6-5）。其中 B 淋巴细胞表达 B 细胞相关抗原（CD19、

CD20、CD22 和 CD79A ），常表达 CD25 和 CD38，通常不表达 CD5、CD10、CD103、CD23、LEF1 和 Cyclin D1，但 20% ～ 40% 的病例 CD5 或 CD10 可以阳性（其他生发中心标记如 Bcl-6 等阴性），另外，CD23 阳性（40% ～ 50%）也并不少见，约 75% 的病例可以表达 TCL1（与预后不良有关）；如果是 WM，这群 B 细胞表达 IgM，非 WM 者，则表达 IgG 或 IgA。浆细胞呈 AL 限制性表达，CD138 和 CD38 阳性，但与 PCM 不同的是，LPL 中的浆细胞通常 CD19 和 CD45 阳性（如果是非 IgM 型 LPL，CD19 和 CD45 可以表达降低或缺失），而 CD56 和 CD117 阴性，另外，这群浆细胞虽然常表达 MUM1，但与正常浆细胞或 MZL 中的浆细胞相比，LPL 中的浆细胞更可能是 MUM1 阴性、PAX5 阳性，Ki-67 增殖指数通常较低，EBER 阴性。

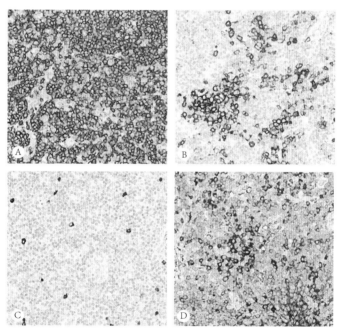

A：淋巴细胞 CD20 阳性；B：浆细胞 CD138 阳性；C：肿瘤细胞 Lambda 阴性；D：肿瘤细胞 Kappa 阳性。

图 6-5　LPL 淋巴结活检免疫组化

三、鉴别诊断

1. 其他小 B 细胞淋巴瘤伴浆细胞分化

MZL、滤泡性淋巴瘤（follicular lymphoma，FL）、SLL 及套细胞淋巴瘤（mantle cell lymphoma，MCL）（罕见）形态学上均可以出现浆细胞分化，这是 LPL 鉴别诊断的重点。

（1）MZLA：MZL 常伴浆细胞样分化，且同样无特征性免疫表型，在形态学和免疫表型上与 LPL 非常相似，需重点鉴别。其中结外 MZL（extranodal MZL，EMZL）主要发生于黏膜相关淋巴组织，易见淋巴上皮病变，SMZL 则主要累及脾脏，侵犯骨髓时常见窦内浸润，两者均很少出现 WM 和 IgM 副蛋白所致的临床症状。此外，LPL 无 *MALT1* 和 *Bcl-10* 基因易位，以上临床病理及分子遗传学特点有助于鉴别（表 6-1）。淋巴结 MZL（nodal MZL，NMZL）与发生于淋巴结内的 LPL 有时很难区分，因为 NMZL 可以呈明显的浆细胞分化，而部分 LPL 又可以出现灶性"单核样"或"边缘区样"细胞增生及明显的滤泡植入，两者在形态学上具有很大的重叠性。若淋巴结内出现明显的"单核样"细胞形态、滤泡植入及边缘区生长模式更提示为 NMZL；而肥大细胞增生、含铁血黄素沉积和淋巴窦扩张的形态特点则更倾向为 LPL。如果综合形态及免疫表型也很难明确诊断时，进行 *MYD88*^{L265P} 基因突变检测有助于鉴别，但需要注意的是该基因突变对于 LPL 的诊断并非具有百分之百敏感性和特异性，少部分 LPL 无 *MYD88*^{L265P} 基因突变，而 0 ～ 28% 的 NMZL 可以伴有 *MYD88*^{L265P} 基因突变。因此，诊断时尚需密切结合临床、免疫固定电泳等其他相关检查进行综合判断。对于综合临床、病理及其他检查结果依然很难确诊的病例，尤其淋巴结穿刺等获得小的活检标本，最终可能诊断为小 B 细胞淋巴瘤伴浆细胞分化并提出相关的鉴别诊断更为合适。

表 6-1　SMZL 与 LPL 的鉴别要点

特点	LPL	SMZL
显著脾大	少见（10% ～ 15%）。主要见于疾病晚期	常见
淋巴结肿大	较常见	无明显肿大
IgM 副蛋白升高	常见，且常升高明显	少见，且常轻度升高
外周血白细胞增多	相对少见	常见
外周血肿瘤细胞形态	淋巴细胞伴浆细胞分化的形态谱系	具有粗短、极性分布的绒毛突起
骨髓活检	间质性或弥漫性多见，可见灶性分布，无窦内浸润	呈窦内、间质性或灶性浸润，窦内分布为其特点
脾脏活检	主要累及红髓，或红髓、白髓同时受累，弥漫性或结节状分布	主要累及白髓，常呈边缘区样生长模式
MYD88 基因突变	约 90% 阳性	5% ～ 10% 阳性

（2）小淋巴细胞淋巴瘤 / 慢性淋巴细胞白血病（SLL/CLL）：淋巴结结构通常完全破坏，肿瘤细胞弥漫增生，伴增殖中心形成（LPL 无此特点）；骨髓活检中淋巴细胞灶无小梁旁分布（LPL 可见小梁旁淋巴细胞灶）；再结合特征性的免疫表型 CD20（＋）CD5（＋）CD23（＋）LEF1（＋），大部分情况下与 LPL 鉴别并不困难。此外，两者的分子遗传学特点也不同，SLL/CLL 常见 13q- 和 +12，而 LPL 则多见 del6q（约 63%）。

（3）FL：FL 在骨髓内和髓外的组织形态学均具有明显的特征性，在髓外部位常呈滤泡样生长模式，侵犯骨髓时呈特征性的小梁旁或环小梁分布，结合肿瘤细胞 CD10（＋）/（－）Bcl-6（＋）Bcl-2（＋）/（－）的免疫表型特点及特征性的遗传学改变，通常比较容易鉴别。然而，LPL 侵犯骨髓时肿瘤细胞呈小梁旁灶性分布并不少见，且少数可以异常表达 CD10，而 FL 侵犯骨髓时 CD10 和 Bcl-6 可以失表达，此时，鉴别诊断难度会增加，尽管在肿瘤细胞区域出现反应性肥大细胞增生和含铁血黄素沉积提示 LPL 的可能性大，但若形态学和免疫表型均不典型时，仅仅通过骨髓活检明确区分会比较困难，此时，髓外肿块病理活检（如淋巴结活检）是鉴别两者的"金标准"。

2. γ 重链病

γ 重链病（γHCD）是一种非常罕见的 B 淋巴细胞增殖性疾病，其特征是分泌无法与轻链相结合的异常截短 γ 重链。其临床表现与 LPL 有重叠，形态学也与 LPL 相似，表现为淋巴细胞、浆细胞样淋巴细胞和浆细胞混合增生，所以过去曾认为 γHCD 是 LPL 的一种变异型，但 γHCD 常伴数量不等的中心母细胞、嗜酸性粒细胞和组织细胞增生，也会出现血管增生，形态学较 LPL 更复杂；另外，部分病例还会出现其他小 B 细胞淋巴瘤如 EMZL、SMZL 和脾脏其他小 B 细胞淋巴瘤的病理特点，所以，尽管两者的临床表现和形态学特点有重叠，但这种组织形态学的多样性（很多病例的表现特点不像 LPL）及缺乏 $MYD88^{L265P}$ 基因突变均表明 γHCD 在病理生理学上与 LPL 不同。通过免疫标记（如免疫组化和流式细胞学）及原位杂交技术证实肿瘤细胞缺乏 AL 表达，可以很容易区分 γHCD 与 LPL。

3. IgM-MGUS

IgM-MGUS 是指 IgM 单克隆蛋白＜ 30 g/L，缺乏或仅有少量淋巴 / 浆细胞浸润骨髓（比例＜ 10%），并且缺乏 LPL/WM 症状的病例，约 50% 的 IgM-MGUS 也可以具有 $MYD88$ 基因突变，因此，鉴别 IgM-MGUS 与 LPL 主要依据骨髓受累程度及临床表现。如果流式细胞学证实存在少量单克隆 B 细胞或浆细胞（比例＜ 10%），或分子遗传学证实 IGH 克隆性重排，且没有 LPL 的形态学证据，可考虑诊断为 IgM 型 MGUS。$MYD88^{L265P}$ 基因突变无法鉴别两者，因为约 50% 的 IgM 型 MGUS 具有 $MYD88^{L265P}$ 基因突变。

4. PCM

大部分 PCM 临床上具有贫血、肾功能损伤、高钙血症、溶骨性改变等"CRAB"症状，免疫球蛋白为非 IgM 型，骨髓中只有一群肿瘤性浆细胞，除表达浆细胞标志物 CD38 和 CD138 之外，常异常表达 CD56 和 CD117，而 CD45、CD19 及 CD20 等 B 细胞标志物不表达，无 *MYD88*^{L265P} 基因突变，这些特点很容易与 LPL 鉴别。但有少部分 PCM 为 IgM 型或者形态学为小细胞型（约 15%），这部分病例形态学表现为淋巴样浆细胞，常伴有 CD20 等 B 细胞标志物表达，易被误诊为 LPL 等其他小 B 细胞淋巴瘤，主要的鉴别点除临床表现之外，IgM 型或小细胞型的 PCM 常表达 Cyclin D1，且发生 *CCND1/IGH* 易位，同样无 *MYD88*^{L265P} 基因突变，而 LPL 通常不表达 Cyclin D1，无 *CCND1/IGH* 易位。此外，还有一点需特别注意，LPL 患者经治疗后，骨髓中可能仅残留一群单克隆浆细胞，在不提供临床病史的前提下，会将这些病例误诊为 PCM，因此，详尽的临床病史对于病理医师做出正确的诊断至关重要。

5. 反应性病变

（1）浆细胞型 Castleman 病：浆细胞型 Castleman 病的淋巴结可见明显开放的淋巴窦、反应性淋巴滤泡及滤泡间区明显增生的浆细胞，与 LPL 的形态学有相似之处，而且高达 50% 的浆细胞型 Castleman 病的浆细胞具有单克隆性，因此诊断具有一定的挑战性。但浆细胞型 Castleman 病的克隆性浆细胞几乎总是 IgG 或 IgA 型，伴 λ 轻链限制性表达，再结合患者的临床表现及缺乏单克隆 B 淋巴细胞可鉴别两者。

（2）IgG4 相关疾病：IgG4 相关淋巴结病血清 IgG4 水平升高，淋巴结中缺乏单克隆的 B 淋巴细胞和浆细胞，免疫组化染色显示浆细胞 IgG4/IgG 阳性比例增高有助于鉴别。

（3）其他：类风湿性关节炎和梅毒性淋巴结炎等都会导致淋巴结滤泡间区浆细胞增生，可结合临床病史、相关实验室检查及浆细胞无单克隆性等加以鉴别。

参考文献

1. STEVEN H S, ELIAS C, NANCY L H, et al. WHO Classification of tumours of haematopoietic and lymphoid tissues. Revised 4th ed. International Agency for Research on Cancer Lyon, 2017: 231-235.

2. JAFFE E S, ARBER D A, Campo E, et al. Hematopathology. 2nd Edition. Philadelphia, USA: ELSEVIER Press, 2017: 285-297.

3. DREYLING M, LADETTO M. Indolent lymphomas. Cham, Switzeland: Springer Nature, 2021: 143-152.

4. MOLINA T J. Hematopathology. Cham, Switzerland: Springer Press, 2020: 315-324.

5. LIN P, HAO S, HANDY B C, et al. Lymphoid neoplasms associated with IgM paraprotein: a study of 382 patients. Am J Clin Pathol, 2005, 123（2）: 200-205.

6. OWEN R G, PRATT G, AUER R L, et al. Guidelines on the diagnosis and management of Walderström macroglobulinaemia. Br J Haematol, 2014, 165（3）: 316-333.

7. SHAHEEN S P, TALWALKAR S S, LIN P, et al. Walderström macroglobulinaemia: a review of the entity

and its differential diagnosis. Adv Anat Pathol，2012，19（1）：11-27.

8. GERTZ M A. Walderström macroglobulinaemia：2021 update on diagnosis，risk stratification，and management. Am J Hematol，2021，96（2）：258-269.

9. BASSAROVA A，TROEN G，SPETALEN S，et al. Lymphoplasmacytic lymphoma and marginal zone lymphoma in the bone marrow：paratrabecular involvement as an important distinguishing feature. Am J Clin Pathol，2015，143（6）：797-806.

10. BARAKAT F H，MEDEIROS L J，WEI E X，et al. Residual monotypic plasma cells in patients with Walderström macroglobulinaemia after therapy. Am J Clin Pathol，2011，135（3）：365-373.

11. LIN P，BUESO-RAMOS C，WILSON C S，et al. Walderström macroglobulinaemia involving extramedullary sites：morphologic and immunophenotypic findings in 44 patients. Am J Surg Pathol，2003，27（8）：1104-1113.

12. KANAGAL-SHAMANNA R，XU-MONETTE Z Y，MIRANDA R N，et al. Crystal-storing histiocytosis：a clinicopathological study of 13 cases. Histopathology，2016，68（4）：482-491.

13. LEMAL R，BARD-SOREL S，MONTRIEUL L，et al. TCL1 expression patterns in Walderström macroglobulinaemia. Mod Pathol，2016，29（1）：83-88.

14. INAMDAR K V，MEDEIROS L J，JORGENSEN J L，et al. Bone marrow involvement by marginal zone B-cell lymphomas of different types. Am J Clin Pathol，2008，129（5）：714-722.

15. NADERI N，YANG D T. Lymphoplasmacytic lymphoma and Walderström macroglobulinaemia. Arch Pathol Lab Med，2013，137（4）：580-585.

16. WANG W，LIN P. Lymphoplasmacytic lymphoma and Walderström macroglobulinaemia：clinicopathological features and differential diagnosis. Pathology，2020，52（1）：6-14.

17. JUÁREZ-SALCEDO L M，CASTILLO J J. Lymphoplasmacytic lymphoma and marginal zone lymphoma. Hematol Oncol Clin North Am，2019，33（4）：639-656.

18. VIJAY A，GERTZ M A. Walderström macroglobulinaemia. Blood，2007，109（12）：5096-5103.

19. PRATT G，EI-SHARKAWI D，KOTHARI J，et al. Diagnosis and management of Walderström macroglobulinaemia-a British society for haematology guideline. Br J Haematol，2022，197（2）：171-187.

第七章 LPL/WM 的流式细胞学特点

中国医学科学院血液病医院 王慧君

WM 是一种惰性 B 淋巴细胞增殖性肿瘤，WHO 2016 将其归为 LPL 类别，至少 95% 的 LPL 都是 WM。WM 的肿瘤细胞群由小 B 淋巴细胞、浆细胞样淋巴细胞和浆细胞构成，它们侵犯骨髓并且分泌 IgM，引起相应的临床表现。因此，WM 既有克隆性 B 细胞的免疫表型，也有浆细胞的免疫表型。

第二届 WM 国际研讨会的共识指出骨髓活检对于 WM、IgM-MGUS 和其他 B 细胞淋巴组织增生性疾病（B-LPDs）的鉴别诊断仍然是必须的，多参数流式细胞术（MFC）和分子技术也有助于确诊，尤其有助于 WM 与其他 IgM 分泌型疾病鉴别。由于骨髓抽吸过程中的血液稀释效应，与骨髓活检相比，MFC 检测到的肿瘤负荷可能偏低，但其可以相对量化克隆性细胞的数量，从 IgM-MGUS 到无症状和症状性 WM，在疾病进展过程中，克隆性 B 细胞的数量逐渐增加。由于克隆性 B 细胞的抗原表达模式和每种标志物表达的比例相对稳定，因此应用流式细胞术（flow cytometry，FCM）进行免疫表型分析对 WM 诊断及鉴别诊断有重要的临床价值。

流式细胞学送检样本首选骨髓，当骨髓样本难以获得时，在个别的白血病 WM 病例中，外周血样本可作为替代。其他组织如淋巴结、浆膜腔液、脑脊液等可能对进一步明确疾病特征均有帮助。应用乙二胺四乙酸（EDTA）或肝素抗凝的骨髓，可以稳定保存 48～72 小时。短途运输（＜24 小时）可以室温（18～25℃）保存，超过 48 小时的运输，建议 4℃低温储存。临床通常需要抽取较多骨髓样本，同时送检其他细胞及分子学检测，因此存在样本稀释风险，建议第一管送检流式。同时在有明显高黏滞综合征、冷凝集素或冷球蛋白血症的患者中，标本容易出现凝块，也会影响检测结果，应及时告知临床。

WM 克隆 B 细胞的特征性免疫表型特征是细胞质内和表面轻链限制，以及泛 B 细胞抗原 CD19、CD20、CD22、CD79b、FMC7、CD27、CD81、CD25、HLA-DR、SmIgM（限制性 κ 或者 λ）的表达，不表达 CD5、CD10、CD23、CD103 、CD11c，文献报道 10%～20% 可见 CD5、CD23 或者 CD10 表达[5]。和正常 B 淋巴细胞相比，WM 中克隆性 B 细胞 CD22 表达偏弱，sIgM 表达增强，CD27 和 CD200 经常表现出异质性的双峰表达模式，CD305（LAIR1）在 69% 的 WM 病例中均质性表达缺失，也与正常 B 细胞中的双峰表达模式不同。

WM 中浆细胞的免疫表型和正常浆细胞相似，其常见为表达 CD19、CD27、CD38、CD45、CD81、CD138，不表达 CD56。WM 的克隆性 B 细胞和浆细胞之间存在 CD138 的连续性表达，而正常 B 淋巴细胞和浆细胞之间没有这个现象。此外，40%WM 可识别出明确的浆母细胞群（强表达 CD19、CD27、CD45、CD38，部分表达 CD138 和 CD20 表达下调），这些都提示了 WM 肿瘤细胞群存在一定程度的分化。WM 中克隆性 B 细胞和浆细胞有相同的轻链限制性表达，以 κ 型为主，κ : λ ≈ 5 : 1。

WM 缺乏特异的免疫表型标志物，但是其有独特的免疫表型特征，当出现 CD22 弱表达，CD25、CD27、CD38 和 CD138 同时表达时，常提示为 WM。2019 年 Raimbault 等提议将表达 CD13 列为 WM 的特异标志物，他们通过研究发现 CD13 的表达和 WM 的诊断明显相关，但是有文献报道 MZL 中也能表达 CD13，因此 CD13 表达和浆细胞分化相关。值得注意的是，免疫治疗会改变 WM 的免疫表型，常见为 B 细胞表面抗原（CD19、CD20）的丢失和浆细胞表面标志（CD38、CD138）的过表达（图 7-1）。

此外，WM 伴随肥大细胞数增加，活化的肥大细胞常表达 CD154，其和 WM 的预后不良相关。

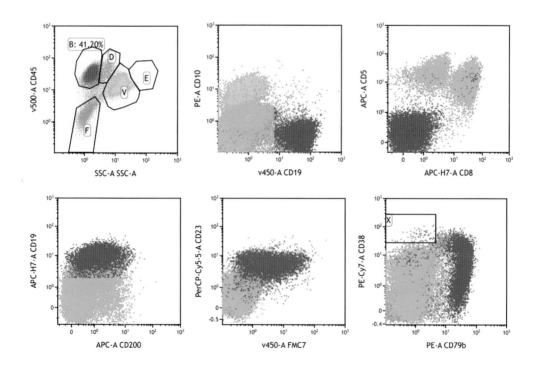

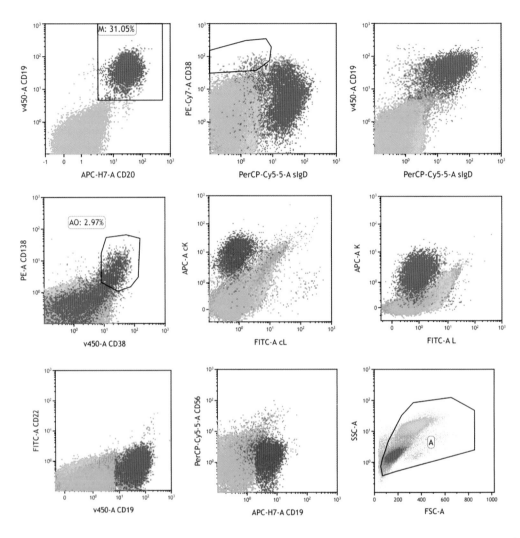

图 7-1　一例 WM 患者免疫表型：骨髓中可见一群 CD5-CD10- 单克隆小 B 细胞（紫色）和一群单克隆浆细胞（棕色）。其中单克隆 B 细胞表达 CD19、CD20、CD79b，弱表达 CD22、CD23，部分表达 FMC7，渐进性表达 CD38；浆细胞表达 CD38、CD138、CD19，不表达 CD56；B 细胞及浆细胞分别限制性表达 mκ 及 cκ，CD38 和 CD138 存在连续性表达

　　其他 B 细胞增殖性疾病（如 CLL、MZL）和 IgM 相关单克隆球蛋白病（如 IgM-MGUS、IgM-MM）的外周血中也能检测到 IgM，并且它们和 WM 的临床特征有重叠，因此这些疾病和 WM 的鉴别诊断存在难度。2003 年国际 WM 工作组推荐将 MFC 用于 WM 的诊断和鉴别诊断中，通过免疫表型特征和骨髓受累程度辅助诊断和鉴别诊断。用于 WM 诊断和鉴别诊断的单克隆抗体应包括但不限于：胞膜及胞浆免疫球蛋白 M（s/cIgM），胞膜及胞浆轻链（s/cIgκ、s/cIgλ）、CD25、CD22、CD19、CD20、CD45、CD38、CD138、CD27、CD5、CD10、CD56、CD79b、CD200、CD11c、CD103、

CD23 及 FMC7。欧洲 WM 协作组建议筛选抗体组合及样本制备参考 EuroFlow 基本操作流程。

1. 鉴别 IgM-MGUS、无症状 WM（aWM）和有症状 WM（sWM）

通过 FCM 计数克隆 B 细胞，评估骨髓受累程度，辅助区分 IgM-MGUS、aWM 和 sWM，同时还能预测疾病进展风险。

（1）> 10% 的克隆性 B 细胞浸润骨髓，并且 100% 为单克隆 B 细胞时，高度排除 IgM-MGUS。

（2）> 10% 的克隆性 B 细胞浸润骨髓，并且克隆性 B 细胞 100% 限制性表达轻链时，aWM 进展为 sWM 的风险非常高。

（3）sWM 克隆性 B 细胞 100% 限制性表达轻链时，比表达多克隆轻链预后更差。

此外，WM 浆细胞 100% 限制性表达轻链对预后没有明显影响，从 IgM-MGUS、aWM 到 sWM，CD19、CD20、CD45 和 SmIgM 阳性比例逐渐增加，而 CD56 阳性比例的逐渐减少。

2. 辅助区分 WM 和其他分泌 IgM 的淋巴组织增生性疾病

（1）IgM-MM 和 WM：IgM 型 MM 中的浆细胞为肿瘤性浆细胞的表型特点，除了强表达 CD38、CD138 浆细胞通用标志外，还通常表达 CD56、CD200，少数表达 CD117、CD20，而 CD27、CD81 表达减弱或消失，多数不表达 CD19 和 CD45，同时浆细胞的前向散射角（FSC）增大，而 WM 中的单克隆浆细胞表型大致正常。此外，IgM-MM 不表达全 B 细胞标志物。

（2）MZL 和 WM：由于 WM 和 MZL 表型有一定相似性，需要注意鉴别，WM 通常具有 CD25 的同质表达（100%）、SmIgM 和 CD79b（95%）的强表达和 CD22 的弱表达（约 90% 的病例），不表达 CD11c（98.6%），多数不表达 CD305（69%），而 MZL 通常是 CD22 强表达，CD25 不表达（约 80%），表达 CD11c（70%）和 CD305，69%MZL 有 CD79 强表达。此外，CD27 在 MZL 中的表达通常较 WM 高。WM 中轻链以 κ 型为主（κ : λ ≈ 5 : 1），MZL 中轻链分型没有明显差异（κ : λ ≈ 1 : 1）。此外，B 细胞浆样分化、克隆性浆细胞及增多的肥大细胞都更支持 WM 的诊断。

（3）CLL、MCL 和 WM：CLL 和 MCL 都表达 CD5，WM 通常不表达 CD5（95%）。此外，CLL 中 CD20 表达强度高于 WM，而 WM 中 SmIgM 和 CD79b 表达强度高于 CLL。

（4）FL 和 WM：FL 和 WM 的 B 细胞起源位置不同，前者位于生发中心，后者位于后生发中心，而且 CD10 表达和生发中心 B 细胞相关。因此 FL 表达 CD10，WM 多数不表达 CD10。

参考文献

1. SWERDLOW S H, CAMPO E, PILERI S A, et al. The 2016 revision of the World Health Organization classification of lymphoid neoplasms. Blood, 2016, 127 (20): 2375-2390.

2. VOS J M, MINNEMA M C, WIJERMANS P W, et al. Guideline for diagnosis and treatment of Waldenström's macroglobulinaemia. Neth J Med, 2013, 71 (2): 54-62.

3. PAIVA B, MONTES M C, GARCÍA-SANZ R, et al. Multiparameter flow cytometry for the identification of the Waldenström's clone in IgM-MGUS and Waldenström's Macroglobulinemia: new criteria for differential diagnosis and risk stratification. Leukemia, 2014, 28 (1): 166-173.

4. DOGLIOTTI I, JIMÉNEZ C, VARETTONI M, et al. Diagnostics in Waldenström's macroglobulinemia: a consensus statement of the European Consortium for Waldenström's Macroglobulinemia. Leukemia, 2023, 37 (2): 388-395.

5. ASKARI E, RODRIGUEZ S, GARCIA-SANZ R. Waldenström's Macroglobulinemia: an Exploration into the Pathology and Diagnosis of a Complex B-Cell Malignancy. J Blood Med, 2021, 12: 795-807.

6. GAYET M, LEYMARIE V, DEROUAULT P, et al. Flow cytometry detection of CD138 expression continuum between monotypic B and plasma cells is associated with both high IgM peak levels and MYD88 mutation and contributes to diagnosis of Waldenström macroglobulinemia. Cytometry B Clin Cytom, 2022, 102 (1): 62-69.

7. OCIO E M, CARPIO D, CABALLERO Á, et al. Differential diagnosis of IgM MGUS and WM according to B-lymphoid infiltration by morphology and flow cytometry. Clin Lymphoma Myeloma Leuk, 2011, 11 (1): 93-95.

8. RAIMBAULT A, SIGRID M S, ITZYKSON R, et al. CD13 expression in B cell malignancies is a hallmark of plasmacytic differentiation. Br J Haematol, 2019, 184 (4): 625-633.

9. BARAKAT F H, MEDEIROS L J, WEI E X, et al. Residual monotypic plasma cells in patients with waldenstrom macroglobulinemia after therapy. Am J Clin Pathol, 2011, 135 (3): 365-373.

10. AHN A, PARK C J, CHO Y Uk, et al. Clinical, Laboratory, and Bone Marrow Findings of 31 Patients With Waldenström Macroglobulinemia. Ann Lab Med, 2020, 40 (3): 193-200.

11. CHEHAL A, TAHER A, SHAMSEDDINE A. IgM myeloma and Waldenstrom's macroglobulinemia: a distinct clinical feature, histology, immunophenotype, and chromosomal abnormality. Clin Lab Haematol, 2003, 25 (3): 187-190.

12. JELINEK T, BEZDEKOVA R, ZATOPKOVA M, et al. Current applications of multiparameter flow cytometry in plasma cell disorders. Blood Cancer J, 2018, 8 (1): 621.

13. AMAADOR K, VOS J M I, PALS S T, et al. Discriminating between Waldenström macroglobulinemia and marginal zone lymphoma using logistic LASSO regression. Leuk Lymphoma, 2022, 63 (5): 1070-1079.

14. OCIO E M, HERNANDEZ J M, MATEO G, et al. Immunophenotypic and cytogenetic comparison of Waldenstrom's macroglobulinemia with splenic marginal zone lymphoma. Clin Lymphoma, 2005, 5 (4): 241-245.

第八章 单克隆 IgM 相关性疾病

南方医科大学南方医院 魏永强，宁雪琴，康桥汐，陈丙圆

一、伴有单克隆 IgM 的 B 细胞非霍奇金淋巴瘤（B-NHL）

IgM 型 M 蛋白血症可由多种 B 细胞淋巴瘤引起，临床上以 WM 最为常见，但也可以见于其他类型的 B 细胞淋巴瘤。Cao 等回顾性分析了 377 例单克隆 IgM 相关的疾病，其中 WM 有 105 例（27.9%），其他类型的 NHL 有 69 例（18.3%），包括 15 例 CLL/SLL、12 例 MALT 淋巴瘤、9 例 SMZL、8 例 DLBCL、4 例 MCL、3 例 NMZL、2 例 FL 和 16 例不可分类的 NHL。Lin 等分析了 382 例单克隆 IgM 相关的 B 细胞疾病，其中 WM 最为多见，占 58.9%，CLL/SLL、FL、结内 + 结外 MZL、SMZL、MCL 及 DLBCL 分别占 20.2%、4.7%、4.1%、2.9%、2.9% 和 1.8%。

临床发现伴单克隆 IgM 分泌的小 B 细胞淋巴瘤时，特别要注意 WM 与其他小 B 细胞淋巴瘤的鉴别，鉴别诊断流程如图 8-1。典型的 WM 伴有浆样分化的表型，与 MZL 伴有浆样分化时鉴别比较困难。一般 $MYD88^{L265P}$ 突变是 WM 与 MZL 的主要鉴别点，WM 患者 $MYD88^{L265P}$ 突变率大于 90%，但大约 15% 的 MZL 也有 $MYD88$ 的突变，此时需要结合其他临床表现及分子遗传学加以鉴别，如淋巴结肿大尤其是脾脏明显肿大及 +3q/+5q 多见于 MZL，血清 IgM 水平明显升高、CD25 阳性、6q- 及 $CXCR4$ 突变多见于 WM。少部分 WM 患者 CD10 阳性，特别注意需与 FL 相鉴别，FL 形态上为小裂细胞，多伴有 t（14；18）的遗传学改变，$MYD88^{L265P}$ 突变罕见，血清 IgM 水平较低。

伴单克隆 IgM 分泌的淋巴瘤治疗上仍以治疗原发病为主，当 IgM 水平明显增高时，应注意防治高黏滞综合征，也应短期内避免利妥昔单抗的单独使用，以免 IgM 水平进一步升高加重高黏滞症状。有研究报道伴单克隆 IgM 分泌的 CLL/SLL 患者的 OS 差于无单克隆 IgM 分泌的 CLL/SLL 患者，也有研究显示表达单克隆 IgM 的 CLL/SLL 患者的 TFS 明显短于不表达者，但两者的 OS 无统计学差异。有个案及小样本的研究发现，表达单克隆 IgM 的 MZL 患者的 OS 与不表达者无差别；伴单克隆 IgM 的其他 B 细胞淋巴瘤的报道较少，单克隆 IgM 表达在其预后中的意义还未明确。

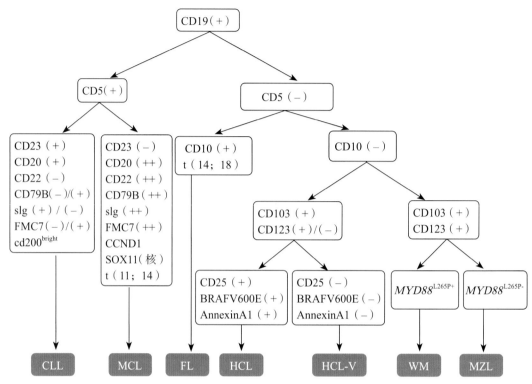

注：HCL，毛细胞白血病；HCL-V，毛细胞白血病变异型。

图 8-1 小 B 细胞淋巴瘤的诊断与鉴别诊断流程

二、原发性冷球蛋白血症

1. 病因及发病机制

冷球蛋白是循环中的异常免疫球蛋白，其在血清和血浆冷却（0 ～ 4 ℃）时沉淀，复温时（37 ℃）再溶解，冷球蛋白血症是免疫复合物介导的系统性血管炎，可累及小血管及中等大小血管。冷球蛋白血症最常见的病因首先是感染，特别是丙肝病毒的感染（占 70% 以上），其次是自身免疫性疾病，约 10% 继发于血液系统疾病，10% 左右没有确切的基础疾病，即原发性冷球蛋白血症。

2. 分类及临床表现

根据免疫复合物成分的不同，冷球蛋白血症被分为 3 种类型：Ⅰ 型冷球蛋白血症为单克隆免疫球蛋白 IgG 或 IgM，常继发于血液系统恶性肿瘤或淋巴增殖性疾病，如 MM 和 WM，主要发病机制为冷球蛋白沉积堵塞微血管，临床主要表现为高黏滞综合征；Ⅱ 型冷球蛋白血症为单克隆 IgM 和多克隆 IgG 形成的复合物；Ⅲ 型冷球蛋白血症为多克隆 IgM 和多克隆 IgG 形成的复合物。Ⅱ型和Ⅲ型称为混合性冷球蛋白血症，发病机制为冷球蛋白在中小血管处沉积，继发免疫反应与补体沉积，引起白细胞破碎性血管炎，常见于丙型肝炎、乙型肝炎或自身免疫病（如系统性红斑狼疮、类风湿关节炎、干燥综合征等），临床主要表现为紫癜、关节痛、疲乏、肌肉酸痛、皮肤溃疡、雷诺现象等，也可有肾损害、外周神经病、肝损害等系统表现。

3. 诊断标准

冷球蛋白血症的诊断标准：①典型的临床表现包括关节痛、皮肤紫癜、蛋白尿、血尿、肾功能不全及周围神经病等；皮肤病理可见白细胞破碎性血管炎；肾脏病理可见膜增生性肾小球肾炎、毛细血管血栓形成或小血管炎表现。②血中存在冷球蛋白。

4. 治疗

冷球蛋白血症无症状时无须治疗，在引起相关的临床症状时需要启动治疗。继发性冷球蛋白血症以治疗原发病为主，如丙型肝炎相关的冷球蛋白血症首先要抗丙肝治疗，MM 需抗骨髓瘤治疗；原发性冷球蛋白血症的治疗多使用糖皮质激素、免疫抑制剂及利妥昔单抗等。

三、原发性冷凝集素病

1. 病因、发病机制及临床表现

冷凝集素病（cold agglutinin disease，CAD）是一种罕见的自身免疫性溶血性贫血疾病，其约占自身免疫性溶血性贫血的 15%。CAD 常继发于淋巴增殖性疾病，如 WM、MZL 或继发于支原体肺炎、传染性单核细胞增多症等病毒感染，也可以无任何伴发疾病，即原发性 CAD。正常红细胞的破坏在血液循环及单核巨噬系统内均可发生，当血液中存在单克隆冷凝集素时（通常是一种 IgM 型的自身抗体），冷凝集素 IgM 在低温时与红细胞表面的抗原结合，导致红细胞的凝集，凝集的红细胞可进一步激活补体经典途径，介导自身免疫性溶血。CAD 常见的临床表现为贫血、溶血、寒冷诱发的肢端发绀和雷诺现象等。

2. 诊断标准

原发性 CAD 的诊断标准：①有溶血性贫血的临床表现和体征；② Coombs 试验，C3d 阳性和（或）IgM 阳性；③血中冷凝集素滴度≥ 1∶64；④除外其他感染和肿瘤导致的继发性 CAD；⑤存在 IgM 型单克隆免疫球蛋白。

3. 治疗

以利妥昔单抗为基础的治疗对原发性 CAD 有一定的疗效，抗 C1s 单抗可迅速阻断 C1s 补体介导的溶血，其他常规治疗包括保暖、血浆置换等。单纯的激素或脾切除治疗的效果不佳。

四、IgM-MGUS

1. 概述

MGUS 是临床上较为特殊的一种疾病状态，由于没有症状及体征，往往是在进行体检或者因其他疾病就诊时偶然被发现的。该病亚洲的发病率较低，为 0.4% ～ 2%。我国一项针对香港华裔的前瞻性人群筛查研究报道 MGUS 的患病率为 0.8%，其中 10.3% 的 MGUS 是由 IgM 引起的。IgM-MGUS 具有进展为 WM、原发性淀粉样变性、MM 及其他 B 细胞 NHL 的风险。

2. 诊断、分型、危险分层

（1）诊断标准：2014 年国际骨髓瘤工作组（International Myeloma Working Group，IMWG）更新的 IgM-MGUS 诊断标准：①血清单克隆 IgM 的浓度＜ 30 g/L；②骨髓中浸润的淋巴浆细胞＜ 10%；③缺乏由潜在的淋巴增殖性疾病造成的贫血、全身症状、高黏滞综合征、淋巴结肿大、肝脾大或其他终末器官损害。以上 3 条必须全部满足。

（2）分型及其转归：MGUS 一般分为 3 种类型：IgM-MGUS、非 IgM-MGUS（即 IgG 或 IgA 或少见的 IgD 和 IgE 型）和轻链型 MGUS。IgM-MGUS 以每年 1.5% ～ 2% 的速度进展为 WM，也有进展为 CLL 和 NHL 的个案报道；而非 IgM-MGUS 骨髓细胞具有浆细胞样形态，常会进展为 MM 或相关浆细胞疾病。

（3）危险分层：有研究报道，IgM-MGUS 存在 2 个危险因素：① M 蛋白浓度＞ 15 g/L；②血清游离轻链比值（free light chain ratio，rFLC）异常。存在以上 2 个危险因素时患者 20 年的进展风险为 55%，存在 1 个不良危险因素时为 41%，无危险因素的患者为 19%。

3. 监测与随访

IgM-MGUS 确诊后，建议在 6 个月内复查肝脾及淋巴结影像学、血清 M 蛋白及全血细胞计数，如果病情稳定，低危 IgM-MGUS 患者可以每 2 ～ 3 年或者等出现症状时再行相关检查；对于中 / 高危 IgM-MGUS 患者，则可以改为每年复查 1 次。

目前为止，没有任何治疗能够延长 MGUS 的生存时间，因此除临床试验外，对 MGUS 患者不建议给予预防性化疗。

五、MM（IgM 型）

1. 定义

MM 是一种以浆细胞异常增殖导致终末器官损害为特征的血液系统恶性肿瘤。IgM-MM 是罕见的分泌 IgM 单克隆免疫球蛋白的 MM 亚组，估计发病率为 < 0.5%。

目前其病因不明，可通过 IgM-MGUS 依次进展为 IgM 型冒烟型 MM（smoldering myeloma，SMM）、IgM-MM、浆细胞白血病。

2. 发病机制

全基因组测序（whole genome sequencing，WGS）研究发现 IgM-MM 主要是一种生发中心前恶性肿瘤，具有一些关键特征，包括 t（11；14）易位、6 号和 13 号染色体缺失，*KPAS*、*NRAS*、*BRAF*、*CCND1* 和 *DIS3* 的驱动突变，CD38、CD138、B cmA、*SLAMF7* 及 t（11；14）特异性蛋白（包括 CCND1、CD20、CD23 和 CD79A）相关的转录本表达升高，Bcl-2/Bcl-2L1 比值升高，CD20、Cyclin D1 和 BTK 的高表达等。多组学患者相似网络（patient similarity networks，PSNs）分析研究发现 IgM-MM 60% 的 t（11；14）（q13；q32）易位发生在 V（D）J 重组的前 B 细胞阶段。

3. 临床表现

IgM-MM 可具有 MM 的典型特征，包括溶骨病变、贫血、高钙血症、肾衰竭（"CRAB"症状）等，也可具有 WM 样淋巴浆细胞淋巴瘤的特征性表现，如骨髓浸润、高黏滞综合征、淋巴结肿大或肝脾大等；其中，高黏滞综合征在 IgM-MM 中更常见，可表现为神经系统和心血管症状、视觉异常及血清黏滞度增加引起的黏膜出血，因 IgM 的分子量大（约为 950 kD）、轴向长宽比较高，血液黏滞度较其他类型的 MM 更易增加。此外，获得性血管性血友病（von Willebrand disease，vWD）也可能是 IgM-MM 的一种相对常见的表现。

4. 诊断

与其他类型 MM 一样，IgM-MM 的诊断应参考 IMWG 的标准，按照传统的 Durie-Salmon（DS）分期系统和修订的国际分期系统（Revised International Staging System，R-ISS）进行分期。

5. 鉴别诊断

IgM-MM 需与更常见的产生 IgM 的 WM 鉴别。WM 以分泌 IgM 型单克隆免疫球蛋白为特征，常表现为骨髓浸润、高黏滞综合征、淋巴结肿大或肝脾大等，临床表现与 IgM-MM 难以鉴别，但 IgM-MM 患者常见溶骨性病变，WM 患者不常见此表现。分子遗传学上，IgM-MM 患者 *IGH* 易位阳性率较高，40% 患者可检出 t（11；14），WM 患者大多数情况下缺乏 t（11；14），而最常见的细胞遗传学改变为 6q-，几乎不伴 *IGH* 易位，并且存在 *MYD88*^{L265P} 突变。

6. 治疗及预后

目前没有专门针对 IgM-MM 的治疗指南，多中心回顾性研究发现，IgM-MM 患者对传统化疗药物、蛋白酶体抑制剂等均较为敏感，推荐的一线治疗是联合化疗，包括蛋白酶体抑制剂、免疫调节剂和皮质类固醇等。IgM-MM 患者预后尚可，中位 OS 时间可达 61 个月，与常见 MM 亚型无明显区别，目前尚无证据表明自体造血干细胞移植（autologous hematopoietic stem cell transplantation，ASCT）使 IgM-MM 患者生存获益。为防治高黏滞综合征，IgM 水平达到 3 g/dL 时，可启动血浆置换治疗。年龄较大（≥ 70 岁）、女性和 ISS Ⅲ期是不良的预后因素。

六、IgM 相关性周围神经病变（IgM-PN）

1. 分类与发病机制

周围神经病（peripheral neuropathy，PN）是单克隆免疫球蛋白（M 蛋白）血症相关性疾病的常见临床表现，可发生于 POEMS 综合征、轻链型淀粉样变性、冷球蛋白血症、WM 或 15% ～ 30% 的 IgM-MGUS 患者。引起 PN 的单克隆免疫球蛋白血症按照 M 蛋白的类型分类：① IgM-PN，包括冷球蛋白血症、MAG 抗体阳性的 IgM-PN（即抗 MAG PN）；②非 IgM-PN，包括 POEMS 综合征、轻链型淀粉样变性等。也可以按照 M 蛋白在 PN 发病中的作用分类：① M 蛋白或其组分沉积相关的 PN，如轻链型淀粉样变性；② M 蛋白作为自身抗体效应引起的 PN，如抗 MAG 抗体阳性的 IgM-PN；③ M 蛋白介导的血管炎效应引起的 PN，如冷球蛋白血症；④ M 蛋白与 PN 的发生有关，但具体机制尚不明确，如 POEMS 综合征；⑤ M 蛋白与 PN 无关，如慢性炎症性脱髓鞘性多发性神经病合并 MGUS。在 IgM-PN 中，抗 MAG PN 最为常见，占 50% 左右。患者通常携带体细胞 *MYD88*^{L265P} 突变。抗 MAG 抗体在抗 MAG PN 中有明确的致病作用，诊断需要存在 IgM 副蛋白血症和高滴度抗 MAG 抗体。MAG 是一种相对分子质量为 100 000 的糖蛋白，存在于轴突周围形成髓鞘的施万细胞膜、施—兰切迹和内外轴索系膜，是维持髓鞘及轴索结构和功能的重要成分。当 IgM 抗体与 MAG 结合时，会发生补体介导的脱髓鞘，导致髓鞘层间距增宽及脱髓鞘改变，从而引起 IgM 和补体的沉积。

2. 临床表现和诊断

①周围神经病变：以缓慢进展的、对称性的、远端周围神经病为主要表现，感觉异常多见；少数也可表现为颅神经麻痹和单发或多发周围神经病。神经病理多为脱髓鞘病变。②IgM 型 M 蛋白。③血抗 MAG 抗体阳性（约占 50%）、抗神经节苷脂（GM）抗体阳性（占 10%～20%）；其中，IgM 相关性周围神经病变（GM 抗体相关）并发眼肌麻痹，以及血冷凝集素阳性的患者则诊断为 CANOMAD 综合征；抗体阴性不能排除 IgM-PN 的可能。④除外冷球蛋白血症、肿瘤直接浸润或淀粉样变性等引起的周围神经病变。

3. 治疗和预后

对于发病时间短的患者早期治疗可能逆转神经病变，而对于发病时间较长的患者，治疗并不能逆转神经病变。治疗以含利妥昔单抗的方案为主，可以联合 BTK 抑制剂治疗。CD20 阳性的患者在利妥昔单抗单药治疗后可获得持久的神经学改善。亚急性发展和发病时下肢近端无力的抗 MAG PN 患者对利妥昔单抗的治疗效果似乎更明显，治疗后 IgM、抗 MAG 抗体水平可下降，但不能完全消除，患者临床改善与抗 MAG 滴度降低之间缺乏相关性证据。目前尚无可靠的临床评分或生物标志物来衡量疾病活动度或临床结局。

七、Schnitzler 综合征

1. 定义及发病机制

Schnitzler 综合征（Schnitzler syndrome，SS）是一种极其罕见的以 M 蛋白血症及慢性荨麻疹为特征的获得性自身炎症综合征，以反复发热、疲劳、贫血、骨痛、关节痛、淋巴结肿大、肝脾大为常见表现。迄今为止，全世界病例仅报告约 300 例。该病在表型上与 *NLRP3* 基因突变引起的冷吡啉相关周期性综合征（cryopyrin-associated periodic syndrome，CAPS）非常相似，该突变可导致 IL-1β 产生上调，并为靶向 IL-1β 治疗 Schnitzler 综合征提供了理论依据，而 M 蛋白在疾病中的作用机制尚不明确。

2. 诊断

目前，该病的诊断基于斯特拉斯堡诊断标准。包括 2 条主要标准：①反复发作的慢性荨麻疹；② IgM 单克隆免疫球蛋白血症（主要为 IgM-κ 型，少见为 IgG 型）。5 条次要标准：①反复发热；②提示骨骼异常重塑的客观指标（碱性磷酸酶升高或骨骼 X 射线、MRI 中看到成骨性改变）；③ CRP 水平升高；④白细胞增多；⑤皮肤活检可见白细胞浸润。确诊需要满足 2 项主要标准和 2 项次要标准（IgM）或 3 项次要标准（IgG），拟诊需要满足 2 项主要标准和 1 项次要标准（IgM）或 2 项次要标准（IgG）。

3. 治疗和预后

治疗上首选 IL-1β 受体拮抗剂阿那白滞素（Anakinra），其可在数小时内使所有症状得到显著改善，该药是应用经验最多和疗效最好的治疗选择。此外，康纳单抗（Canakinumab）、利纳西普（Rilonacept）等长效 IL-1 受体拮抗剂亦可选用。亦有报道利妥昔单抗（Rituximab）、托珠单抗（Tocilizumab）、阿达木单抗（Adalimumab）等可缓解症状。15% ～ 20% 的患者最终可进展为淋巴增殖性疾病，特别是 WM，2% 的患者可发展为 AA 型淀粉样变性。

参考文献

1. KYLE R A，GARTON J P. The Spectrum of IgM Monoclonal Gammopathy in 430 Cases. Mayo Clinic Proceedings，1987，62（8）：719-731.

2. CAO X X，MENG Q，MAO Y Y，et al. The clinical spectrum of IgM monoclonal gammopathy：a single center retrospective study of 377 patients. Leuk Res，2016，46：85-88.

3. LIN P，HAO S，HANDY B C，et al. Lymphoid neoplasms associated with IgM paraprotein. Am Jl of Clin Pathol，2005，123（2）：200-205.

4. CAO X X，MENG Q，CAI H，et al. Detection of MYD88 L265P and WHIM-like CXCR4 mutation in patients with IgM monoclonal gammopathy related disease. Ann Hematol，2017，96（6）：971-976.

5. 中国抗癌协会血液肿瘤专业委员会，中华医学会血液学分会白血病淋巴瘤学组，中国抗淋巴瘤联盟. 淋巴浆细胞淋巴瘤 / 华氏巨球蛋白血症诊断与治疗中国专家共识（2016 年版）. 中华血液学杂志，2016，37（9）：729-734.

6. SHEKHAR R，NASEEM S，BINOTA J，et al. Frequency of MYD88 L256P mutation and its correlation with clinico-hematological profile in mature B-cell neoplasm. Hematol Oncol Stem Cell Ther，2021，14（3）：231-239.

7. XU W，WANG Y H，FAN L，et al. Prognostic significance of serum immunoglobulin paraprotein in patients with chronic lymphocytic leukemia. Leuk Res，2011，35（8）：1060-1065.

8. CORBINGI A, INNOCENTI I, TOMASSO A, et al. Monoclonal gammopathy and serum immunoglobulin levels as prognostic factors in chronic lymphocytic leukaemia. Br J Haematol, 2020, 190（6）: 901-908.

9. WANG S C, HUANG W T, MA M C, et al. MALT lymphoma with IgM paraprotein and bone marrow involvement mimicking Waldenstrom macroglobulinaemia. Pathology, 2019, 51（5）: 549-553.

10. DESBOIS A C, CACOUB P, SAADOUN D. Cryoglobulinemia: an update in 2019. Joint Bone Spine, 2019, 86（6）: 707-713.

11. ROCCATELLO D, SAADOUN D, RAMOS-CASALS M, et al. Cryoglobulinaemia. Nat Rev Dis Primers, 2018, 4（1）: 11.

12. RAMOS-CASALS M, STONE J H, CID M C, et al. The cryoglobulinaemias. Lancet, 2012, 379（9813）: 348-360.

13. RANDEN U, TROEN G, TIERENS A, et al. Primary cold agglutinin-associated lymphoproliferative disease: a B-cell lymphoma of the bone marrow distinct from lymphoplasmacytic lymphoma. Haematologica, 2014, 99（3）: 497-504.

14. JIA M N, QIU Y, WU Y Y, et al. Rituximab-containing therapy for cold agglutinin disease: a retrospective study of 16 patients. Scientific Reports, 2020, 10（1）: 12694.

15. WU S P, MINTER A, COSTELLO R, et al. MGUS prevalence in an ethnically Chinese population in Hong Kong. Blood, 2013, 121（12）: 2363-2364.

16. IWANAGA M, TOMONAGA M. Prevalence of monoclonal gammopathy of undetermined significance in Asia: a viewpoint from nagasaki atomic bomb survivors. Clin Lymphoma Myeloma Leuk, 2014, 14（1）: 18-20.

17. KYLE R A, DURIE B G, RAJKUMAR S V, et al. Monoclonal gammopathy of undetermined significance （MGUS）and smoldering（asymptomatic）multiple myeloma: IMWG consensus perspectives risk factors for progression and guidelines for monitoring and management. Leukemia, 2010, 24（6）: 1121-1127.

18. KYLE R A, LARSON D R, THERNEAU T M, et al. Long-term follow-up of monoclonal gammopathy of undetermined significance. N Engl J Med, 2018, 378（3）: 241-249.

19. HAFIAN H, SCHVARTZ H, PATEY M, et al. Primary oral mucosa-associated lymphoid tissue（MALT）lymphoma in patient with monoclonale gammopathy: a rare case report. BMC Oral Health, 2021, 21（1）: 597.

20. XU Q, YU J, LIN X, et al. CB-LPD, MGUS, T-LGLL, and PRCA: a rare case report of 4 concomitant hematological disorders. Medicine（Baltimore）, 2021, 100（47）: e27874.

21. KUWABARA C, SAKUMA Y, KUME A, et al. Characteristics and prognosis of patients with non immunoglobulin-M monoclonal gammopathy of undetermined significance: a retrospective study. Int J Hematol, 2019, 109（2）: 154-161.

22. KUMAR S K, RAJKUMAR V, KYLE R A, et al. Multiple myeloma. Nat Rev Dis Primers, 2017, 3: 17046.

23. SIEGEL R L, MILLER K D, JEMAL A. Cancer statistics, 2016. CA Cancer J Clin, 2016, 66（1）: 7-30.

24. KYLE R A, GERTZ M A, WITZIG T E, et al. Review of 1027 patients with newly diagnosed multiple

myeloma. Mayo Clin Proc，2003，78（1）：21-33.

25. MORGAN G J，WALKER B A，DAVIES F E. The genetic architecture of multiple myeloma. Nat Rev Cancer，2012，12（5）：335-348.

26. BAZARBACHI A H，AVET-LOISEAU H，SZALAT R，et al. IgM-MM is predominantly a pre-germinal center disorder and has a distinct genomic and transcriptomic signature from WM. Blood，2021，138（20）：1980-1985.

27. LAGANÀ A，PAREKH S.（Distinct）origins of IgM myeloma. Blood，2021，138（20）：1914-1915.

28. CASTILLO J J，JURCZYSZYN A，BROZOVA L，et al. IgM myeloma：a multicenter retrospective study of 134 patients. Am J Hematol，2017，92（8）：746-751.

29. SCHUSTER S R，RAJKUMAR S V，DISPENZIERI A，et al. IgM multiple myeloma：disease definition, prognosis，and differentiation from Waldenstrom's macroglobulinemia. Am J Hematol，2010，85（11）：853-855.

30. WEAVER A，RUBINSTEIN S，CORNELL R F. Hyperviscosity Syndrome in Paraprotein Secreting Conditions Including Waldenstrom Macroglobulinemia. Front Oncol，2020，10：815.

31. NOBILE-ORAZIO E. IgM paraproteinaemic neuropathies. Curr Opin Neurol，2004，17（5）：599-605.

32. CHAUDHRY H M，MAUERMANN M L，RAJKUMAR S V. Monoclonal gammopathy- associated peripheral neuropathy：diagnosis and management. Mayo Clin Proc，2017，92（5）：838-850.

33. VOS J M，NOTERMANS N C，D'SA S，et al. High prevalence of the MYD88 L265P mutation in IgM antiMAG paraprotein-associated peripheral neuropathy. J Neurol Neurosurg Psychiatry，2018，89（9）：1007-1009.

34. NOBILE-ORAZIO E，GALLIA F，TERENGHI F，et al. How useful are anti-neural IgM antibodies in the diagnosis of chronic immune-mediated neuropathies. J Neurol Sci，2008，266（1-2）：156-163.

35. DALAKAS M C. Advances in the diagnosis，immunopathogenesis and therapies of IgM-anti-MAG antibody mediated neuropathies. Ther Adv Neurol Disord，2018，11：1756285617746640.

36. BRIANI C，FERRARI S，CAMPAGNOLO M，et al. Mechanisms of nerve damage in neuropathies associated with hematological diseases：lesson from nerve biopsies. Brain Sci，2021，11（2）：132.

37. 高学敏，贾鸣男，钱敏，等. 抗髓鞘相关糖蛋白抗体阳性 IgM 相关性周围神经病 11 例临床分析. 中华血液学杂志，2019，40（11）：901-905.

38. CHEN L Y，KEDDIE S，LUNN M P，et al. IgM paraprotein-associated peripheral neuropathy：small CD20-positive B-cell clones may predict a monoclonal gammopathy of neurological significance and rituximab responsiveness. Br J Haematol，2020，188（4）：511-515.

39. GAZZOLA S，DELMONT E，FRANQUES J，et al. Predictive factors of efficacy of rituximab in patients with anti-MAG neuropathy. J Neurol Sci，2017，377：144-148.

40. IANCU FERFOGLIA R，GUIMARÃES-COSTA R，VIALA K，et al. Long-term efficacy of rituximab in IgM anti-myelinassociated glycoprotein neuropathy：RIMAG follow-up study. J Peripher Nerv Syst，2016，21（1）：10-14.

41. WIESKE L，SMYTH D，LUNN M P，et al. Fluid biomarkers for monitoring structural changes in polyneuropathies：their use in clinical practice and trials. Neurotherapeutics，2021，18（4）：2351-2367.

42. KHWAJA J，D'SA S，MINNEMA M C，et al. IgM monoclonal gammopathies of clinical significance：diagnosis and management. Haematologica，2022，107（9）：2037-2050.

43. LOUVRIER C，AWAD F，AMSELEM S，et al. Absence of NLRP3 somatic mutations and VEXAS-related UBA1 mutations in a large cohort of patients with Schnitzler syndrome. Allergy，2022，77（11）：3435-3436.

44. JAIN T，OFFORD C P，KYLE R A，et al. Schnitzler syndrome：an under-diagnosed clinical entity. Haematologica，2013，98（10）：1581-1585.

45. GUSDORF L，ASLI B，BARBAROT S，et al. Schnitzler syndrome：validation and applicability of diagnostic criteria in real-life patients. Allergy，2017，72（2）：177- 182.

46. SIMON A，ASLI B，BRAUN-FALCO M，et al. Schnitzler's syndrome：diagnosis，treatment，and follow up. Allergy，2013，68（5）：562-568.

47. ARNOLD D D，YALAMANOGLU A，BOYMAN O. Systematic review of safety and effifcacy of IL-1-Targeted biologics in treating immune-mediated disorders. Front Immunol，2022，13：888392.

48. KECELJ Ž B，BENKO M. A patient with urticarial lesions，recurrent fever，and IgM-type monoclonal gammopathy. Acta Dermatovenerol Alp Pannonica Adriat，2022，31（Suppl）：S27-S29.

49. GUSDORF L，LIPSKER D. Schnitzler Syndrome：the paradigm of an acquired adult-onset auto-inflflammatory disease. G Ital Dermatol Venereol，2020，155（5）：567-573.

第九章 *MYD88* 突变与淋巴瘤

中国医学科学院血液病医院 阎禹廷

Toll 样受体（Toll-like receptors，TLRs）可识别不同的病原体相关分子模式，如脂多糖、尿酸钠晶体、病毒双链核糖核酸等，在先天性免疫应答中扮演着不可或缺的重要角色，是抵御病原体入侵的第一道防线，在炎症及免疫细胞调控、存活和增殖方面发挥着关键作用。激活 TLR7/8，MYD88 依赖的信号通路，激活 NF-κB 等下游信号通路，导致炎症介质和细胞因子的释放，激活免疫反应，起到抗炎和免疫调节作用。

MYD88 是 TLR/MyD88/NF-κB 信号通路中一个重要的接头蛋白分子，*MYD88* 突变会激活信号级联反应，促进含有 IRAK1/IRAK4 的复合物自发组装，导致下游 NF-κB、MAPK、JAK-STAT3 等信号通路的异常激活，促进细胞恶性增殖，阻滞细胞分化成熟，同时激活免疫反应，诱导细胞因子和趋化因子分泌，促进肿瘤免疫逃逸，在淋巴瘤的发生发展中起着重要作用。*MYD88*^{L265P} 热点突变存在于超过 90% 的 LPL/WM 患者，其被认为与浆细胞分化及 IgM 型 M 蛋白相关，因而在 LPL/WM 的鉴别诊断中具有重要作用。随后的研究发现，*MYD88* 突变还见于 30%～40% 的 DLBCL、4%～8% 的 MZL、12%～13% 的中国 CLL 患者及 1%～3% 的西方 CLL 患者。在不同 B 细胞淋巴瘤中，*MYD88* 的突变率、突变位点、合并的突变基因和临床意义都存在差异，正确认识 *MYD88* 突变在淋巴瘤中充当的角色，可以帮助我们更好地理解疾病的发生发展，为个体化治疗选择提供理论依据。

一、*MYD88* 突变与 WM

WM 是具有浆细胞样分化特征的小 B 细胞淋巴瘤，兼具淋巴瘤和骨髓瘤双重临床及生物学行为，为了研究 WM 疾病的遗传特征，以及进一步探究疾病发生发展机制，2012 年 Treon 等对 30 例经过 CD19 磁珠分选后的 WM 患者骨髓细胞进行全基因组测序，发现所有患者均可检出 *MYD88*^{L265P} 点突变，并在随后 54 例 WM 患者中进行验证，发现 49 例（91%）伴有该突变。随后的研究也证实，WM 中 *MYD88*^{L265P} 突变的检出率在 80%～100%。虽然 *MYD88*^{L265P} 突变并非仅见于 WM 的患者，但 *MYD88*^{L265P} 突变在其他 B 淋巴细胞增殖性疾病中检出率较低。除 WM 以外，IgM-MGUS 患者 *MYD88* 突变的检出率也较高（40% ～ 80%）。IgM-MGUS 进展为 WM、AL 型淀粉样变性、其他 B-NHL 的风险会逐年增加，每年进展风险为 1% ～ 3%。进一步研究发现，伴有 *MYD88* 突变的 IgM-MGUS 较未突变患者发展为 WM 的风险会明显增高，10 年的累积发生率分别为 45% 和 14%。近来的单细胞测序研究发现 *MYD88* 突变不仅存在于 WM 肿瘤细胞，还存在于早期的前 B 细胞或者干细胞阶段。动物实验结果显示，单纯 *MYD88* 突变并不会导致 WM 的发生，但在 *MYD88* 突变的基础上高表达 Bcl-2，会导致小鼠出现 WM 样增生。因此，可以推断 *MYD88*^{L265P} 突变是 WM 的基础性遗传学改变，在 WM 发生发展中起重要作用，*MYD88*^{L265P} 突变可以作为 WM 诊断和鉴别诊断的一个重要参考依据。

除了是 WM 的重要生物学标志以外，*MYD88* 突变还与 WM 患者的临床特征和治疗预后相关。体外实验显示，*MYD88*^{L265P} 位点突变可促进肿瘤细胞生长，并促进细胞因子的释放及免疫球蛋白分泌，在 TLR 或 IL-1β 受体激活后，*MYD88* 形成同源二聚体并将 IRAK1/4 和 TRAF6 招募到复合物中，导致 TAK1 的关联和磷酸化，然后激活 NF-kB，MYD88 信号通路在携带突变的 WM 患者中是构成性激活的，促进肿瘤细胞增殖。*MYD88*^{L265P} 突变在 WM 细胞中不仅通过经典的 IRAK1/4/TRAF6/NF-κB 通路发挥作用，突变的 *MYD88* 可直接与 BTK 结合，增强其磷酸化水平，活化 BTK 下游信号通路。这也部分解释了 BTK 抑制剂（BTKi）在 *MYD88*^{L265P} 突变的 WM 患者中反应率较高的现象。

伴有 *MYD88* 突变的患者具有更高的血清 IgM 水平，以及更低的 IgA、IgG 水平和更高的骨髓受侵犯程度。*MYD88* 野生型和 *MYD88* 突变型 WM 的基因突变谱不同，尽管两者的临床表现和病理特征相似，但疾病的生物学行为和治疗反应并不相同，*MYD88* 野生型 WM 进展更快，预后更差。Treon 等报道 BTKi 单药的疗效与 *MYD88* 及 *CXCR4* 突变状态有关。*MYD88* 突变且 *CXCR4* 野生型患者对 BTKi 的反应率最高，预后最佳，其次是 *MYD88* 突变且 *CXCR4* 突变患者，*MYD88* 野生型且 *CXCR4* 突变患者预后最差。因此 *MYD88* 突变在 WM 的诊断、预后评估、用药指导等方面都有重要影响。

二、*MYD88* 突变与 DLBCL

DLBCL 是一组高度异质性疾病，其临床特征及预后不尽相同。基于基因表达谱，将 DLBCL 分为生发中心型（GCB 型）、ABC 型和不能分类型 3 种。与 GCB 型

DLBCL 比较，ABC 型具有预后不良及化疗反应差等特点。ABC 型 DLBCL 来源于 B 细胞的浆母细胞阶段，分子病理学特征是 BCR 和 NF-κB 信号通路持续激活，导致细胞增殖活跃和抗凋亡，而此部分患者 NF-κB 途径的激活与 BCR 相关信号途径成员的基因（*CARD11*、*CD79B* 和 *MYD88* 等）发生突变密切相关。20%～40% 的 ABC 型 DLBCL 患者中存在 *MYD88* 基因的获得性突变，其中位于 TIR 结构域的 *L265P* 突变发生率最高（60%～70%），其次还可见到 *S243N*、*S219C*、*M232T* 等热点突变。基础研究发现，携带 *MYD88*[L265P] 突变的 ABC 型 DLBCL 细胞株在敲除 *IRAK4* 后生长受限，而这种生长抑制可以通过引入野生 *IRAK4* 纠正，对失活型 *IRAK4* 无效，*IRAK4* 抑制剂可致携带 *MYD88*[L265P] 的 ABC 型 DLBCL 细胞株死亡，对携带野生型 *MYD88* 的 GCB 型 DLBCL 及 MM 细胞株无致死作用，从而提示 MYD88 信号通路对 ABC 型 DLBCL 肿瘤细胞的生长有重要作用，靶向 MYD88 通路是可能的治疗靶点。

MYD88 基因突变在 DLBCL 的发生、发展、治疗及预后评估中起重要作用，但是关于 *MYD88* 突变与 DLBCL 患者预后的关系，目前尚存在争议。Rovira 等分析 213 例 DLBCL 患者中发现 *MYD88* 突变是患者预后不良的独立危险因素，另一项西班牙的队列研究也证明 *MYD88* 突变的独立预后意义。也有部分研究认为，*MYD88* 突变的预后意义和治疗反应与其伴随的突变相关。Schmitz 等使用全外显子组和转录组测序检测了 574 例 DLBCL 患者的病理组织，根据突变基因谱分为 4 种不同亚型，包括 MCD、BN2、N1 和 EZB 型，每个亚型具有不同的临床特征和分子生物学特征。以 *MYD88*[L265P] 和 *CD79B* 突变为主要特征的 MCD 亚型患者，多数为 ABC 亚型，对常规免疫化疗的应答率低，预后较差。BTKi 被证明能破坏 *MyD88*-TLR9-BCR 超复合物体与 *CARD11*-Bcl-10-MALT1 复合物和 mTOR 的相互作用，从而抑制 BCR 依赖的 NF-κB 激活，对 MCD 亚型的 DLBCL 有效率较高。研究发现，大约 53% 的 *MYD88* 突变的 ABC 亚型 DLBCL 都伴有 *CD79B* 突变，同时存在 *MYD88* 和 *CD79B* 突变的患者生存预后明显优于单独 *MYD88* 突变的患者，这可能与 *CD79B* 突变导致 BCR 信号通路的明显激活有关，其增加了肿瘤细胞对免疫化疗的敏感性，而单独 *MYD88* 突变且 *CD79B* 野生型的患者，常常存在 *CARD11* 或 *TNFAIP3* 异常，预后更差。另一项临床试验的数据也提示单独 *MYD88* 突变的 DLBCL 患者对伊布替尼耐药。因此 *MYD88* 突变在 DLBCL 中的预后意义可能与其伴随突变相关，不同的遗传学背景导致患者有不同的疾病发生及耐药机制，对方案的选择有参考意义。

另外 *MYD88* 突变的 DLBCL 在发病部位也有明显的偏好性，在原发性中枢神经细胞淋巴瘤、原发性睾丸淋巴瘤、原发性皮肤 DLBCL 腿型中都很常见，发生率在

50%～90%，较高的 *MYD88* 突变率也是这些少见亚型淋巴瘤的重要遗传学特征及辅助诊断依据。*MYD88* 突变更容易出现在有"免疫特权"的部位，且原发结内的 DLBCL 如果伴有 *MYD88* 突变，也容易出现在结外，尤其是中枢或者睾丸的复发。不同原发部位 DLBCL 的 *MYD88* 突变率的差异性可能与淋巴瘤起源细胞保持组织特异性归巢的特性有关，免疫庇护所结外组织具有免疫屏障保护作用，有利于肿瘤免疫逃逸。进一步分析显示 *MYD88* 突变还与此类原发结外淋巴瘤的不良预后相关，可作为评估疾病辅助诊断和预后评估的指标。

三、*MYD88* 突变与 CLL

早期 Puente 等在 310 例 CLL 患者中发现有 9 例存在 *MYD88*[L265P] 突变（2.9%），且这 9 例患者几乎都存在 *IGHV* 基因突变，随后国外多项研究扩大样本量检测发现，*MYD88* 在西方国家的突变率在 0.5%～3%，发生率较低。而在我们中心的大样本测序数据中发现，中国 CLL 的 *MYD88* 突变比例明显高于西方国家，发生率约为 10%。*MYD88* 突变的 CLL 患者有特征性的临床表现和生物学特征。*MYD88* 突变多见于初诊 CLL 患者，极少见于复发 / 难治的患者，17/38（45%）的突变位于 L265P 位点，还检测到其他热点突变（V217F 为 29%，S219C 为 13%）。*MYD88* 突变多见于男性、单克隆球蛋白增加、*IGHV* 突变型和乙型肝炎病毒（hepatitis B virus，HBV）感染的患者，且与 *TP53* 突变和 17p 缺失不同时发生。此外，我们发现与未突变患者相比，*MYD88* 突变患者从诊断到治疗的时间明显更长，预后更好。我们考虑，伴有 *MYD88* 突变的 CLL 可能是 CLL 中比较特殊的一个群体，也是中西方 CLL 遗传学背景差异的体现，可能与 HBV 或其他病原体感染导致的持续抗原刺激相关，患者诊断到治疗的中位时间超过 5 年，且预后很好，*MYD88* 突变在 CLL 疾病的诊疗及患者的生存方面有着重要意义。

四、*MYD88* 突变与 MZL

MZL 因为缺乏特征性诊断标志，有时难以与 WM 鉴别诊断，临床上常常倾向于根据是否存在 *MYD88*[L265P] 突变帮助鉴别。事实上，该突变并非 WM 特有，越来越多的研究发现，MZL 中有 5%～9% 的患者存在 *MYD88* 突变。Clipson 等对 96 例 SMZL 患者进行全外显子测序，结果发现 Kruppel 样转录因子 2（*KLF2*）的突变率达 42%，但在其他 B 细胞肿瘤中罕见，而 *KLF2* 是通过 *MYD88*、BAFF 等来抑制 NF-κB 活性，推断 *KLF2* 是 *MYD88* 上游因子，对 *MYD88* 突变有一定的调控作用。当没有脾脏的病理检查结果时，*KLF2* 和 *MYD88* 突变的检测对 SMZL 诊断有辅助作用。伴有 *MYD88* 突变的 SMZL 更易出现 B 症状且 M 蛋白阳性率更高，但未发现 *MYD88* 突变在 MZL 中的预后意义，*MYD88* 突变在 MZL 发生发展及复发和耐药中的意义有待于进一步研究。

总的来说，*MYD88* 突变在较多亚型的 B 细胞淋巴瘤中发挥重要作用，作为 TLR 信号传导通路中的关键衔接蛋白，*MYD88* 在大多数淋巴瘤中为起始遗传学异常，该突变可以造成整个下游信号通路的异常激活，与 B 细胞肿瘤发生发展相关。将 *MYD88* 作为靶点可能成为治疗 B 细胞肿瘤的新突破点，比如，将 *MYD88*[L265P] 作为肿瘤特异性新抗原，引发细胞毒性 T 细胞反应而发挥抗肿瘤作用；靶向 *MYD88* 突变相关的特异性泛素连接酶 RNF138 等。*MYD88* 突变检测在 B 细胞淋巴瘤的鉴别诊断、预后评估和治疗选择中发挥重要作用，也为淋巴瘤的免疫治疗打开了新的思路。

参考文献

1. TREON S P, XU L, YANG G, et al. MYD88 L265P somatic mutation in Waldenström's macroglobulinemia. N Engl J Med, 2012, 367（9）: 826-833.

2. VARETTONI M, ZIBELLINI S, ARCAINI L, et al. MYD88（L265P）mutation is an independent risk factor for progression in patients with IgM monoclonal gammopathy of undetermined significance. Blood, 2013, 122（13）: 2284-2285.

3. KAUSHAL A, NOOKA A K, CARR A R, et al. Aberrant Extrafollicular B Cells, Immune Dysfunction, Myeloid Inflammation, and MyD88-Mutant Progenitors Precede Waldenstrom Macroglobulinemia. Blood Cancer Discov, 2021, 2（6）: 600-615.

4. RODRIGUEZ S, CELAY J, GOICOECHEA I, et al. Preneoplastic somatic mutations including MYD88L265P in lymphoplasmacytic lymphoma. Sci Adv, 2022, 8（3）: eabl4644.

5. ANSELL S M, HODGE L S, SECRETO F J, et al. Activation of TAK1 by MYD88 L265P drives malignant B-cell Growth in non-Hodgkin lymphoma. Blood Cancer J, 2014, 4（2）: e183.

6. XU L, HUNTER Z R, YANG G, et al. MYD88 L265P in Waldenström macroglobulinemia, immunoglobulin M monoclonal gammopathy, and other B-cell lymphoproliferative disorders using conventional and quantitative allele-specific polymerase chain reaction. Blood, 2013, 121（11）: 2051-2058.

7. CHEN Y, BAI G, NING Y, et al. Design and synthesis of Imidazo[1, 2-b]pyridazine IRAK4 inhibitors for the treatment of mutant MYD88 L265P diffuse large B-cell lymphoma. Eur J Med Chem, 2020, 190: 112092.

8. ROVIRA J, KARUBE K, VALERA A, et al. MYD88 L265P mutations, but no other variants, identify a subpopulation of DLBCL patients of activated B-cell origin, extranodal involvement, and poor outcome. Clin Cancer Res, 2016, 22（11）: 2755-2764.

9. FERNÁNDEZ-RODRÍGUEZ C, BELLOSILLO B, GARCÍA-GARCÍA M, et al. MYD88（L265P）

mutation is an independent prognostic factor for outcome in patients with diffuse large B-cell lymphoma. Leukemia, 2014, 28（10）: 2104-2106.

10. SCHMITZ R, WRIGHT G W, HUANG D W, et al. Genetics and Pathogenesis of Diffuse Large B-Cell Lymphoma. N Engl J Med, 2018, 378（15）: 1396-1407.

11. DUBOIS S, VIAILLY P J, BOHERS E, et al. Biological and clinical relevance of associated genomic alterations in MYD88 L265P and non-L265P-mutated diffffuse large B-cell lymphoma: analysis of 361 cases. Clin Cancer Res, 2017, 23（9）: 2232-2244.

12. WILSON W H, YOUNG R M, SCHMITZ R, et al. Targeting B cell receptor signaling with ibrutinib in diffuse large B cell lymphoma. Nat Med, 2015, 21（8）: 922-926.

13. ROSSI D. Role of MYD88 in lymphoplasmacytic lymphoma diagnosis and pathogenesis. Hematology Am Soc Hematol Educ Program, 2014, 2014（1）: 113-118.

14. PUENTE X S, PINYOL M, QUESADA V, et al. Whole-genome sequencing identifies recurrent mutations in chronic lymphocytic leukaemia. Nature, 2011, 475（7354）: 101-105.

15. YI S, YAN Y, JIN M, et al. High incidence of MYD88 and KMT2D mutations in Chinese with chronic lymphocytic leukemia. Leukemia, 2021, 35（8）: 2412-2415.

16. CLIPSON A, WANG M, DE LEVAL L, et al. KLF2 mutation is the most frequent somatic change in splenic marginal zone lymphoma and identifies a subset with distinct genotype. Leukemia, 2015, 29（5）: 1177-1185.

17. WEBER A N R, CARDONA GLORIA Y, ÇıNAR Ö, et al. Oncogenic MYD88 mutations in lymphoma: novel insights and therapeutic possibilities. Cancer Immunol Immunother, 2018, 67（11）: 1797-1807.

18. YU X, LI W, DENG Q, et al. MYD88 L265P elicits mutation-specific ubiquitination to drive NF-κB activation and lymphomagenesis. Blood, 2021, 137（12）: 1615-1627.

第十章 LPL/WM 的诊断和鉴别诊断

北京协和医院 李剑

由于疾病相对罕见，且缺乏特征性的免疫标记，WM 的诊断较为困难，容易误诊和漏诊。WM 诊断的核心要素包括以下 3 点：第一是血清存在单克隆 IgM；第二是骨髓内可以见到典型的淋巴浆细胞；第三是是否存在相关的临床症状。如果只存在血清单克隆 IgM，则诊断为 IgM-MGUS；如果符合前面 2 条，则诊断为冒烟型 WM；只有符合全部 3 条才诊断为症状性 WM。

一、单克隆 IgM

WM 诊断强调 IgM 的单克隆性，需要通过血清免疫固定电泳证实，诊断并不强调 IgM 的量，以 IgM-κ 更为常见（约占 70%）。但是，并非出现单克隆 IgM 的就是 WM，单克隆 IgM 相关性疾病包括一大组疾病。在我院 377 例血清单克隆 IgM 阳性的患者中，除了 IgM-MGUS（42%）和 WM（25%）外，还包括其他 B-NHL（18%）、原发性 CAD（4%）、冷球蛋白血症（4%）、IgM 型 MM（1%）和 IgM 相关性周围神经病（1%）等。另外，虽然 WM 患者的血清 IgM 水平相对较高，但是高水平的血清 IgM 并非 WM，像其他 B 细胞淋巴瘤或 IgM 型 MM 也可以有高水平的 IgM，甚至血清 IgM 水平超过 100 g/L。

二、淋巴浆细胞骨髓浸润

在 WM 中，骨髓涂片可以发现典型形态的淋巴浆细胞（胞浆类似于浆细胞、细胞核像淋巴细胞的核）；骨髓活检可以看到浆细胞样或浆细胞分化的小 B 淋巴细胞呈小梁间隙侵犯模式。在对 WM 患者骨髓的流式细胞分析中，可以看到 3 种不同的淋巴浆细胞表型特征：第一种为单纯的单克隆 B 细胞 [CD5（－）CD10（－）]；第二种为单克隆浆细胞和单克隆 B 细胞 [CD5（－）CD10（－）] 的混合；第三种为伴有浆细胞分化标记的单克隆 B 细胞 [（CD5（－）CD10（－）]。如果为单纯的浆细胞表型，则应诊断为

IgM 型 MM。但是，WM 的单克隆 B 细胞表型并无特殊之处，因此有时候难以与其他惰性淋巴瘤，特别是边缘区淋巴瘤相区别。另外，还可以通过流式表型和 CLL、FL、MCL 等淋巴瘤进行鉴别。

三、临床表现

WM 的临床表现主要是由淋巴浆细胞和血清 IgM 两部分造成的，例如，淋巴浆细胞增殖 / 侵犯可以造成肝脾大、淋巴结肿大、全血细胞减少，以及中枢侵犯引起的 Bing-Neel 综合征。而高水平的血清单克隆 IgM 会引起高黏滞反应，表现为头晕、黏膜出血和视物模糊等。另外，部分患者的血清单克隆 IgM 还具有自身抗体效应，造成自身免疫现象，如免疫性溶血性贫血和血小板减少症、冷球蛋白血症、CAD 和 IgM-PN。单克隆 IgM 还会出现沉积效应，造成继发性轻链型淀粉样变性或 Fanconi 综合征等。在我院 93 例 WM 患者中，最为常见的 5 个临床表现分别是贫血（84%）、B 症状（67%）、淋巴结肿大（61%）、乏力（60%）和肝脾大（44%）。

四、$MYD88^{L265P}$ 突变

2012 年全外显子测序发现，$MYD88^{L265P}$ 突变是 WM 的重要分子标志物。90% ～ 100% WM 患者都存在着 $MYD88^{L265P}$ 突变。利用此突变可以有助于鉴别 WM 和边缘区淋巴瘤，其诊断的特异性和敏感性分别是 98% 和 87%。WM 的另一个分子标志物是 $CXCR4^{WHIM}$ 突变，约 30%WM 患者都存在着 $CXCR4^{WHIM}$ 突变，其最为常见的突变位点为 S338 突变。我院 34 例 WM 患者中，8 例患者存在着 $CXCR4^{WHIM}$ 突变，其中 6 例为 S338 位点突变。但是，$MYD88^{L265P}$ 突变并非 WM 独有的突变，一部分 DLBCL（特别是原发性睾丸或中枢神经系统淋巴瘤）及 MZL 都存在着 $MYD88^{L265P}$ 突变。另外，在其他 IgM 相关性疾病（如原发性淀粉样变性和 IgM-PN）中，也存在着 $MYD88^{L265P}$ 突变。另外，$MYD88^{L265P}$ 突变的检测要尽量避免假阴性的可能性，需要做好以下几点：①尽量取骨髓或者受累淋巴结组织送检；②尽量选择 CD19 分选后标本进行检测，或者选择实时定量 PCR 法进行检测；③血浆 ctDNA 可以作为检测补充。

综上，WM 的诊断强调单克隆 IgM、骨髓内 LPL 细胞浸润及相关的临床表现，$MYD88^{L265P}$ 突变阳性支持 WM 的诊断。

参考文献

1. CAO X X, MENG Q, MAO Y Y, et al. The clinical spectrum of IgM monoclonal gammopathy: a single center retrospective study of 377 patients. Leuk Res, 2016, 46: 85-88.

2. CAO X X, MENG Q, CAI H, et al. Detection of MYD88 L265P and WHIM-like CXCR4 mutation in patients with IgM monoclonal gammopathy related disease. Ann Hematol, 2017, 96 (6): 971-976.

3. TREON S P, XU L, YANG G, et al. MYD88 L265P somatic mutation in Waldenström's macroglobulinemia. N Engl J Med, 2012, 367 (9): 826-833.

4. HUNTER Z R, XU L, YANG G, et al. The genomic landscape of Waldenstrom macroglobulinemia is characterized by highly recurring MYD88 and WHIM-like CXCR4 mutations, and small somatic deletions associated with B-cell lymphomagenesis. Blood, 2014, 123 (11): 1637-1646.

5. 曹欣欣, 孟琦, 蔡昊, 等. 华氏巨球蛋白血症患者的临床特征、MYD88L265P、CXCR4WHIM 突变和预后: 单中心 93 例回顾性分析. 中华血液学杂志, 2017, 38 (6): 494-498.

第十一章 WM 的遗传学特征和检测方法

华中科技大学同济医学院附属协和医院　孙春艳

近十年来，随着研究技术和方法的不断进步，对 WM 遗传学特征的了解不断深入。在这期间最大的突破来自 2012 年，Treon 教授基于 WGS 首次报道了 WM 的特征性突变——*MYD88* 突变。在对其 WGS 进行深入解读时，2014 年 Treon 教授进一步报道了 *CXCR4* 突变。后续更多的研究进一步确认了 *MYD88* 突变和 *CXCR4* 突变等对 WM 的发病机制、诊断、预后及治疗等产生重大影响。

一、*MYD88* 突变

2012 年 Treon 等通过 WM 患者的 WGS 发现患者染色体 3p22.2 的 38182641 位点有 *MYD88* 蛋白编码区第 265 位氨基酸错义突变，亮氨酸错变为脯氨酸（*MYD88*$^{\text{L265P}}$）。该突变可以导致 NF-κB 信号传导通路的异常活化，从而促进细胞恶性增殖。根据检测方法的敏感性不同，*MYD88* 突变见于 80% ～ 100% 的 WM 患者。随后通过等位基因特异性 PCR 测序发现，*MYD88*$^{\text{L265P}}$ 突变为 WM 患者最常见的突变，93% ～ 97% 的 *MYD88* 突变为 *MYD88*$^{\text{L265P}}$ 突变。其他的非 L265P 突变频率较低，为 1% ～ 2%，包括 V217F、M232T 和 S243N 突变等。

MYD88 基因突变见于绝大部分 WM 患者，其阳性检出率与检测方法和标本中肿瘤细胞的比例等有关，但 *MYD88* 基因突变并非 WM 特异性表达。*MYD88* 基因突变也可见于 IgM-MGUS、DLBCL 和 MZL、CLL 等其他小 B 细胞淋巴瘤。如果 *MYD88* 呈野生型，那么无症状的 WM 患者进展为有症状的患者风险更高，有症状的患者疾病发生转化的风险更高，且 *MYD88* 野生型患者对 BTK 抑制剂单药的反应率较低。

二、*CXCR4* 突变

2014 年 Treon 等进一步分析 WM 患者的全基因组信息，在 *MYD88* 突变之上，进一步确定了 *CXCR4* 基因在 WM 患者中突变情况。*CXCR4* 突变是一种体细胞突变，由患者染色体 2q22.1 位置的单核苷酸发生替换导致，在 WM 患者中 *CXCR4* 突变频率为 25% ～ 40%。该突变最早在 WHIM 综合征（以疣、低丙种球蛋白血症、感染、粒细胞缺乏为特征的免疫缺陷病）中发现。WM 中，*CXCR4* C 尾端发生突变，体细胞突变位点与 WHIM 综合征中 *CXCR4* 的突变位点相似，因而在 WM 中称为 *CXCR4*^{WHIM} 突变。

CXCR4^{WHIM} 突变可分为无义突变（nonsense，NS）（也称为 *CXCR4*$^{WHIM/NS}$）和移码突变（frame shift，FS）（也称为 *CXCR4*$^{WHIM/FS}$）两类。目前已经发现超过 40 种 *CXCR4* 突变，全部发现于调节性胞内结构域的氨基酸位点 308-352。*CXCR4*^{WHIM} 突变中最为常见的是 *S338X* 突变，*S338X* 突变有两种类型：一种突变是 C → G，另一种为 C → A。这些 *CXCR4* 突变妨碍了 *CXCR4* 的灭活和内化过程。携带 *CXCR4* 突变的患者疾病进展通常较为迅速，表现在骨髓浸润程度更高，IgM 水平更高，高黏滞综合征的发生比例更高及对 BTK 抑制剂的敏感性降低。

三、其他基因突变

法国创新白血病组织（French Innovative Leukemia Organization，FILO）工作组对 239 例 WM 进行了回顾性分析，利用靶向 NGS 技术，获得了 WM 常见的基因突变及频率。该结果与 2014 年 Treon 教授基于 WGS 的结果一致，基因突变及频率如下：*MYD88*（93%），*CXCR4*（29%），*MLL2*（11%），*ARID1A*（8%），*TP53*（8%），*CD79A/B*（6%），*TBL1XR1*（4%）和 *SPI1*（4%）；*MYBBP1A*（7%），*MUC16*（3%），*TRAF2*（3%），*TRAF3*（3%），*RAG2*（3%）和 *NOTCH2*（3%）。

四、WM 染色体异常

当前国际指南 [美国国立综合癌症网络（National Comprehensive Cancer Network，NCCN）指南，梅奥中心骨髓瘤分层和适应风险治疗（Mayo stratification for myeloma and risk-adapted therapy，mSMART）指南，英国 WM 指南等] 都没有对 WM 患者推荐常规细胞遗传学检查。FILO 工作组 2013 年对 174 例 WM 患者进行细胞遗传学分析，经典细胞遗传学分析的成功率为 82%（141/172）；2021 年进一步对 239 例 WM 患者回顾性分析发现：WM 患者细胞遗传学异常的中位数是 2。常规染色体分析显示 40%（87/191）的患者未发现细胞遗传学异常。联合 FISH 检测，依然有 33%（55/166）的患者未能检测到任何细胞遗传学异常。WM 患者最常见的细胞遗传学异常分别是：6q 缺失（27%），4 号三体（12%），18 号三体（11%），13q 缺失（11%），12 三体（8%），

17p 缺失（7%），3 号三体（6%）和 11q 缺失（5%）。*TP53* 异常 [17p 缺失和（或）*TP53* 突变] 发生率为 15%。复杂核型的发生率为 15%，*TP53* 异常与复杂核型显著相关。细胞遗传学异常对 WM 患者预后的影响尚不明确。尽管有研究显示 6q 缺失的 WM 患者从无症状到出现症状的时间更短，并且生存期更短，但是 6q 缺失的临床意义并没有被广泛认可，多因素分析显示仅有 *TP53* 异常与长期生存不佳相关。

五、WM 表观遗传学研究和分析

基于全基因组 DNA 甲基化分析，WM 患者可以被分为两类：一类 WM 患者的肿瘤细胞更多表现为记忆 B 细胞样（MBC-like）；另一类 WM 患者的肿瘤细胞更多表现为浆细胞样（PC-Like）。记忆 B 细胞样 WM 患者低甲基化富集于 PU.1、TCF3 和 OCT2 转录因子的基序，并参与到 *MYD88*/TLR 通路活化提升。浆细胞样 WM 患者表现为显著的全基因组低甲基化和组蛋白基因选择性的过度表达。记忆 B 细胞样 WM 患者更多表现为 *CXCR4* 突变、13q 缺失、脾大和血小板减少；而浆细胞样 WM 患者更多表现为 6q 缺失和 CD38 的表达及浆细胞分化。基于首个 WM 全基因组表观遗传学研究的突破性结果，Hunter 和 Treon 教授提出了 WM 基于 *MYD88*/*CXCR4* 不同突变状态相对于正常 B 细胞处于的不同分化阶段的观点：*MYD88* 野生型 /*CXCR4* 野生型 WM 细胞处于分化早期，更接近记忆 B 细胞；*MYD88* 突变 /*CXCR4* 突变 WM 细胞的分化次之，依然接近记忆 B 细胞；而 *MYD88* 突变 /*CXCR4* 野生型 WM 细胞的分化更接近浆细胞。

六、检测方法

当前国际上主要的 WM 指南对于 WM 的遗传学检测仅局限于 *MYD88*、*CXCR4* 和 *TP53* 突变检测。*MYD88*[L265P] 突变检测推荐用于临床常规检测，是否进行 CD19 富集可能影响 *MYD88* 突变的阳性检出率。NCCN WM 指南推荐采用 AS-PCR 检测骨髓 *MYD88*[L265P] 突变；*CXCR4* 突变检测在特定场景下有用。*MYD88* 及 *CXCR4* 突变的检测通常使用的样本为骨髓、外周血肿瘤细胞及血浆，但受损皮肤、脑脊液、胸腔积液中也能检测到 *MYD88*[L265P] 突变。目前常用的检测方法包括 Sanger 测序、NGS、AS-PCR 等；新的检测方法如 ddPCR（在血浆或者 cfDNA 中）也对 *MYD88* 突变检测进行了探索。

1. Sanger 测序

Sanger 测序是 *MYD88* 突变检测的"金标准"，可以用于 NGS 结果的进一步验证，但是其敏感性较低，不能发现 < 10% 的突变细胞。如果 DNA 来源的标本未经富集，假

阴性率可高达 30% ~ 50%。通过 CD19 磁珠分选，可增加 Sanger 测序的检出率。

2. 二代测序

与 Sanger 测序相比，NGS 的主要优点在于高通量，即可以在一次测序中检测样本中的多个目标基因。NGS 能检测 *MYD88* 非 L265P 突变并兼顾 WM 中 40 多种 *CXCR4* 突变类。NGS 检测敏感性相对较高，可达到 2% ~ 10%。但目前大多数常规的 NGS 并不适合检测一些低频突变，并且在不同 WM 或者小 B 细胞淋巴增殖性肿瘤的研究中，出于不同研究目的，各个中心采用的 NGS Panel 并不完全相同。

3. AS-PCR

AS-PCR 是临床上广泛使用的测序方法，检测敏感性可以达到 1%。对于疑似 WM 患者，利用骨髓穿刺为样本，首先进行 AS-PCR 检测是检测 *MYD88* 突变的最佳方法。如果 AS-PCR 检测显示患者为 *MYD88* 野生型，Sanger 测序或者 NGS 可用于评估患者是否为非 L265P 的 *MYD88* 突变。AS-PCR 的主要缺点在于无法发现未知突变，且针对不同的突变需要设计独特的等位基因。

是否进行 CD19 阳性骨髓单个核细胞富集，也影响 AS-PCR 对 *MYD88*[L265P] 阳性检出率。研究发现，对于新诊断 WM 患者，分选与未分选样本检测结果一致；但对于经治 WM 患者（特别是利妥昔单抗治疗后的 WM 患者），由于治疗可能清除克隆性 B 细胞，未经分选的骨髓标本由于残留的克隆性浆细胞，其检出率可能更高。

4. ddPCR

在传统的 PCR 扩增前对样品进行微滴化处理，即将含有核酸分子的反应体系分成成千上万个纳升级别的微滴（其中每个微滴含有的待检测靶分子为 0、1 个或多个）。经过 PCR 扩增之后，逐个对每个微滴进行检测。DdPCR 的敏感性高达 0.1%，可用于对浸润程度较低的样本，如未经治疗的 WM 患者未分选的骨髓或外周血的检测。对于经治的复发患者，建议采用骨髓标本，以获得更高的阳性检出率。血浆样本 cfDNA 也可以用于 ddPCR 检测，其结果与骨髓样本的一致性很高。

第十二章 WM的治疗指征和治疗目标

北京协和医院 李剑

一、WM 的治疗指征

WM 是一种惰性淋巴瘤，无法治愈，因此，与其他惰性淋巴瘤一样，要强调无症状的 WM 患者不需要治疗。同时，WM 的启动治疗也不依赖于血清 IgM 的水平。

WM 的治疗指征一般包括：①明显的全身症状，如乏力、B 症状；②症状性高黏滞综合征，如头晕、反复鼻黏膜或口腔黏膜出血；③ WM 相关的外周神经病变，如抗 MAG 抗体介导的周围神经病变；④ WM 继发性轻链型淀粉样变性，可以累及肾脏、心脏和肝脏等重要器官；⑤ WM 继发性 CAD；⑥冷球蛋白血症，包括 1 型和 2 型冷球蛋白血症；⑦疾病相关的血细胞减少，包括各类原因的贫血及血小板减少；但是，如果单纯为温抗体型自身免疫性溶血性贫血（AIHA）或免疫性血小板减少症（immune thrombocytopenia，ITP），则按照 AIHA 或 ITP 治疗，一般不启动 WM 疾病本身的治疗；⑧髓外病变，特别是中枢神经系统病变（Bing-Neel 综合征）；⑨症状性淋巴结肿大或器官肿大，包括巨大淋巴结（最大直径≥ 5 cm）；⑩有证据表明已经发生了疾病转化。

当然，上述指征并没有包含 WM 所有启动治疗的指征。要强调的是，我们要仔细判断患者出现器官损害或者相关症状与 WM 本身的因果关系，如果有因果关系，则应该启动 WM 治疗，反之则不需要开始 WM 的治疗。

二、WM 的治疗目标

WM 的治疗目标并非要获得血液学完全缓解（CR）或者非常好的部分缓解（very good partial response，VGPR）等深度血液学缓解。而是与启动治疗为症状驱动一样，WM 的治疗目标仍是缓解症状，控制病情，提高生活质量，例如，WM/ 贫血患者，如果通过治疗后，贫血得到改善，血红蛋白恢复正常，但是 IgM 下降仅为 30%[血液学微小缓解（minimal response，MR）状态]，那么该患者的治疗有效，且达到治疗目标，如果进入 MR 的平台期，可以停药随诊观察。

第十三章 LPL/WM 初始治疗

中国医学科学院血液病医院 熊文婕

对于初诊无症状的 WM 患者，目前仍采取观察等待的治疗策略。对于症状性 WM 患者，由于前期研究多基于单中心 II 期临床研究或者回顾性研究，而缺乏可靠的前瞻性随机对照临床数据支持，目前尚无统一认可的一线治疗方案，且治疗的最佳选择和方案选择的先后顺序仍未知。因此，在可能的情况下，应该推荐患者进入设计良好的临床试验。

对于不能参加临床试验的患者，初始治疗方案的选择主要考虑以下几方面因素：患者年龄与耐受性，并发症情况（如是否合并外周神经炎），IgM 丙种球蛋白定量，肿瘤负荷，$MYD88^{L265P}$ 和 $CXCR4$ 基因突变状态，患者的治疗意愿与经济能力，患者是否能坚持长期治疗，以及各个方案的疗效等。治疗方案如下。

1. 血浆置换

对于有症状的高黏滞综合征患者，应首先进行血浆置换。对于血清 IgM 浓度 ≥ 4 000 mg/dL 的症状性 WM 患者，使用利妥昔单抗或奥法木单抗治疗之前应当考虑给予血浆置换，以避免因利妥昔单抗相关的"燃瘤反应"（IgM flare 现象）而加重血清黏滞度。血清 IgM 水平升高的 WM 患者接受利妥昔单抗初始治疗时，可先推迟利妥昔单抗的应用，待 IgM 下降后再加入利妥昔单抗治疗。如果存在冷球蛋白血症时，应使用血液加温器进行单采。且值得注意的是，虽然通过 2 ～ 3 次血浆置换后，患者 IgM 水平可获得显著降低，但效果只是暂时的，若不接受系统治疗，患者 IgM 仍会迅速升高，因此，对于需要治疗的患者应当尽快启动一线初始治疗。

2. CD20 单克隆抗体治疗

CD20 单克隆抗体利妥昔单抗是目前单药治疗 WM 最常用的药物之一。利妥昔单抗单药治疗通常耐受性良好，但其总体有效率较低，仅为 30% ～ 60%，且约 50%WM 患者应用利妥昔单抗单药治疗后出现"燃瘤反应"。升高的 IgM 可进一步加重高黏滞综合征、IgM 相关神经病变、冷球蛋白血症或 CAD 的症状。但"燃瘤反应"并非疾病进展，通常在 2 ~ 4 个月可降低。目前专家组建议对血清 IgM 浓度 > 4000 mg/dL 的 WM 患者尽量不予以利妥昔单抗单药治疗。与利妥昔单抗相关的其他罕见不良事件包括利妥昔单抗不耐受和迟发性中性粒细胞减少症。管理迟发性中性粒细胞减少症，应对患者予以生长因子支持治疗，并避免患者额外暴露于利妥昔单抗。患者对利妥昔单抗不耐受的特点是输液反应，从而影响患者安全。对于利妥昔单抗不耐受的患者，应尝试减慢输注速度，如果症状仍持续，可以考虑使用全人源单克隆抗 CD20 抗体——奥法木单抗或其他药物。已有数据显示奥法木单抗治疗的患者发生"燃瘤反应"的比例更低。目前尚无关于单药皮下注射利妥昔单抗、阿托株单抗或其他抗 CD20 生物仿制药用于 WM 患者的数据。

目前多项指南已不再将利妥昔单抗单药作为初治 WM 优选的一线治疗推荐，但是对于 BTKi 不可用，且不适合联合治疗的虚弱患者，利妥昔单抗单药治疗也是一种治疗选择。此外，对于存在抗 -MAG 抗体相关的神经病变的患者，利妥昔单抗也显示出一定的疗效。

3. 化学免疫治疗

（1）利妥昔单抗联合苯达莫司汀：利妥昔单抗联合苯达莫司汀（BR）是 NCCN 及欧洲肿瘤内科学会（European Society for Medical Oncology，ESMO）指南均推荐用于初诊 WM 的优选治疗方案之一。前期惰性淋巴瘤研究组对初诊惰性 NHL 患者进行了一项大系列、随机对照、多中心Ⅲ期临床研究，对比了 BR（第 1 ~ 2 天使用苯达莫司汀 90 mg/m²，第 1 天使用利妥昔单抗 375 mg/m²，4 周为一周期）与环磷酰胺、多柔比星、长春新碱、泼尼松联合利妥昔单抗（RCHOP）的疗效。研究包括 41 例 WM/LPL 患者，其中 40 例可进行疗效评估。两组患者 ORR 相近，为 95%。但中位随访 45 个月时，中位 PFS 在 BR 治疗组为 69.5 个月，较 RCHOP 组 28.5 个月明显延长。且研究中，BR 组 3 级或 4 级中性粒细胞减少、感染和脱发的发生率较 RCHOP 组更低。此研究表明，BR 较 RCHOP 更适合用于 WM 的治疗。此外，FILO 报道了法国 13 家中心 69 例初诊 WM 患者接受 BR 治疗的疗效。患者 ORR 为 97%，主要治疗反应率（MRR）为 96%。13 例（19%）患者获得 CR，26 例（37%）获得 VGPR、28 例（40%）获得 PR 和 1（1%）例获得 MR；中位随访 23 个月时，患者 2 年的 OS 和 PFS 分别为 97.1%（95%CI 81 ~ 99）和 87%（95%CI 74 ~ 94），且 *MYD88* 和 *CXCR4* 突变对患者生存率无显著影响（*P*=0.22）。

此外，梅奥临床研究中心的另一项研究，对比了接受 BR 方案治疗的 60 例患者与接受利妥昔单抗联合环磷酰胺及地塞米松（DRC）治疗的 100 例患者的疗效发现两组患者 ORR 相近（93% *vs.* 96%，*P*=0.55），但 2 年 PFS 在 BR 组为 88%，较 DRC 组 61%（88% *vs.* 61%，*P*=0.07）明显升高，且 BR 方案易于使用，非血液学不良事件发生率低，因此 BR 是目前梅奥临床研究中心初诊 WM 患者首选的诱导治疗方案。

（2）利妥昔单抗联合硼替佐米及地塞米松：硼替佐米为基础的联合治疗在 WM 显示出良好的疗效。WM 临床试验组（WMCTG）在 23 名初诊患者中探讨硼替佐米、地塞米松和利妥昔单抗（BDR）的疗效，具体方案为硼替佐米 1.3 mg/m^2 第 1、第 4、第 8 和第 11 天静脉注射，地塞米松 40 mg 每周 2 次和利妥昔单抗 375 mg/m^2 在第 11 天使用，4 个周期作为诱导治疗，在 3 个月时再进行 4 个周期作为维持治疗。ORR 和 MRR 分别为 96% 和 83%，中位缓解时间为 1.4 个月。但是有 60% 的患者在 4 个周期后由于治疗相关的周围神经病变终止治疗。患者中位 PFS 为 66 个月。

除了每周 2 次硼替佐米的治疗方案，学者们也进行了每周 1 次硼替佐米的方案相关研究。Ghobrial 等报道了 26 例接受每周 1 次硼替佐米（第 1、第 8 和第 15 天接受 1.6 mg/m^2 硼替佐米静脉注射，共 6 个周期，28 天 / 周期）及利妥昔单抗（375 mg/m^2，共 4 个周期）治疗的患者。患者 ORR 为 88%，MRR 为 65%。1 年 EFS 率为 79%。且使用该方案治疗并未发生 3 ~ 4 级治疗相关神经病变的情况。此外，Dimopoulos 等报道了硼替佐米、地塞米松和利妥昔单抗对 59 例初治患者的疗效和安全性的研究。为避免 "燃瘤反应" 现象，第 1 个诱导周期的第 1、第 4、第 8 和第 11 天静脉注射硼替佐米 1.3 mg/m^2，随后每周 1 次静脉注射 1.6 mg/m^2 硼替佐米持续 4 周，共 4 个周期，在第 2 周期及第 5 周期使用利妥昔单抗和地塞米松治疗。患者 ORR 为 85%，中位随访为 32 个月，中位 PFS 为 42 个月，PR 患者的 3 年治疗反应持续时间（DOR）为 70%，3 年 OS 为 81%。46% 的患者观察到周围神经病变（7% 患者 ≥ 3 级），但只有 5 例患者（8%）因神经病变而停用硼替佐米。

神经病变是以硼替佐米为基础治疗方案的主要毒性反应，因此在进行方案选择时应充分评估者发生硼替佐米相关外周神经病变的可能，尽量减少患者发生不良反应的风险。此外，每周 1 次硼替佐米皮下注射较每周 2 次方案治疗可显著降低患者外周神经炎的风险。

（3）利妥昔单抗联合环磷酰胺及地塞米松：除了以硼替佐米为基础的治疗方案，利妥昔单抗联合环磷酰胺和地塞米松治疗方案，患者获得的缓解率也较高，且不良反应轻微。一项针对 72 例初诊 WM 使用 RCD 方案治疗的研究显示，患者 ORR 为 83%，CR 为 7%，PR 为 67%。2 年 PFS 为 67%，对于存在治疗反应的患者，2 年 PFS 率为 80%。

2 年疾病特异性生存率为 90%，且患者不良反应轻微，耐受性良好，仅 9% 的患者发生 3 或 4 级中性粒细胞减少，20% 的患者毒性反应与利妥昔单抗应用相关。近期其长期随访结果也显示患者 ORR 为 83%，中位 PFS 为 35 个月，中位 OS 为 95 个月。

此外，另一项针对 50 例初诊 WM 患者使用 RCD 方案治疗的研究也显示，患者 ORR 为 96%，未达到中位 PFS，且 RCD 的治疗反应不受 *MYD88* 突变状态的影响，因此，梅奥临床研究中心 mSMART 指南推荐 RCD 方案作为肿瘤负荷较低患者的一线治疗方案。

（4）伊布替尼联合 / 不联合利妥昔单抗：BCR 信号通路及 BTK 在 WM 及其他 B 细胞恶性淋巴瘤的发生发展过程中起着至关重要的作用。伊布替尼是首个 BTK 抑制剂，对 WM 具有显著的疗效。Treon 教授团队报告了一项前瞻性的研究，该研究探讨了 63 例曾接受过至少 1 线治疗的症状性 WM 患者进行伊布替尼单药治疗的效果。患者至少有轻微反应的中位时间为 4 周，ORR 为 91%，MRR 为 73%，在所有患者中，2 年 PFS 率为 69%，预计 2 年 OS 率为 95%。此外，研究还探讨了 *MYD88* 及 *CXCR4* 突变状态对患者的影响，发现对于 *MYD88* 及 *CXCR4* 均突变的患者，主要治疗反应率仅为 60%，2 级或更高级别的治疗相关毒性包括 22% 的患者出现中性粒细胞减少症，以及 14% 的患者出现血小板减少症，这两种情况在接受过大量治疗的患者中更为常见；还有 3% 的术后出血及 5% 与心律失常病史相关的心房颤动（简称房颤）。

此外一项针对 30 例初诊 WM 患者的长期随访结果，也得到相似的结论。该研究中位随访 50 个月，ORR、MRR 及 VGPR 分别为 100%、87% 和 30%。*CXCR4* 突变的患者获得 VGPR 的比例较 *CXCR4* 未突变的患者显著降低（14% *vs.* 44%，*P*=0.09）。在 30 例患者中，6 例患者出现疾病进展，未达到中位 PFS，4 年 PFS 率为 76%。*CXCR4* 突变患者的 4 年 PFS 率较未发生 *CXCR4* 突变的患者显著降低（59% *vs.* 92%，*P*=0.06）。最常见的治疗相关不良反应是疲劳、上呼吸道感染和血肿，20% 的患者发生心房颤动。

因此，伊布替尼单药治疗初诊 WM 患者疗效显著并可产生持久的治疗反应，但是伊布替尼单药治疗受 *MYD88* 及 *CXCR4* 突变的影响明显，*MYD88* 及 *CXCR4* 均突变的患者疗效劣于 *MYD88* 突变而 *CXCR4* 未突变的患者。此外，使用伊布替尼治疗 WM 时，给药剂量也很重要，接受较低剂量治疗的患者，97% 的患者 PFS 更短。且伊布替尼单药治疗需长期用药，如果停止服用伊布替尼超过 1 周，患者进展风险增加 4 倍。贸然停用可导致疾病出现快速进展，从而影响患者整体疗效。对于拟使用伊布替尼单药治疗的患者，在开始服用伊布替尼前，应结合患者 *MYD88* 及 *CXCR4* 突变的情况，综合考虑无限期使用伊布替尼治疗的可能性，并与患者充分强调治疗依从性，从而提高整体疗效。

INNOVATE 研究，是一项多中心、随机对照、III 期临床研究，纳入了 150 例初诊和复发的 WM 患者，随机接受伊布替尼联合利妥昔单抗和利妥昔单抗联合安慰剂组治疗。30 个月时，伊布替尼—利妥昔单抗组的 PFS 为 82%，而安慰剂—利妥昔单抗组为 28%（进展或死亡风险比 0.20，$P < 0.001$）。且无论 *MYD88* 及 *CXCR4* 是何突变类型，伊布替尼—利妥昔单抗组均优于安慰剂—利妥昔单抗组。与安慰剂—利妥昔单抗相比，使用伊布替尼—利妥昔单抗的患者血红蛋白水平持续升高（73% *vs.* 41%，$P < 0.001$）。使用伊布替尼—利妥昔单抗比安慰剂—利妥昔单抗组 III 级及以上不良事件包括房颤（12% 与 1%）和高血压（13% 与 4%）的比例更高。

近期 JCO 更新了其长期随访结果，中位随访时间为 50（0.5 ~ 63）个月，伊布替尼—利妥昔单抗未达到中位 PFS（95%*CI* 57.7 个月至无法评估），而安慰剂—利妥昔单抗组为 20.3 个月（95%*CI* 13.0 ~ 27.6 个月）（风险比 0.250，$P < 0.0001$）。伊布替尼联合利妥昔单抗组 PFS 的获益与先前的治疗状态、*MYD88* 和 *CXCR4* 突变状态或患者特征无关。伊布替尼—利妥昔单抗组 MRR 较安慰剂—利妥昔单抗组明显升高（76% *vs.* 31%，$P < 0.0001$）。伊布替尼—利妥昔单抗安全性可控，随着治疗时间延长，≥ 3 级不良事件的发生率普遍下降。因此，伊布替尼联合利妥昔单抗治疗疗效显著，安全性良好，不受先前治疗状态及 *MYD88* 和 *CXCR4* 突变状态的影响。

（5）泽布替尼：泽布替尼是国产的新型高选择性 BTK 抑制剂，在 WM 患者中具有显著的疗效，且不良反应相较伊布替尼更低。ASPEN III 期研究比较了伊布替尼与泽布替尼在 WM 患者中的疗效和安全性。201 例患者以 1 : 1 的比例随机接受伊布替尼或泽布替尼治疗。201 例患者中 199 例接受 ≥ 1 疗程治疗。泽布替尼及伊布替尼组分别有 29 例（28%）和 19 例（19%）患者达到 VGPR，但差异无统计学意义（$P=0.09$），MRR 分别为 77% 和 78%，但两组均未有达到 CR 的患者。中位随访 18 个月，两组患者中位 DOR 和 PFS 均未达到；伊布替尼和泽布替尼组患者 18 个月时的 PFS 率分别为 84% 和 85%。与伊布替尼相较，泽布替尼组患者心房颤动、挫伤、腹泻、外周水肿、出血、肌肉痉挛和肺炎，以及导致治疗中断的不良事件发生率更低。尽管两组的 ≥ 3 级感染率相似，但泽布替尼组中性粒细胞减少症发生率相对较高。因此，泽布替尼单药治疗 WM 疗效确切，且不良反应，特别是心血管毒性更低。

此外，对于 *MYD88* 野生型的患者，泽布替尼也显示出良好的疗效，ASPEN III 期临床研究的一个单臂队列纳入了 26 例 *MYD88* 野生型的患者，中位随访 17.9 个月，7 例（27%）达到了 VGPR，50% 的患者获得 MRR，无 CR 的患者。在 18 个月时，预计的 PFS 率和 OS 率分别为 68% 和 88%，未达到中位 DOR。26 例患者中 2 例患者因不良事件停用泽布替尼。分别有 3 例、1 例和 2 例患者（包括 1 例同时使用依诺肝素治疗）报告了高血压、心房颤动和大出血的不良反应。

（6）其他可使用的一线治疗方案：NCCN 指南推荐的其他可使用的一线治疗方案：苯达莫司汀单药；硼替佐米单药或者联合利妥昔单抗（B±R）；硼替佐米联合地塞米松（BD）；卡非佐米联合利妥昔单抗及地塞米松；伊沙佐米联合利妥昔单抗及地塞米松；克拉屈滨或者联合利妥昔单抗治疗；环磷酰胺、多柔比星、长春新碱、泼尼松及利妥昔单抗（RCHOP）；氟达拉滨单药或者联合利妥昔单抗（Flu±R）；氟达拉滨、环磷酰胺联合利妥昔单抗（FCR）；利妥昔单抗单药；利妥昔单抗联合环磷酰胺及泼尼松（RCP）。

前期研究显示使用烷化剂或核苷类似物或利妥昔单抗的单药治疗反应率均较低，目前仅考虑用于排除使用更有效的化学免疫治疗组合的合并症患者。利妥昔单抗毒性低，但作为单一疗法的反应率适中（Ⅲ B）。作为单药治疗，口服氟达拉滨比苯丁酸氮芥更有效。

其他更强化的化疗方案，例如，RCHOP 或核苷类似物，如 FR 或者 FCR 联合使用可产生高反应率，但具有显著毒性，因此不是 WM 一线治疗的主要选择。

具体治疗方案推荐见表 13-1。

表 13-1　具体治疗方案

初诊 WM/LPL 患者治疗推荐（方案的顺序是按照字母顺序并不代表推荐顺序）	
优选治疗方案： • 苯达莫司汀 / 利妥昔单抗 • 硼替佐米 / 地塞米松 / 利妥昔单抗 [a] • 伊布替尼 ± 利妥昔单抗（1 类推荐）	• 利妥昔单抗 / 环磷酰胺 / 利妥昔单抗 • 泽布替尼（1 类推荐）
其他方案： • 苯达莫司汀 • 硼替佐米 ± 利妥昔单抗 [a] • 硼替佐米 / 地塞米松 • 卡非佐米 / 利妥昔单抗 / 地塞米松 • 克拉屈滨 ± 利妥昔单抗 [b]	• 氟达拉滨 ± 利妥昔单抗 [b] • 氟达拉滨 / 环磷酰胺 / 利妥昔单抗 [b] • 伊沙佐米 / 利妥昔单抗 / 地塞米松 • 利妥昔单抗 • 利妥昔单抗 / 环磷酰胺 / 泼尼松

注：[a] 对于症状性高黏滞综合征或者需要快速降低 IgM 的患者可考虑本方案。

　　[b] 可能与疾病转化和（或）WM 患者发生骨髓增生异常综合征 / 急性髓系白血病进展的风险相关。

常见治疗方案具体剂量及疗效总结见表 13-2。

表 13-2 常见治疗方案

方案或药品名称	用法	疾病状态（例数）	总有效率（主要有效率）	需注意的事项
BR 方案	苯达莫司汀 90 mg/m² 第 1 ~ 2 天；利妥昔单抗 375 mg/m² 第 1 天	初治 22 例	95%	对髓外病灶、恶性胸腔积液，以及重度骨髓侵犯者等需要尽快控制，本病患者或伴巨大肿块患者更为适合
VRD 方案	首剂：硼替佐米单药 1.3 mg/m² 第 1、第 4、第 8、第 11 天，21 天为 1 个疗程，其后硼替佐米 1.6 mg/m² 第 1、第 8、第 15、第 22 天，35 天为 1 个疗程，持续 4 个疗程；地塞米松 40 mg，利妥昔单抗 375 mg/m²，第 1、第 8、第 15、第 22 天，第 2、第 5 疗程应用。共 5 疗程	初治 59 例	85%（68%）	
伊布替尼	420 mg/d 口服至疾病进展或不能耐受	初治 30 例	100%（83%）	有出血倾向或需服用抗凝剂治疗者慎用 *MYD88* 野生型者不建议应用，伴有 *CXCR4* 突变治疗反应慢且差
伊布替尼 + 利妥昔单抗	伊布替尼：420 mg/d，第 1 周第 1 天开始持续至疾病进展或出现不可接受的毒性；利妥昔单抗：第 1 ~ 4 周和第 17 ~ 20 周第 1 天接受利妥昔单抗 375 mg/m² 给药	75 例	95%	伊布替尼和利妥昔单抗联合用药时，如果在同一天给药，建议在利妥昔单抗给药前给予伊布替尼 联合用药可以克服 *MYD88* 和 *CXCR4* 因素影响
泽布替尼	泽布替尼 160 mg 每天 2 次	77 例（TN：24 例；R/R：53 例）	92%（MRR：82%；CR/VGPR：43%）	*MYD88* 野生型者总有效率 88%
RCD 方案	利妥昔单抗 375 mg/m² 第 1 天；地塞米松 20 mg 第 1 天；环磷酰胺 100 mg/m² 第 1 ~ 5 天	初治 72 例	83%（74%）	

根据症状指导的一线治疗方案见表 13-3。

表 13-3 一线治疗方案

临床症状	治疗选择
高黏滞综合征	以 PIs 为基础的治疗（BDR，VR） 伊布替尼 BR
血细胞减少	DRC 以 PIs 为基础的治疗（BDR，VR） 伊布替尼
肿块型疾病	BR 以 PIs 为基础的治疗（BDR，VR） 伊布替尼
需要快速控制疾病（由于 WM 相关的并发症）	以 PIs 为基础的治疗（BDR，VR） BR 伊布替尼
神经病变	DRC BR 利妥昔单抗单药治疗
轻链淀粉样变性	以 PIs 为基础的治疗（BDR，VR） BR

参考文献

1. NCCN Clinical Practice Guidelines in Waldenstrom Macroglobulinemia/ Lymphoplasmacytic Lymphoma. Version 1 2022. 2022.

2. TREON S P. How I treat Waldenstrom macroglobulinemia. Blood，2015，126（6）：721-732.

3. OLSZEWSKI A J，TREON S P，CASTILLO J J. Evolution of management and outcomes in waldenstrm macroglobulinemia：a population-based analysis. Oncotogist，2016，21（11）：1377-1386.

4. GHOBRIAL I M，FONSECA R，GREIPP P R，et al. Initial immunoglobulin M 'flare' after rituximab therapy in patients diagnosed with Waldenstrom macroglobulinemia：an Eastern Cooperative Oncology Group Study. Cancer，2004，101（11）：2593-2598.

5. GERTZ M A，RUE M，BLOOD E，et al. Multicenter Phase 2 Trial of rituximab for Waldenstrm macroglobulinemia（WM）：an Eastern Cooperative Oncology Group Study（E3A98）. Leuk Lymphoma，2004，45（10）：2047-2055.

6. TREON S P，AGUS D B，LINK B，et al. CD20-directed antibody-mediated immunotherapy induces responses and facilitates hematologic recovery in patients with waldenstrom's macroglobulinemia. J Immunother，2001，24（3）：272-279.

7. CASTILLO J J，KANAN S，MEID K，et al. Rituximab intolerance in patients with Waldenstrom macroglobulinaemia. Br J Haematol，2016，174（4）：645-648.

8. WOLACH O，BAIREY O，LAHAV M. Late-onset neutropenia after rituximab treatment：case series and comprehensive review of the literature. Medicine，2010，89（5）：308-318.

9. FURMAN R R，ERADAT H A，DIRIENZO C G，et al. Once-weekly ofatumumab in untreated or relapsed Waldenström's macroglobulinaemia：an open-label，single-arm，phase 2 study. Lancet Haematol，2017，4（1）：e24-e34.

10. ŽIVKOVIĆ S A. Rituximab in the treatment of peripheral neuropathy associated with monoclonal gammopathy. Expert Rev of Neurother，2006，6（9）：1267-1274.

11. KASTRITIS E，LEBLOND V，DIMOPOULOS M A，et al. Waldenström's macroglobulinaemia：ESMO Clinical Practice Guidelines for diagnosis，treatment and follow-up. Ann Oncol，2018，29（Suppl 4）：iv270.

12. RUMMEL M J，NIEDERLE N，MASCHMEYER G，et al. Bendamustine plus rituximab versus CHOP plus rituximab as first-line treatment for patients with indolent and mantle-cell lymphomas：an open-label，multicentre，randomised，phase 3 non-inferiority trial. Lancet，2013，381（9873）：1203-1210.

13. ECKHERT E，WITTELES R，KAUFMAN G，et al. Grading cardiac response in AL amyloidosis：implications for relapse and survival. Br J Haematol，2019，186（1）：144-146.

14. PALUDO J，ABEYKOON J P，HESSE A B，et al. Bendamustine and rituximab versus dexamethasone，rituximab and cyclophosphamide in patients with Waldenström macroglobulinemia（WM）. Blood，2016，128（22）：2968.

15. TREON S P，IOAKIMIDIS L，SOUMERAI J D，et al. Primary therapy of Waldenstrm macroglobulinemia with bortezomib，dexamethasone，and rituximab：WMCTG clinical trial 05-180. J Clin Oncol，2009，27

（23）：3830-3835.

16. GAVRIATOPOULOU M, GARCÍA-SANZ R, KASTRITIS E, et al. BDR in newly diagnosed patients with WM：final analysis of a phase 2 study after a minimum follow-up of 6 years. Blood, 2017, 129（4）：456-459.

17. GHOBRIAL I M, XIE W, PADMANABHAN S, et al. Phase Ⅱ trial of weekly bortezomib in combination with rituximab in untreated patients with Waldenstrm macroglobulinemia. Am J Hematol, 2010, 85（9）：670-674.

18. DIMOPOULOS M A, GARCIA-SANZ R, GAVRIATOPOULOU M, et al. Primary therapy of Waldenström macroglobulinemia（WM）with weekly bortezomib, low-dose dexamethasone, and rituximab（BDR）：long-term results of a phase 2 study of the European Myeloma Network（EMN）. Blood, 2013, 122（19）：3276-3282.

19. DIMOPOULOS M A, ANAGNOSTOPOULOS A, KYRTSONIS M C, et al. Primary treatment of Waldenström macroglobulinemia with dexamethasone, rituximab, and cyclophosphamide. J Clin Oncol, 2007, 25（22）：3344-3349.

20. KASTRITIS E, GAVRIATOPOULOU M, KYRTSONIS M C, et al. Dexamethasone, rituximab, and cyclophosphamide as primary treatment of Waldenstrom macroglobulinemia：final analysis of a phase 2 study. Blood, 2015, 126（11）：1392-1394.

21. PALUDO J, ABEYKOON J P, KUMAR S, et al. Dexamethasone, rituximab and cyclophosphamide for relapsed and/or refractory and treatment-naïve patients with Waldenstrom macroglobulinemia. Br J Haematol, 2017, 179（1）：98-105.

22. BROWN J R, BARRIENTOS J C, BARR P M, et al. The Bruton tyrosine kinase inhibitor ibrutinib with chemoimmunotherapy in patients with chronic lymphocytic leukemia. Blood, 2015, 125（19）：2915-2922.

23. TREON S P, XU L, GUERRERA M L, et al. Genomic landscape of Waldenström macroglobulinemia and its impact on treatment strategies. J Clin Oncol, 2020, 38（11）：1198-1208.

24. ADVANI R H, BUGGY J J, SHARMAN J P, et al. Bruton tyrosine kinase inhibitor ibrutinib（PCI-32765）has significant activity in patients with relapsed/refractory B-cell malignancies. J Clin Oncol, 2013, 31（1）：88-94.

25. TREON S P, TRIPSAS C K, MEID K, et al. Ibrutinib in previously treated Waldenstrom's macroglobulinemia. N Engl J Med, 2015, 372（15）：1430-1440.

26. CASTILLO J J, MEID K, GUSTINE J N, et al. Long-term follow-up of ibrutinib monotherapy in treatment naive patients with Waldenstrom macroglobulinemia. Leukemia, 2022, 36（2）：532-539.

27. DIMOPOULOS M A, TEDESCHI A, TROTMAN J, et al. Phase 3 Trial of Ibrutinib plus Rituximab in Waldenstrom's macroglobulinemia. N Engl J Med, 2018, 378（25）：2399-2410.

28. BUSKE C, TEDESCHI A, TROTMAN J, et al. Ibrutinib plus Rituximab versus Placebo plus Rituximab for Waldenström's macroglobulinemia：final analysis from the Randomized Phase Ⅲ iNNOVATE study. J Clin Oncol, 2022, 40（1）：52-62.

29. TROTMAN J, OPAT S, GOTTLIEB D, et al. Zanubrutinib for the treatment of patients with Waldenström macroglobulinemia：3 years of follow-up. Blood, 2020, 136（18）：2027-2037.

30. DIMOPOULOS M, SANZ R G, LEE H P, et al. Zanubrutinib for the treatment of MYD88 wild-type Waldenström macroglobulinemia：a substudy of the phase 3 ASPEN trial. Blood Adv, 2020, 4（23）：6009-6018.

第十四章 复发/难治 WM 的治疗

四川大学华西医院 牛挺，徐菁

WM 属于一种惰性的淋巴浆细胞淋巴瘤，以淋巴浆细胞浸润骨髓的同时伴 IgM 增高为特点。近年来随着 WM 分子遗传学、生物学特性的研究及新药的研发，WM 的诊断与治疗取得了较大的进展。以烷化剂、抗 CD20 单克隆抗体、BTK 抑制剂及蛋白酶体抑制剂等为基础的治疗方案在初诊 WM 患者中的应用，使疾病疗效得到不断提高，但 WM 仍然是不可治愈的恶性肿瘤，5 年总体生存率约为 69.41%。近年来开展的针对复发或难治 WM 患者的临床试验，为 WM 的治疗提供了新思路。

与初诊患者相同，复发患者同样需要考虑是否具有治疗指征，如 B 症状、高黏滞综合征相关症状、感觉运动周围神经病变、淋巴结或脾脏增大、系统性淀粉样变性、冷球蛋白血症、贫血、血小板减少等症状和异常检验指标。对无治疗指征的复发患者选择观察随访，而有治疗指征的复发患者需综合考虑多种因素制定合理的个体化治疗方案：包括之前使用的治疗方案、疗效、持续时间、不良反应发生情况、*MYD88* 和 *CXCR4* 基因突变情况等。对于一线治疗后晚期（2～3 年及以上）复发的患者，可尝试再次应用原一线方案；而早期（1 年以内）复发的患者，应选择包含不同种类药物的二线治疗方案。目前针对复发/难治 WM 患者的治疗方案包括以利妥昔单抗、BTK 抑制剂、蛋白酶体抑制剂、Bcl-2 抑制剂为基础的治疗方案，以及造血干细胞移植等。

一、利妥昔单抗联合化疗方案

利妥昔单抗作为 CD20 单克隆抗体与其他化疗方案联用在 WM 的治疗中具有重要的作用。利妥昔单抗单药应用较联合化疗方案，发生"燃瘤反应"的风险大，出现 IgM 升高时需综合其他检验指标及临床症状鉴别"燃瘤反应"与疾病进展。最常使用的利妥昔单抗联合化疗方案包括 BR（苯达莫司汀＋利妥昔单抗）和 DRC（地塞米松＋利妥昔单抗＋环磷酰胺）等。BR 与 DRC 方案治疗复发/难治 WM 患者的总体缓解率在 80% 以上，应用 BR 方案治疗患者的 PFS 较应用 DRC 方案更长，且两种方案的疗效均不受 *MYD88* 基因突变影响。ESMO 推荐接受以利妥昔单抗为基础的方案治疗 2～3 年后复发的患者，选择另一种以利妥昔单抗为基础的方案 [如一线治疗使用 DRC 方案，二线治疗可选择 BR、BDR（硼替佐米联合地塞米松和利妥昔单抗）等方案]；而对于一线治疗后经历长期缓解（3 ～ 4 年甚至更久）后复发的患者，也可以考虑重新使用先前的治疗方案。

对利妥昔单抗不耐受的患者可考虑二代 CD20 单抗，如奥法木单抗（Ofatumumab）、奥妥珠单抗（Obinutuzumab）等。与利妥昔单抗相同，二代 CD20 单抗也会产生"燃瘤反应"。因此，高黏滞综合征及高 IgM 水平的患者在使用二代 CD20 单抗时同样需要采取预防措施。一项 Ⅱ 期临床试验研究奥法木单抗联合氟达拉滨、环磷酰胺治疗复发 / 难治 WM 患者的疗效与安全性，结果显示总体缓解率为 92%，无患者达到 CR，2 年总体生存率为 83%。另有 Ⅱ 期临床试验探究了奥妥珠单抗联合 PI3K 抑制剂艾代拉里斯（Idelalisib）治疗复发 / 难治 WM 患者的疗效与安全性，该试验方案包括 6 个周期的联合方案诱导及不多于 2 年的艾代拉里斯单药维持，结果显示总体缓解率为 71.4%，无患者达到 CR，中位 PFS 为 25.4 个月。*CXCR4* 突变不影响患者治疗反应及生存时间，而 *TP53* 突变是预后不良因素。

二、BTK 抑制剂

1. 伊布替尼

伊布替尼是首个获批用于 WM 治疗的选择性不可逆性 BTK 抑制剂，在初诊及复发 / 难治 WM 患者中均有广泛的研究，是目前最有效的单药疗法。*MYD88*^{L265P} 功能获得性突变自发激活下游 NF-κB 信号通路，BTK 抑制剂共价结合 BTK Cys481，抑制 IκBα 磷酸化，从而达到抑制 NF-κB 活性，抑制肿瘤细胞生长的作用。而存在 *CXCR4* 突变的患者 AKT/ERK 信号通路活化，导致 BTK 抑制剂无效，因此，检测 WM 患者 *MYD88* 与 *CXCR4* 基因突变情况对治疗的选择具有重要价值。伊布替尼的给药方式为 420 mg 一天一次口服。

在最早的伊布替尼单药治疗复发 / 难治非霍奇金淋巴瘤患者的 Ⅰ 期临床试验中，4 例 WM 患者中 3 例达到 PR，1 例获得 SD 状态。针对复发 / 难治 WM 患者的 Ⅱ 期临床试验显示，经过 59 个月的中位随访时间，疾病总体缓解率为 90.5%，主要反应率为 79.4%，但尚无患者可以达到 CR，5 年 PFS 率及总体生存率分别为 54% 和 87%。随后，伊布替尼单药被证实可作为利妥昔单抗治疗后复发或耐药难治患者的合理选择。伊布替尼常见的不良反应包括中性粒细胞减少、血小板减少、肺炎、高血压、房颤等。与初诊 WM 患者相同，复发 / 难治 WM 患者接受伊布替尼治疗后的疾病缓解程度、反应时间

及生存期也受 *MYD88* 及 *CXCR4* 基因突变的影响，疗效由高到低对应患者的基因型分别为 *MYD88*^L265P*CXCR4*^WT、*MYD88*^L265P*CXCR4*^MUT、*MYD88*^WT*CXCR4*^WT。随着伊布替尼的应用，耐药问题成为关注的要点。目前认为伊布替尼耐药的原因包括 *BTK*^C481S 突变、*PLCG2* 及 *CARD11* 基因突变等。此外，复发患者出现克隆演进常伴有 6q 及 8p 缺失，与 BTK、*MYD88*、NF-κB 及凋亡信号通路相关基因改变相关。

尽管伊布替尼单药可以产生较好疗效，联合治疗方案的应用也在不断探索，以取得更好的缓解深度与更长的生存期。伊布替尼联合利妥昔单抗较利妥昔单抗单药具有更好的疗效，包括提高疾病缓解率、延长 PFS 等。两药联合安全性良好，尤其减少了利妥昔单抗单用导致的输注反应及"燃瘤反应"。重要的是，伊布替尼联合利妥昔单抗治疗效果与患者 *MYD88*、*CXCR4* 基因突变情况及前期治疗方案无关。因此，在伊布替尼中加入利妥昔单抗可能会克服伊布替尼单药治疗在 *MYD88*^WT 或 *CXCR4*^MUT 基因型患者中的低反应率，为 *MYD88*^WT 或 *CXCR4*^MUT 患者的治疗提供了新思路。

2. 阿可替尼

继伊布替尼后，多种选择性更高的二代 BTK 抑制剂陆续问世，其中阿可替尼通过共价结合 BTK Cys481，非 BTK 通路相关信号通路的作用较少，降低了脱靶效应，能有效减少不良反应的发生。口服阿可替尼 100 mg 每天 2 次治疗复发 / 难治 WM 患者的总体缓解率为 93%，24 个月 PFS 率及总体生存率分别为 82% 和 89%。同样，*MYD88*^L265P 突变的患者总体缓解率较 *MYD88*^WT 患者高。在不良反应方面，阿可替尼导致的中性粒细胞减少发生率较伊布替尼高，而心血管事件的发生率较伊布替尼低，头痛是阿可替尼独有的不良反应。以阿可替尼为基础的联合方案也有初步探索，4 例复发 / 难治 WM 患者接受阿可替尼联合 CD20 单抗（奥妥珠单抗）治疗无效，尚需扩大样本继续研究。

3. 泽布替尼

泽布替尼是另一个二代 BTK 抑制剂，与伊布替尼及阿可替尼相同，通过共价结合 BTK Cys481 发挥作用，较伊布替尼及阿可替尼有更高的选择性及更低的脱靶效应。泽布替尼给药方式为 160 mg 每天 2 次或 320 mg 每天 1 次口服。泽布替尼单药可以使复发 / 难治 WM 患者达到深度且持久的缓解，常见的 3 级以上不良反应包括中性粒细胞减少、血小板减少及肺炎等。ASPEN III 期临床试验对比了泽布替尼与伊布替尼在初诊或复发 / 难治 WM 患者中的疗效与安全性。在复发 / 难治 WM 患者中，两组总体缓解率相同（94%），但泽布替尼较伊布替尼的疾病缓解深度更好（VGPR 率分别为 29% 和 20%）及更高的 PFS 率（18 个月的 PFS 率分别为 86% 和 82%）。房颤、出血、腹泻、肌肉痉挛、肺炎等不良反应的发生率及不良反应导致的给药中断率在泽布替尼组更低，泽布替尼组中性粒细胞减少的发生率更高，但 3 级及以上感染发生率两组无明显差异。令人惊喜的是，泽布替尼对 $MYD88^{WT}$ 或 $CXCR4^{MUT}$ 的患者同样具有一定疗效。基于 ASPEN 研究的结果，泽布替尼于 2021 年获得美国食品药品监督管理局批准用于 WM 患者的治疗。NCCN 发布的临床指南也将其作为治疗初诊或复发/难治 WM 患者的一类推荐。

其他 BTK 抑制剂，如替拉鲁替尼（Tirabrutinib）、吡托布鲁替尼（Pirtobrutinib）等，在复发/难治 WM 患者中的研究也取得了不错的结果。值得关注的是，非共价结合（可逆性）BTK 抑制剂吡托布鲁替尼能抑制 BTK^{C481S} 突变，对伊布替尼等 BTK 抑制剂耐药患者的治疗具有潜在价值。

三、蛋白酶体抑制剂

硼替佐米作为选择性、可逆性蛋白酶体抑制剂，特异性靶向 WM 细胞中的 NF-κB，诱导细胞凋亡和细胞毒性，影响细胞周期等功能。硼替佐米单药治疗复发/难治 WM 患者的总体缓解率为 85%。硼替佐米可增强利妥昔单抗的抗体依赖细胞介导的细胞毒作用，两药联合可提高复发/难治 WM 患者的疗效。硼替佐米最常见的不良反应包括感觉神经病变、白细胞减少、中性粒细胞减少、眩晕、血小板减少等，其中硼替佐米相关的周围神经病变导致约 30% 的患者停药。研究显示每周 1 次给药可明显降低每周 2 次给药时周围神经病变的发生率。$CXCR4$ 突变与否对 WM 患者接受硼替佐米联合利妥昔单抗治疗的 PFS 及总体生存期没有影响，提示基于硼替佐米的治疗方案应用于 $CXCR4$ 突变 WM 患者的可行性。二代蛋白酶体抑制剂卡非佐米与伊沙佐米较硼替佐米的神经毒性低，与利妥昔单抗及地塞米松联合也是治疗复发/难治 WM 患者的可行方案。

四、Bcl-2 抑制剂

Bcl-2 作为内源性凋亡通路中的调控分子，在 WM 患者中过表达，尤其是 $MYD88^{L265P}$ 突变的患者，发挥抑制细胞凋亡的功能。靶向 Bcl-2 的抑制剂维奈托克是治疗 WM 患者的新选择。维奈托克单药治疗复发/难治 $MYD88^{L265P}$ WM 患者的 Ⅱ 期临床试验显示，总体缓解率为 84%，无患者达到 CR，中位 PFS 为 30 个月，30 个月总体生存率为 100%。$CXCR4$ 突变及前期接受伊布替尼治疗均不影响治疗反应深度及 PFS，为 $CXCR4$ 突变及伊布替尼治疗失败的患者提供了新的治疗选择。维奈托克治疗最常见的药物不良反应为中性粒细胞减少。维奈托克停药后患者 PFS 率明显降低，因此，最佳给药持续时间有待明确。

五、造血干细胞移植

造血干细胞移植是复发 / 难治 WM 患者的选择。欧洲血液和骨髓移植学会报道，接受自体外周血造血干细胞移植的复发 / 难治 WM 患者 5 年 PFS 率及总体生存率分别为39.7% 与 68.5%，8.4% 的患者发生二次肿瘤。然而在新药时代，造血干细胞移植的地位逐渐后移，其使用应仅限于暴露于化学免疫疗法、BTK 抑制剂、蛋白酶体抑制剂后的患者。自体造血干细胞移植适用于对化疗敏感、疾病早期复发或临床侵袭性病程的年轻患者，预处理方案包括全身放射治疗及 BEAM 方案（卡莫司汀、依托泊苷、阿糖胞苷、美法仑）化疗。适合行自体外周血造血干细胞移植而未采集干细胞的患者，应避免使用损伤造血干细胞的药物，如烷化剂、核苷类似物等。异基因造血干细胞移植仅限于临床试验，在疾病进展较快、对 BTK 抑制剂治疗失败或耐药的患者中应用。

六、其他新型药物在复发 / 难治 WM 中的应用

新型药物旨在提高患者疗效、降低药物不良反应，是研发的热点。由于 *CXCR4* 突变的 WM 患者对伊布替尼反应差，靶向 *CXCR4* 的药物预期可改善患者疗效。乌洛鲁单抗（Ulocuplumab）是靶向 CXCR4 的单克隆抗体，通过抑制 CXCR4 与 CXCL12 的结合，抑制 WM 细胞的增殖。乌洛鲁单抗联合伊布替尼治疗 $CXCR4^{MUT}$ WM 的 I 期临床试验显示，总体缓解率为 100%，2 年 PFS 率为 90%，最常见的不良反应为血小板减少、皮疹、皮肤感染等。Mavorixafor 作为 CXCR4 拮抗剂，与伊布替尼联用治疗 $MYD88^{L265P}$ $CXCR4^{MUT}$ WM 患者的研究正在开展中（NCT04274738）。另外，嵌合抗原受体 T 细胞（CAR-T）疗法在多种 B 淋巴细胞肿瘤的治疗中表现出不错的效果，报道显示 3 例接受抗 CD19 CAR-T 细胞治疗的复发 / 难治 WM 患者有临床反应，然而均在初始治疗后3 ～ 26 个月复发。WM 患者对 CAR-T 细胞耐受良好，所有患者均未发生 3 级或以上细胞因子释放综合征或神经毒性事件。CAR-T 细胞疗法在复发 / 难治 WM 中的应用有待进一步研究。CD38 单抗达雷妥尤单抗、mTOR 抑制剂依维莫司在复发 / 难治 WM 患者中具有一定疗效，与其他不同机制的药物联合应用可进一步提高反应率。

WM 的治疗逐渐进入"无化疗"时代，但是尽管针对复发 / 难治 WM 患者的治疗方法越来越多，仍缺乏前瞻性随机对照以研究明确最佳疗法。一方面，目前可行的疗法有待进一步优化组合；另一方面，根据疾病分子机制研制新型靶向药物，是提高疾病缓解深度、延长患者生存、降低不良反应的关键。NCCN 指南对复发 / 难治 WM 患者的治疗方案推荐见表 14-1。治疗方案的选择应高度个性化，充分考虑患者的临床特征、并

发症、基因突变情况、疾病复发时间、偏好及治疗方案的毒性。考虑疾病复发时间对治疗方案的影响，Dimopoulos 等对复发 / 难治 WM 患者治疗的流程建议见图 14-1。考虑患者基因突变对治疗方案的影响，Castillo JJ 等对复发 / 难治 WM 患者治疗的流程建议见图 14-2。

表 14-1　NCCN 指南（2023.1 版）关于复发 / 难治 WM 患者的治疗方案推荐

首选治疗方案
- 伊布替尼 ± 利妥昔单抗（Ⅰ类）
- 利妥昔单抗 + 苯达莫司汀
- 利妥昔单抗 + 硼替佐米 + 地塞米松
- 泽布替尼（Ⅰ类）
- 利妥昔单抗 + 地塞米松 + 环磷酰胺

其他推荐方案
- 阿可替尼
- 苯达莫司汀
- 利妥昔单抗
- 维奈托克
- 利妥昔单抗 + 环磷酰胺 + 泼尼松
- 利妥昔单抗 + 环磷酰胺 + 多柔比星 + 长春新碱 + 泼尼松
- 伊沙佐米 + 利妥昔单抗 + 地塞米松

在某些情况下有用
- 依维莫司
- 奥法木单抗（利妥昔单抗不耐受）
- 克拉屈滨 ± 利妥昔单抗
- 氟达拉滨 ± 利妥昔单抗
- 氟达拉滨 + 利妥昔单抗 + 环磷酰胺

造血干细胞移植
- 自体外周血造血干细胞移植
- 异基因外周血造血干细胞移植

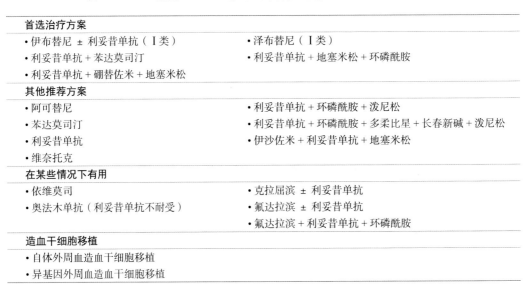
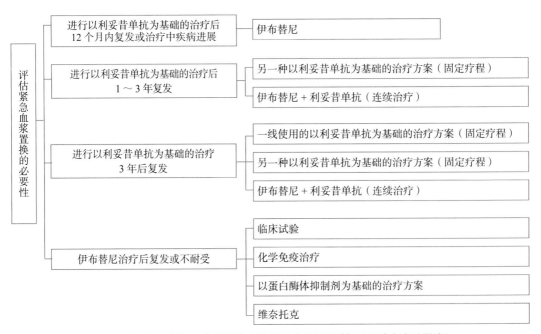

图 14-1　复发 / 难治 WM 患者的治疗流程（考虑复发时间对治疗方案的影响）

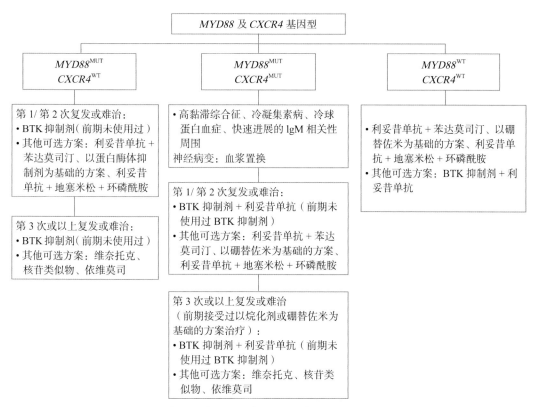

图 14-2 复发 / 难治 WM 患者的治疗流程（考虑基因突变对治疗方案的影响）

参考文献

1. YIN X, CHEN L, FAN F, et al. Trends in incidence and mortality of Waldenström macroglobulinemia: a population-based study. Front Oncol, 2020, 10: 1712.

2. PALUDO J, ABEYKOON J P, KUMAR S, et al. Dexamethasone, rituximab and cyclophosphamide for relapsed and/or refractory and treatment-naïve patients with Waldenstrom macroglobulinemia. Br J Haematol, 2017, 179 (1): 98-105.

3. TEDESCHI A, PICARDI P, FERRERO S, et al. Bendamustine and rituximab combination is safe and effective as salvage regimen in Waldenström macroglobulinemia. Leuk Lymphoma, 2015, 56 (9): 2637-2642.

4. PALUDO J, ABEYKOON J P, SHREDERS A, et al. Bendamustine and rituximab (BR) versus dexamethasone, rituximab, and cyclophosphamide (DRC) in patients with Waldenström macroglobulinemia. Ann Hematol, 2018, 97 (8): 1417-1425.

5. KASTRITIS E, LEBLOND V, DIMOPOULOS M A, et al. Waldenström's macroglobulinaemia: ESMO Clinical Practice Guidelines for diagnosis, treatment and follow-up. Ann Oncol, 2018, 29 (Suppl 4):

iv41-iv50.

6. GAVRIATOPOULOU M, KASTRITIS E, KYRTSONIS M C, et al. Phase 2 study of ofatumumab, fludarabine and cyclophosphamide in relapsed/refractory Waldenström's macroglobulinemia. Leuk Lymphoma, 2017, 58（6）: 1506-1508.

7. TOMOWIAK C, POULAIN S, HERBAUX C, et al. Obinutuzumab and idelalisib in symptomatic patients with relapsed/refractory Waldenström macroglobulinemia. Blood Adv, 2021, 5（9）: 2438-2446.

8. ADVANI R H, BUGGY J J, SHARMAN J P, et al. Bruton tyrosine kinase inhibitor ibrutinib（PCI-32765）has significant activity in patients with relapsed/refractory B-cell malignancies. J Clin Oncol, 2013, 31（1）: 88-94.

9. TREON S P, TRIPSAS C K, MEID K, et al. Ibrutinib in previously treated Waldenström's macroglobulinemia. N Engl J Med, 2015, 372（15）: 1430-1440.

10. TREON S P, MEID K, GUSTINE J, et al. Long-term follow-up of ibrutinib monotherapy in symptomatic, previously treated patients with Waldenström macroglobulinemia. J Clin Oncol, 2021, 39（6）: 565-575.

11. DIMOPOULOS M A, TROTMAN J, TEDESCHI A, et al. Ibrutinib for patients with rituximab-refractory Waldenström's macroglobulinaemia（iNNOVATE）: an open-label substudy of an international, multicentre, phase 3 trial. Lancet Oncol, 2017, 18（2）: 241-250.

12. TROTMAN J, BUSKE C, TEDESCHI A, et al. Single-agent ibrutinib for rituximab-refractory Waldenström macroglobulinemia: final analysis of the substudy of the phase III Innovate（TM）trial. Clin Cancer Res, 2021, 27（21）: 5793-5800.

13. XU L, TSAKMAKLIS N, YANG G, et al. Acquired mutations associated with ibrutinib resistance in Waldenström macroglobulinemia. Blood, 2017, 129（18）: 2519-2525.

14. JIMÉNEZ C, CHAN G G, XU L, et al. Genomic evolution of ibrutinib-resistant clones in Waldenström macroglobulinaemia. Br J Haematol, 2020, 189（6）: 1165-1170.

15. DIMOPOULOS M A, TEDESCHI A, TROTMAN J, et al. Phase 3 Trial of ibrutinib plus rituximab in Waldenström's macroglobulinemia. N Engl J Med, 2018, 378（25）: 2399-2410.

16. BUSKE C, TEDESCHI A, TROTMAN J, et al. Ibrutinib plus rituximab versus placebo plus rituximab for Waldenström's macroglobulinemia: final analysis from the randomized phase III iNNOVATE study. J Clin Oncol, 2022, 40（1）: 52-62.

17. OWEN R G, MCCARTHY H, RULE S, et al. Acalabrutinib monotherapy in patients with Waldenström macroglobulinemia: a single-arm, multicentre, phase 2 study. Lancet Haematol, 2020, 7（2）: e112-e121.

18. AN G, ZHOU D, CHENG S, et al. A phase Ⅱ trial of the Bruton Tyrosine-Kinase inhibitor zanubrutinib（BGB-3111）in patients with relapsed/refractory Waldenström macroglobulinemia. Clin Cancer Res, 2021, 27（20）: 5492-5501.

19. TAM C S, OPAT S, D'SA S, et al. A randomized phase 3 trial of zanubrutinib vs ibrutinib in symptomatic Waldenström macroglobulinemia: the ASPEN study. Blood, 2020, 136（18）: 2038-2050.

20. DIMOPOULOS M, SANZ R G, LEE H P, et al. Zanubrutinib for the treatment of MYD88 wild-type

Waldenström macroglobulinemia: a substudy of the phase 3 ASPEN trial. Blood Adv, 2020, 4（23）: 6009-6018.

21. TROTMAN J, OPAT S, GOTTLIEB D, et al. Zanubrutinib for the treatment of patients with Waldenström macroglobulinemia: 3 years of follow-up. Blood, 2020, 136（18）: 2027-2037.

22. NCCN Clinical Practice Guidelines in Oncology（NCCN Guidelines）. Version 1. 2023. Waldenstrom Macroglobulinemia/Lymphoplasmacytic Lymphoma.

23. SEKIGUCHI N, RAI S, MUNAKATA W, et al. A multicenter, open-label, phase II study of tirabrutinib（ONO/GS-4059）in patients with Waldenström's macroglobulinemia. Cancer Sci, 2020, 111（9）: 3327-3337.

24. SEKIGUCHI N, RAI S, MUNAKATA W, et al. Two-year outcomes of tirabrutinib monotherapy in Waldenström's macroglobulinemia. Cancer Sci, 2022, 113（6）: 2085-2096.

25. MATO A R, SHAH N N, JURCZAK W, et al. Pirtobrutinib in relapsed or refractory B-cell malignancies （BRUIN）: a phase 1/2 study. Lancet, 2021, 397（10277）: 892-901.

26. TREON S P, HUNTER Z R, MATOUS J, et al. Multicenter clinical trial of bortezomib in relapsed/refractory Waldenstrom's macroglobulinemia: results of WMCTG Trial 03-248. Clin Cancer Res, 2007, 13（11）: 3320-3325.

27. GHOBRIAL I M, HONG F, PADMANABHAN S, et al. Phase II trial of weekly bortezomib in combination with rituximab in relapsed or relapsed and refractory Waldenstrom macroglobulinemia. J Clin Oncol, 2010, 28（8）: 1422-1428.

28. SKLAVENITIS-PISTOFIDIS R, CAPELLETTI M, LIU C J, et al. Bortezomib overcomes the negative impact of CXCR4 mutations on survival of Waldenstrom macroglobulinemia patients. Blood, 2018, 132（24）: 2608-2612.

29. KERSTEN M J, AMAADOR K, MINNEMA M C, et al. Combining ixazomib with subcutaneous rituximab and dexamethasone in relapsed or refractory Waldenström's Macroglobulinemia: final analysis of the phase I / II HOVON124/ECWM-R2 study. J Clin Oncol, 2022, 40（1）: 40-51.

30. TREON S P, TRIPSAS C K, MEID K, et al. Carfilzomib, rituximab, and dexamethasone（CaRD） treatment offers a neuropathy-sparing approach for treating Waldenström's macroglobulinemia. Blood, 2014, 124（4）: 503-510.

31. CASTILLO J J, ALLAN J N, SIDDIQI T, et al. Venetoclax in previously treated Waldenström macroglobulinemia. J Clin Oncol, 2022, 40（1）: 63-71.

32. KYRIAKOU C, CANALS C, SIBON D, et al. High-dose therapy and autologous stem-cell transplantation in Waldenstrom macroglobulinemia: the Lymphoma Working Party of the European Group for Blood and Marrow Transplantation. J Clin Oncol, 2010, 28（13）: 2227-2232.

33. USMANI S, SEXTON R, CROWLEY J, et al. Autologous stem cell transplantation as a care option in Waldenström's macroglobulinemia. Clin Lymphoma Myeloma Leuk, 2011, 11（1）: 139-142.

34. KYRIAKOU C, CANALS C, CORNELISSEN J J, et al. Allogeneic stem-cell transplantation in patients

with Waldenström macroglobulinemia: report from the Lymphoma Working Party of the European Group for Blood and Marrow Transplantation. J Clin Oncol, 2010, 28（33）: 4926-4934.

35. KYRIAKOU C, ADVANI R H, ANSELL S M, et al. Indications for hematopoietic stem cell transplantation in patients with Waldenstrom's macroglobulinemia: a Consensus Project of the EBMT Lymphoma Working Party（LWP）/European Consortium for Waldenstrom's macroglobulinemia（ECWM）/ International Waldenstrom's macroglobulinemia Foundation（IWMF）. Blood, 2017, 130: 2026.

36. TREON S P, MEID K, HUNTER Z R, et al. Phase 1 study of ibrutinib and the CXCR4 antagonist ulocuplumab in CXCR4-mutated Waldenström macroglobulinemia. Blood, 2021, 138（17）: 1535-1539.

37. PALOMBA M L, QUALLS D, MONETTE S, et al. CD19-directed chimeric antigen receptor T cell therapy in Waldenström macroglobulinemia: a preclinical model and initial clinical experience. J Immunother Cancer, 2022, 10（2）: e004128.

38. CASTILLO J J, LIBBY E N, ANSELL S M, et al. Multicenter phase 2 study of daratumumab monotherapy in patients with previously treated Waldenström macroglobulinemia. Blood Adv, 2020, 4（20）: 5089-5092.

39. GHOBRIAL I M, GERTZ M, LAPLANT B, et al. Phase Ⅱ trial of the oral mammalian target of rapamycin inhibitor everolimus in relapsed or refractory Waldenstrom macroglobulinemia. J Clin Oncol, 2010, 28（8）: 1408-1414.

40. GHOBRIAL I M, WITZIG T E, GERTZ M, et al. Long-term results of the phase Ⅱ trial of the oral mTOR inhibitor everolimus（RAD001）in relapsed or refractory Waldenstrom macroglobulinemia. Am J Hematol, 2014, 89（3）: 237-242.

41. GHOBRIAL I M, REDD R, ARMAND P, et al. Phase Ⅰ/Ⅱ trial of everolimus in combination with bortezomib and rituximab（RVR）in relapsed/refractory Waldenstrom macroglobulinemia. Leukemia, 2015, 29（12）: 2338-2346.

42. DIMOPOULOS M A, KASTRITIS E. How I treat Waldenström macroglobulinemia. Blood, 2019, 134（23）: 2022-2035.

43. CASTILLO J J, TREON S P. Management of Waldenström macroglobulinemia in 2020. Hematology Am Soc Hematol Educ Program, 2020, 2020（1）: 372-379.

第十五章 LPL/WM 新药研究进展

上海长征医院 强琬婷，杜鹃

近年来基因测序的进步催动了现代精准医学的迅猛发展，2012 年随着 *MYD88* 和 *CXCR4* 这两个重现性体细胞突变的发现，为 WM 诊治揭开了新的篇章。从早期以烷化剂和核苷类似物为主导的传统化疗，到以利妥昔单抗为基础的单抗治疗或者基于蛋白酶体抑制剂的治疗，再到如今以靶向药物 BTK 抑制剂为主导的无化疗时代，治疗的手段更加多样，药物的使用更加便捷。

WM 对药物的治疗反应受到 *MYD88* 和（或）*CXCR4* 突变状态的影响，$MYD88^{MUT}$ 患者对基于 BTK 抑制剂的治疗反应率较高，而 $CXCR4^{MUT}$ 可能与伊布替尼、苯达莫司汀和硼替佐米等药物的耐药性相关。因此，在 2020 年 Treon 等提出根据 *MYD88* 和 *CXCR4* 的突变状态来指导治疗，以达到 WM 精准治疗的目的，治疗流程图如图 15-1 所示。

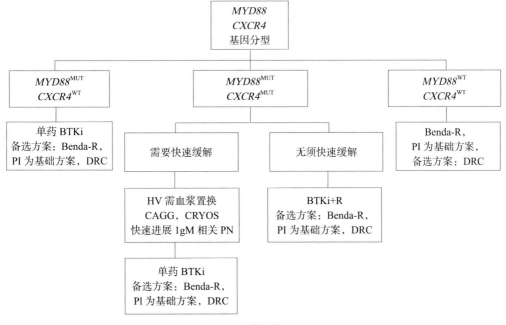

A：初治症状型

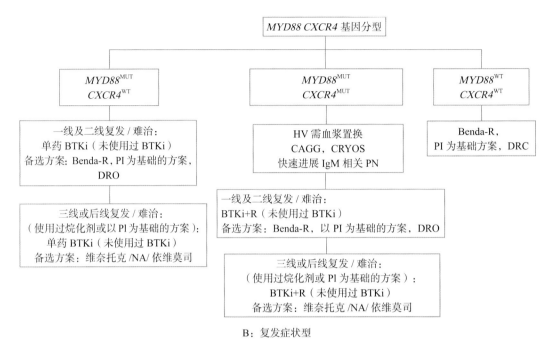

B：复发症状型

注：BTKi，Bruton tyrosine kinase inhibitor，布鲁顿酪氨酸激酶抑制剂；CAGG，cold agglutinemia，冷凝集素血症；CRYOS，cryoglobulinemia，冷球蛋白血症；HV，hyperviscosity，高黏滞；MUT，mutated，突变；WT，wild-type（not mutated），野生型（未突变）。

图 15-1　WM 基于基因状态的治疗原则

目前对达到治疗指征的 WM 常用的一线治疗方案包括化学免疫疗法、以蛋白酶体抑制剂为主的疗法和基于 BTK 抑制剂的方案等。对于需要治疗的 WM，主要治疗方案的选择应考虑患者的基因突变谱、疾病相关特征和并发症，同时也要权衡每种方案相关的不良反应和治疗时间。血浆置换可立即改善高黏滞综合征患者症状，同时应给予适当的系统治疗。如何综合评价毒性、疗效、成本等各方面，选择最适合患者的个体化精准治疗仍是当前治疗 WM 面临的重要临床问题。

一、抗 CD20 单克隆抗体治疗

CD20 单克隆抗体（利妥昔单抗）是治疗 WM 常用的药物，单药总体有效率为47% ～ 66%。利妥昔单抗可引起"Flare"现象，即在治疗后不久出现血清 IgM 明显升高（≥ 25%），并且可能加重 IgM 相关的并发症，如高黏滞综合征、神经病或冷球蛋白血症等。约 50% 的 WM 患者在接受利妥昔单抗治疗时会发生"Flare"现象，并且在IgM > 40 g/L 时更易出现，因而此类患者应尽量避免选用利妥昔单抗治疗。如在治疗期间出现类似改变，必要时可加用血浆置换。"Flare"现象不应被认为是疾病进展，因为通常在 2 ～ 4 个月 "Flare" 现象消退后血清 IgM 浓度会降低。利妥昔单抗其他少见的不良事件包括药物不耐受和迟发性中性粒细胞减少。对于缓慢滴注仍然存在利妥昔单抗不耐受的患者，可以考虑使用全人源单克隆抗 CD20 抗体或改用其他药物。

二、化学免疫疗法

目前利妥昔单抗单药治疗已在很大程度上被化学免疫治疗方案所取代，联合治疗显示出了更优异的治疗反应和结果。常用的联合化疗药物包括核苷类似物和烷基化药物。核苷类似物和利妥昔单抗联合，ORR 为 90% ～ 95%，VGPR 率为 25% ～ 35%。尽管核苷类似物（如氟达拉滨和克拉屈滨）有效，但考虑使用这些干细胞毒性药物会增加长期免疫抑制和髓系肿瘤的风险，应将其保留给晚期复发 WM 患者。

烷基化药物环磷酰胺早期即被应用于利妥昔单抗联合治疗 WM。一项 Ⅱ 期研究中纳入了 72 例初治 WM 患者，接受 6 个疗程地塞米松 + 利妥昔单抗 + 环磷酰胺（DRC）方案治疗，ORR 为 83%，其中 67% 的患者达到了 PR，7% 的患者实现了 CR，中位 PFS 为 35 个月，中位 OS 为 95 个月（8 年 OS 率为 47%）。此外，值得注意的是，有 3% 的患者在随访期间发展为骨髓增生异常综合征。

苯达莫司汀联合利妥昔单抗（BR）是 WM 另一种常用的化学免疫疗法。一项法国多中心研究纳入 69 例接受了 BR 方案的 WM 患者，18 个月 OS 率为 97%，2 年的 PFS 率为 87%，*MYD88* 和 *CXCR4* 突变对应答率和 PFS 均无影响，其中 1 例患者在开始苯达莫司汀治疗 6 个月后出现骨髓增生异常综合征（1.4%）。StiL 研究比较了 6 个周期的 BR 方案与 R-CHOP 方案在 447 例惰性淋巴瘤患者中的疗效，其中包括 41 例 WM 患者。两组患者的药物应答率相当（93%），BR 组 CR 率更高（40% *vs.* 30%），且中位 PFS 明显延长，R-CHOP 组中位 PFS 为 28.1 个月，而 BR 组中位 PFS 为 69.5 个月（$P < 0.001$）。BR 组耐受性较好，无脱发，血液毒性、神经毒性、感染、口腔黏膜炎发生率均较低。梅奥诊所比较了 60 例接受 BR 方案治疗的 WM 患者与 100 例接受 DRC 方案治疗的 WM 患者，2 年的 PFS 率分别为 88%、61%，其结果与 *MYD88* 状态无关。

在另一项淋巴瘤研究组试验中，293 例 WM 患者接受 BR 方案治疗，ORR 为 91.4%，5 年 OS 率为 78%，有 2 例与治疗相关的髓系肿瘤（0.7%），中位 PFS 为 65.3 个月。利妥昔单抗维持和不维持组间没有差异。鉴于该项大型试验，梅奥诊所推荐不进行利妥昔单抗维持治疗。BR 方案是梅奥诊所对新诊断的 WM 的首选诱导方案，因其易于使用，非血液学不良事件的发生率低，此外其还有治疗时间固定的优势，通常少于 6 个月，并且没有 "Flare" 现象的风险，因此 BR 组合方案是非常有效的治疗方案。

三、基于蛋白酶体抑制剂的方案

前瞻性研究表明，硼替佐米、卡非佐米和伊沙佐米与利妥昔单抗联合治疗 WM 有效。硼替佐米在复发 / 难治 WM 中有效率达 78% ～ 85%，*CXCR4* 突变不影响该药的疗效。一项 Ⅱ 期研究报道了硼替佐米、地塞米松和利妥昔单抗（BDR）在初治 WM 中的疗效，缓解率为 85%，中位 PFS 为 43 个月，7 年 OS 率为 66%，对所有患者中位随访 7 年，均未出现继发性骨髓增生异常综合征，但周围神经病变发生率为 46%，有 7% 的患者达到 3 级（或更严重）周围神经病变，值得注意的是，方案中每周 2 次静脉注射硼替佐米。而另一项研究针对 26 例初发 WM 患者每周 1 次的硼替佐米联合利妥昔单抗，23 例达到微小缓解及以上疗效，1 年 EFS 率为 79%，未发生 3 ～ 4 级神经毒性。因此 BDR 方案是一线治疗的合理选择，但需要注意早期神经毒性，对于 WM 合并神经炎患者，应谨慎使用包含硼替佐米的方案。卡非佐米作为新一代的蛋白酶体抑制剂，周围神经病变发生率较低，在 31 例初治 WM 患者中的总缓解率和主要缓解率（major response rate，MRR）分别为 80% 和 71%，中位 PFS 为 45 个月，但卡非佐米与心血管事件风险增加有关，对于合并有 WM 和心血管疾病患者，尤其是 65 岁以上的老年患者，应谨慎使用。而伊沙佐米较少发生神经病变或不良心血管事件。一项对 26 例接受伊沙佐米 + 地塞米松 + 利妥昔单抗（IRD）的 WM 患者研究表明，ORR 为 96%，MRR 为 78%，中位 PFS 在随访 22 个月时未达到。

四、基于 BTK 抑制剂的方案

BTK 抑制剂的出现为无法耐受强治疗方案的患者提供治疗选择，在 WM 患者中疗效卓越，尤其适用于携带 *MYD88*^{L265P} 突变和 *CXCR4*^{WT} 的患者。具体种类包括伊布替尼、泽布替尼、阿可替尼及替拉鲁替尼等，目前国内已批准前两者用于 WM 的治疗。

1. 伊布替尼

伊布替尼是一种选择性且不可逆的 BTK 抑制剂，可阻断 BTK 下游的 BCR 信号传导，还具有抑制 HCK 的脱靶作用。Pivotal 研究入组 63 例 WM 患者，伊布替尼单药 420 mg/d 口服，治疗反应随时间增加，ORR 为 90%，MRR 为 79%；其中 *MYD-88*^{MUT}*CXCR4*^{WT} 患者 ORR 高达 100%，*MYD88*^{WT}*CXCR4*^{WT} 患者 ORR 最低为 50%。另一项 Ⅲ 期 INNOVATE 研究中，比较了伊布替尼 / 安慰剂分别联合利妥昔单抗治疗 WM 患者的疗效，54 个月 PFS 率分别为 68% 和 25%，PFS 获益与既往治疗状态或基因型无关。联合治疗组的 MRR 达到 76%，单药组仅为 32%；ORR 分别为 92% 和 44%。

伊布替尼已被证明可以透过血脑屏障，适用于 WM 合并中枢神经系统浸润，即 Bing-Neel 综合征。一项多中心回顾性研究评估了 26 例经病理证实的 Bing-Neel 综合征接受伊布替尼单药治疗患者的疗效，一半患者为 560 mg/d，另一半为 420 mg/d，81% 的患者获得症状缓解，15 例存在影像学可测量病灶的患者中有 9 例（60%）在治疗 3 个月内获得了影像学的改善，2 年 EFS 率为 80%。

伊布替尼常见的不良反应包括出血、高血压和房性心律失常。对于因手术等暂停服用伊布替尼的 WM 患者中有 20% 可能会出现以疲劳、发热或盗汗为特征的戒断症状，口服泼尼松 10 mg 每日 2 次可改善症状。此时血清 IgM 浓度升高不应被认为是治疗失败，重启伊布替尼后血清 IgM 浓度会再次降低。

2. 泽布替尼

泽布替尼作为新一代 BTK 抑制剂，与伊布替尼相比选择性更强、脱靶效应更少。ASPEN 研究纳入 229 例 WM 患者，将泽布替尼与伊布替尼进行了头对头比较，截至 2019 年 8 月，中位随访时间为 19.4 个月。在所有患者包括复发 / 难治 WM 患者中，泽布替尼组的 VGPR 率和 MMR 高于伊布替尼组，尽管没有统计学意义，但前者表现出可观的临床益处。同时，泽布替尼组的所有患者包括复发 / 难治患者的 1 年 PFS 率也较伊布替尼组更高（分别是 90% *vs.* 87%，93% *vs.* 86%）。此外，泽布替尼在安全性和耐受性方面亦表现出具有临床意义的优势。与伊布替尼相比，泽布替尼的房颤事件发生率较低，出血事件发生率相似，但中性粒细胞减少率较高。总体评估泽布替尼相对安全有效，因不良事件引起的停药率更低。

3. 阿可替尼与替拉鲁替尼

一项 Ⅱ 期研究评估阿可替尼在 106 例 WM 患者中的疗效，初治 14 例，非初治 92 例，ORR 为 93%，初治和非初治组的 MRR 分别为 80% 和 79%，2 年 PFS 率分别为 90% 和 82%。最常见的 3 级（或以上）不良事件包括中性粒细胞减少和下呼吸道感染，房颤比例为 5%。另一项研究评估了替拉鲁替尼在 27 例 WM 患者中的疗效，初治组 ORR 达 94%，MRR 达 78%，非初治组 ORR 为 100%，MRR 为 89%。41% 的患者发生皮疹，7% 的患者出现 3 级中性粒细胞减少。

4. BTK 耐药

获得性 BTK 突变与 WM 对 BTK 抑制剂耐药有关，部分原因是 MAPK3 和 MAPK1 的再激活。伊布替尼耐药的机制似乎是通过旁分泌过程，即 ERK1/2 信号传导的再激活伴随着促生存和炎症细胞因子的释放。靶向深度二代测序还发现了磷脂酶 CG 2（PLCG2）

和半胱天冬酶募集结构域家族成员 11（CARD11）的突变，在其他疾病状态下对伊布替尼耐药的患者中也观察到了类似突变。BTK 突变导致现有的共价 BTK 抑制剂（如伊布替尼、泽布替尼、替拉鲁替尼）无效。对伊布替尼耐药的 WM 患者，新一代非共价 BTK 抑制剂 [如维卡替尼（Vecabrutinib）] 已展开进一步研究。临床前研究表明，调节激酶 HCK 可以克服与 BTK 或 PLCG2 突变相关的 BTK 抑制剂的耐药性。达沙替尼已被证明是一种有效的 HCK 抑制剂，一项针对 BTK 或 PLCG2 突变的 WM 患者试点研究正在进行中。

虽然 BTK 抑制剂具有诸多优势，但对于 *MYD88* 野生型的患者疗效和耐受性仍然是限制其使用的主要因素。目前尚无比较 BTK 和化学免疫疗法的大样本随机对照试验，应根据患者病情和基因突变情况进行个体化治疗。

五、其他靶向药物

1. Bcl-2 拮抗剂

体外研究发现，伊布替尼处理后的 WM 细胞出现 Bcl-2 的高水平表达，提示对 BTK 抑制剂耐药的患者可能对维奈托克的敏感性增强。一项多中心的 II 期临床试验评估了维奈托克对 WM 患者的疗效。一共纳入 30 例患者，其中 15 例曾使用过 BTK 抑制剂。随访 18 个月，初步结果显示 ORR 为 90%，VGPR 占 20%，18 个月 PFS 率为 82%。3 级（或以上）不良反应包括中性粒细胞减少（50%）、贫血（8%）和腹泻（8%）。一项联合伊布替尼和维奈托克治疗初治 WM 患者的研究正在进行中。

2. PI3K/mTOR 抑制剂

一项 I / II 期研究评估了 10 例非初治 WM 患者服用艾代拉里斯（Idelalisib）的安全性和有效性，ORR 为 80%，长期随访显示中位 PFS 为 22 个月；最常见的 3 级（或以上）不良事件包括中性粒细胞减少（28%）、腹泻（28%）和转氨酶升高（16%）。另一项针对 50 例非初治 WM 患者采用艾代拉里斯联合奥滨尤妥珠单抗的研究，ORR 达 90%，MRR 达 76%。中位 PFS 为 25 个月，在 25% 的患者中观察到转氨酶升高，50% 的患者因药物毒性而过早停止联合治疗。

有研究显示 mTOR 抑制剂依维莫司在复发 WM 患者中的应答率为 70%，主要的不良事件包括口腔溃疡（8%）和肺毒性（6%）。依维莫司单药治疗 33 例新诊断的 WM 患者，ORR 为 66.7%，14 例获得 PR。依维莫司联合硼替佐米和利妥昔单抗方案序贯依维莫司维持治疗 WM 患者，有 89% 获得 MR 及以上疗效，53% 的患者获得 PR 及以上疗效，中位 PFS 为 21 个月，3 级或 4 级毒性仅限于血液学毒性，发生率大于 10%。

3. 抗 CXCR4 抗体

CXCR4 突变型 WM 患者比 *CXCR4* 野生型患者对 BTK 抑制剂或 BTK 抑制剂与利妥昔单抗联合治疗的反应可能性更低。目前正在研究靶向 *CXCR4* 的少数药物如下。

Ulocuplumab（BMS-936564）是一种完全人源的 IgG4 单克隆抗体，可抑制 CXCR4 与 CXCL12 的结合，从而导致 WM 细胞增殖减少。正在评估 Ulocuplumab 与伊布替尼联合用于一项有症状的 *CXCR4*^{MUT} 患者的 Ⅰ / Ⅱ 期临床试验（NCT03225716）。

Mavorixafor（AMD-070）是一种有效的非竞争性趋化因子受体 CXCR4 拮抗剂。Mavorixafor 是一种小分子化合物，可口服。在低丙种球蛋白血症和某些先天性免疫缺陷疾病中，Mavorixafor 表现出良好的安全性，并可使中性粒细胞和淋巴细胞生物计数显著增加，同时降低感染率。目前已有 Ⅰ 期临床试验（NCT04274738）旨在评估 Mavorixafor 和伊布替尼在 *MYD88* 与 *CXCR4* 双突变 WM 患者中的安全性和耐受性。

六、造血干细胞移植

自体和异基因造血干细胞移植在 WM 患者中目前应用有限。欧洲血液和骨髓移植学会（EBMT）报道了 158 例接受了自体移植的 WM 患者，5 年 PFS 率为 40%，5 年 OS 率为 69%，5 年继发恶性肿瘤累积发生率为 8%。EBMT 还报告了 86 例接受异基因移植的 WM 患者，其中 37 例接受了清髓预处理，49 例接受了减低强度预处理。清髓预处理组的 5 年 PFS 率为 56%，5 年 OS 率为 62%。减低强度预处理组 5 年 PFS 率为 49%，5 年 OS 率为 64%。清髓预处理组 3 年无复发死亡率为 33%，减低强度预处理组为 23%。目前共识认为，对于诱导治疗有效的患者，自体造血干细胞移植不适合用于一线治疗，对于化疗敏感的高危患者（即侵袭性临床行为或既往治疗无效），在第二次或再次复发后，适合自体造血干细胞移植。

七、复发 / 难治 WM

对于复发 / 难治 WM，用药选择更为复杂。除基因分型外，既往治疗、药物毒性反应均是重要的影响因素。如果一线治疗间隔时间超过 4 年，疾病进展后可重新选择原方案治疗；而如果治疗间隔相对较短，建议选择非交叉性药物进行挽救治疗。如 WM 患者一线治疗接受以苯达莫司汀为基础的联合化疗方案，短期内疾病进展，可考虑选择以蛋白酶体抑制剂或 BTK 抑制剂为基础的方案，此外，维奈托克等新型靶向药物或自体移植等也可作为备选方向。

尽管新药层出不穷地发展，WM 仍然无法治愈。目前研究认为，达到 PR 以上的缓解深度并不能为 WM 患者带来更好的预后，因而，国际上 WM 的治疗目标仍是控制症状、预防或逆转终末器官损伤，以及提高生活质量，但随着时代发展、治疗手段的进步，未来是否将达到血液学和靶器官的深度缓解或者微小残留疾病阴性作为治疗目标，有待深入探索。

参考文献

1. SWERDLOW S H，CAMPO E，HARRIS N L，et al. World Health Organization classification of tumours of haematopoietic and lymphoid tissue. 4th edition. Lyon：IARC Press，2008.

2. TREON S P，XU L，GUERRERA M L，et al. Genomic landscape of Waldenström macroglobulinemia and its impact on treatment strategies. J Clin Oncol，2020，38（11）：1198-1208.

3. KAISER L M，HUNTER Z R，TREON S P，et al. CXCR4 in Waldenström's Macroglobulinema：chances and challenges. Leukemia，2021，35（2）：333-345.

4. GERTZ M A，RUE M，BLOOD E，et al. Multicenter phase 2 trial of rituximab for Waldenström macroglobulinemia（WM）：an Eastern Cooperative Oncology Group Study（E3A98）. Leuk Lymphoma，2004，45（10）：2047-2055.

5. TREON S P，EMMANOUILIDES C，KIMBY E，et al. Extended rituximab therapy in Waldenström's macroglobulinemia. Ann Oncol，2005，16（1）：132-138.

6. LASZLO D，ANDREOLA G，RIGACCI L，et al. Rituximab and subcutaneous 2-chloro-2'-deoxyadenosine combination treatment for patients with Waldenstrom macroglobulinemia：clinical and biologic results of a phase II multicenter study. J Clin Oncol，2010，28（13）：2233-2238.

7. TREON S P，BRANAGAN A R，IOAKIMIDIS L，et al. Long-term outcomes to fludarabine and rituximab in Waldenström macroglobulinemia. Blood，2009，113（16）：3673-3678.

8. DIMOPOULOS M A，ANAGNOSTOPOULOS A，KYRTSONIS M C，et al. Primary treatment of Waldenström macroglobulinemia with dexamethasone，rituximab，and cyclophosphamide. J Clin Oncol，2007，25（22）：3344-3349.

9. KASTRITIS E，GAVRIATOPOULOU M，KYRTSONIS M C，et al. Dexamethasone，rituximab，and cyclophosphamide as primary treatment of Waldenström macroglobulinemia：final analysis of a phase 2 study. Blood，2015，126（11）：1392-1394.

10. LARIBI K，POULAIN S，WILLEMS L，et al. Bendamustine plus rituximab in newly-diagnosed Waldenström macroglobulinaemia patients. A study on behalf of the French Innovative Leukaemia Organization（FILO）. Br J Haematol，2019，186（1）：146-149.

11. RUMMEL M J，NIEDERLE N，MASCHMEYER G，et al. Bendamustine plus rituximab versus CHOP plus rituximab as first-line treatment for patients with indolent and mantle-cell lymphomas：an open-label，multicentre，

randomised，phase 3 non-inferiority trial. Lancet，2013，381（9873）：1203-1210.

12. PALUDO J，ABEYKOON J P，SHREDERS A，et al. Bendamustine and rituximab（BR）versus dexamethasone，rituximab，and cyclophosphamide（DRC）in patients with Waldenström macroglobulinemia. Ann Hematol，2018，97（8）：1417-1425.

13. RUMMEL MJ LC，HENSEL M，U SOELING，E LANGE. Two years rituximab maintenance vs. observation after first line treatment with Bendamustine Plus Rituximab（B-R）in patients with Waldenström's Macroglobulinemia（MW）：results of a prospective，randomized，multicenter phase 3 study（the StiL NHL7-2008 MAINTAIN trial）. Blood，2019，143：343.

14. CHEN C，KOUROUKIS C T，WHITE D，et al. Bortezomib in relapsed or refractory Waldenström's macroglobulinemia. Clin Lymphoma Myeloma，2009，9（1）：74-76.

15. SKLAVENITIS-PISTOFIDIS R，CAPELLETTI M，LIU C J，et al. Bortezomib overcomes the negative impact of CXCR4 mutations on survival of Waldenstrom macroglobulinemia patients. Blood，2018，132（24）：2608-2612.

16. GAVRIATOPOULOU M，GARCIA-SANZ R，KASTRITIS E，et al. BDR in newly diagnosed patients with WM：final analysis of a phase 2 study after a minimum follow-up of 6 years. Blood，2017，129（4）：456-459.

17. GHOBRIAL I M，XIE W，PADMANABHAN S，et al. Phase Ⅱ trial of weekly bortezomib in combination with rituximab in untreated patients with Waldenström Macroglobulinemia. Am J Hematol，2010，85（9）：670-674.

18. MEID K，TONI DUBEAU N P，PATRICIA SEVERNS N P，et al. Long-term follow-up of a prospective clinical trial of carfilzomib，rituximab and dexamethasone（CaRD）in Waldenstrom's macroglobulinemia. Blood，2017，130：2772.

19. CASTILLO J J，MEID K，GUSTINE J N，et al. Prospective Clinical Trial of Ixazomib，Dexamethasone，and Rituximab as Primary Therapy in Waldenstrom Macroglobulinemia. Clin Cancer Res，2018，24（14）：3247-3252.

20. TREON S P，MEID K，GUSTINE J，et al. Long-term follow-up of Ibrutinib monotherapy in symptomatic，previously treated patients with Waldenström macroglobulinemia. J Clin Oncol，2021，39（6）：565-575.

21. DIMOPOULOS M A，TEDESCHI A，TROTMAN J，et al. Phase 3 trial of Ibrutinib plus Rituximab in Waldenstrom's macroglobulinemia. N Engl J Med，2018，378（25）：2399-2410.

22. CASTILLO J J，XU L，GUSTINE J N，et al. CXCR4 mutation subtypes impact response and survival outcomes in patients with Waldenstrom macroglobulinaemia treated with ibrutinib. Br J Haematol，2019，187（3）：356-363.

23. HARTSELL L，JANES A，LARCK C，et al. Ibrutinib for the treatment of Bing-Neel syndrome，a complication of Waldenstrom macroglobulinemia：patient case report. J Oncol Pharm Pract，2019，25（6）：1534-1539.

24. CASTILLO J J，ITCHAKI G，PALUDO J，et al. Ibrutinib for the treatment of Bing-Neel syndrome：a multicenter study. Blood，2019，133（4）：299-305.

25. TAM C S, OPAT S, D'SA S, et al. A randomized phase 3 trial of zanubrutinib vs ibrutinib in symptomatic Waldenstrom macroglobulinemia: the ASPEN study. Blood, 2020, 136 (18): 2038-2050.

26. OWEN R G, MCCARTHY H, RULE S, et al. Acalabrutinib monotherapy in patients with Waldenström macroglobulinemia: a single-arm, multicentre, phase 2 study. Lancet Haematol, 2020, 7 (2): e112-e121.

27. SEKIGUCHI N, RAI S, MUNAKATA W, et al. A multicenter, open-label, phase II study of tirabrutinib (ONO/GS-4059) in patients with Waldenström's macroglobulinemia. Cancer Sci, 2020, 111 (9): 3327-3337.

28. CHEN J G, LIU X, MUNSHI M, et al. BTKCys481Serdrives ibrutinib resistance via ERK1/2 and protects BTKwild-typeMYD88-mutated cells by a paracrine mechanism. Blood, 2018, 131 (18): 2047-2059.

29. XU L, TSAKMAKLIS N, YANG G, et al. Acquired mutations associated with ibrutinib resistance in Waldenstrom macroglobulinemia. Blood, 2017, 129 (18): 2519-2525.

30. PAULUS A, AKHTAR S, YOUSAF H, et al. Waldenstrom macroglobulinemia cells devoid of BTKC481S or CXCR4WHIM-likemutations acquire resistance to ibrutinib through upregulation of Bcl-2 and AKT resulting in vulnerability towards venetoclax or MK2206 treatment. Blood Cancer J, 2017, 7 (5): e565.

31. al. CJGJMKe. Multicenter prospective phase II study of venetoclax in patients with previously treated Waldenstrom macroglobulinaemia. Blood 2018; 132 (suppl): 2888 (abstr).

32. WAGNER-JOHNSTON N D, SCHUSTER S J, VOS S D, et al. Long-term follow-up of idelalisib monotherapy in patients with double refractory marginal zone lymphoma or lymphoplasmacytic lymphoma/ Waldenstrom's macroglobulinemia. Blood, 2019, 134 (suppl): 4006.

33. al. TCDKPSe. Open label nonrandomised phase II study exploring chemo-free treatment association with idelalisib + obinutuzumab in patients with relapsed/refractory (R/R) Waldenstrom's macroglobulinemia (WM), a filo trial: results of the intermediary analysis of the induction phase. Blood, 2019, 134 (suppl): 346 (abstr).

34. GHOBRIAL I M, WITZIG T E, GERTZ M, et al. Long-term results of the phase II trial of the oral mTOR inhibitor everolimus (RAD001) in relapsed or refractory Waldenstrom Macroglobulinemia. Am J Hematol, 2014, 89 (3): 237-242.

35. TREON S P, Ioakimidis L, et al. Prospective, multicenter study of the mTOR inhibitor Everolimus (RAD001) as primary therapy in Waldenstrom's macroglobulinemia. Blood, 2011, 118: 295.

36. GHOBRIAL I M, REDD R, ARMAND P, et al. Phase I / II trial of everolimus in combination with bortezomib and rituximab (RVR) in relapsed/refractory Waldenstrom macroglobulinemia. Leukemia, 2015, 29 (12): 2338-2346.

37. CASTILLO J J, MORENO D F, ARBELAEZ M I, et al. CXCR4 mutations affect presentation and outcomes in patients with Waldenstrom macroglobulinemia: a systematic review. Expert Rev Hematol, 2019, 12 (10): 873-881.

38. KUHNE M R, MULVEY T, BELANGER B, et al. BMS-936564/MDX-1338: a fully human anti-CXCR4 antibody induces apoptosis in vitro and shows antitumor activity in vivo in hematologic malignancies. Clin

Cancer Res，2013，19（2）：357-366.

39. A Study of Ulocuplumab And Ibrutinib in Symptomatic Patients With Mutated CXCR4 Waldenstrom's Macroglobulinemia. https：//clinicaltrials. gov/ct2/show/record/NCT03225716. ；2020.

40. X4 Pharmaceuticals Initiates Phase 1b Clinical Trial of Mavorixafor in Combination with Ibrutinib for the Treatment of Waldenström's Macroglobulinemia（WM）https：//www. biospace. com/article/releases/ x4-pharmaceuticals-ini-tiates-phase-1b-clinical-trial-of-mavorixa-for-in-combination-with-ibrutinib-for the-treatment-of-waldenstrom-s-macroglobu-linemia-wm-/；2019.

41. A Study of Mavorixafor in Combination with Ibrutinib in Participants with Waldenstrom's Macroglobulinemia（WM）Whose Tumors Express Mutations in MYD88 and CXCR4. https：// clinicaltrials. gov/ct2/show/ NCT04274738. ；2020.

42. KYRIAKOU C，CANALS C，SIBON D，et al. High-dose therapy and autologous stem-cell transplantation in Waldenstrom macroglobulinemia：the Lymphoma Working Party of the European Group for Blood and Marrow Transplantation. J Clin Oncol，2010，28（13）：2227-2232.

43. GERTZ M A. Waldenstrom Macroglobulinemia：Tailoring Therapy for the Individual. J Clin Oncol，2022，40（23）：2600-2608.

44. GUIDEZ S，LABREUCHE J，DRUMEZ E，et al. Onsets of progression and second treatment determine survival of patients with symptomatic Waldenstrom macroglobulinemia. Blood Adv，2018，2（22）：3102-3111.

第十六章　WM 疗效评价

中国医学科学院血液病医院　熊文婕、易树华、邱录贵

疗效评价是疾病治疗过程中重要的环节，也是后续治疗方案变更重要的依据。此前 WM 疗效评价标准主要遵循第六届国际华氏巨球蛋白血症工作组（IWWM-6）相关推荐，结合临床症状、IgM 定量、免疫固定电泳、骨髓及影像学变化等进行综合评估（表 16-1）。

表 16-1　IWWM-6 的 WM 疗效评价标准

疗效分组	判断标准
完全缓解（CR）	免疫固定电泳阴性并再次确认，IgM 定量在正常范围；骨髓活检显示无骨髓受累；原有的髓外病灶消失，如肿大的淋巴结或脾脏；WM 相关的临床症状及体征消失
非常好的部分缓解（VGPR）	血清 IgM 定量下降 ≥ 90%；原有的髓外病灶消失，如肿大的淋巴结或脾脏；无新的疾病活动的症状或体征
部分缓解（PR）	血清 IgM 定量下降 50% ～ 90%；原有髓外病灶缩小，如肿大的淋巴结或脾脏；无新的疾病活动的症状或体征
微小反应（MR）	血清 IgM 定量下降 ≥ 25% 但 < 50%；无新的疾病活动的症状或体征。
疾病稳定（SD）	血清 IgM 定量增加或减少 < 25%；淋巴结肿大、脏器肿大、WM 相关的贫血、临床症状体征无进展
疾病进展（PD）	血清 IgM 定量增加 ≥ 25% 并需再次证实；或者由疾病本身导致的临床表现（如贫血、血小板减少、白细胞减少、淋巴结或脏器肿大等）或症状体征（如盗汗、不能解释的反复体温 ≥ 38.4℃、体重减轻 ≥ 10%、高黏滞综合征、神经病变、症状性冷球蛋白血症、淀粉样变性等）加重

但是由于髓外病灶在 WM 发生比例较低，反复的影像学检查无疑增加患者的检测费用。因此目前基于血清总 IgM 变化的简化疗效评估系统（称为修改后的 IWWM-6 标准）已被广泛用于评估多项临床试验，包括对初治和既往治疗的 WM 患者的研究，以及常规临床实践。且目前 NCCN 指南也推荐采用修改后的 IWWM-6 标准进行疗效评价。该修改后的 IWWM-6 的标准主要依据患者 IgM 改善的情况进行动态评估，而弱化了髓外病灶的影响。其中最主要区别在于对非常好的部分缓解（VGPR）的评价。IWWM-6

评价体系中 VGPR 定义为血清 IgM 定量下降≥ 90%，原有的髓外病灶（如肿大的淋巴结或脾脏）消失，无新的疾病活动的症状或体征。而修改后的 IWWM 评价体系中对 VGPR 定义并未要求原有髓外病灶完全消失，而是定义为血清 IgM 定量下降≥ 90%；体格检查或 CT 检查显示原有的髓外病灶缩小，如肿大的淋巴结或脾脏；无新的疾病活动的症状或体征。修改后的 IWWM-6 疗效评估体系见表 16-2。

表 16-2　修改后的 IWWM-6 标准

疗效分组	判断标准
完全缓解（CR）	免疫固定电泳阴性并再次确认，IgM 定量在正常范围；骨髓活检显示无骨髓受累；原有的髓外病灶消失，如肿大的淋巴结或脾脏；WM 相关的临床症状及体征消失
非常好的部分缓解（VGPR）	血清 IgM 定量下降≥ 90%；原有的髓外病灶缩小，如肿大的淋巴结或脾脏；无新的疾病活动的症状或体征
部分缓解（PR）	血清 IgM 定量下降 50%～90%；原有髓外病灶缩小，如肿大的淋巴结或脾脏；无新的疾病活动的症状或体征
微小反应（MR）	血清 IgM 定量下降≥ 25% 但＜ 50%；无新的疾病活动的症状或体征
疾病稳定（SD）	血清 IgM 定量增加或减少＜ 25%；淋巴结肿大、脏器肿大、WM 相关的贫血、临床症状体征无进展
疾病进展（PD）	血清 IgM 定量增加≥ 25% 并需再次证实；或者由疾病本身导致的临床表现（如贫血、血小板减少、白细胞减少、淋巴结或脏器肿大等）或症状体征（如盗汗、不能解释的反复体温≥ 38.4℃、体重减轻≥ 10%、高黏滞综合征、神经病变、症状性冷球蛋白血症、淀粉样变性等）加重

IWWM-6 与修改后的 IWWM-6 标准对患者疗效的评价是否存在差异，目前仍不明确，且是否仅仅依赖 IgM 变化（简易 IWWM-6 标准，即 IWWM-11 标准）可进一步区分患者缓解情况，仍需进一步研究。介于上述问题近期第十一届国际华氏巨球蛋白血症工作组（IWWM-11）利用 ASPEN 研究相关数据，进一步探讨了 3 种评估方法的差异。结果显示使用标准、修改后的 IWWM-6 标准、IWWM-11 标准（表 16-3）评估患者，3 种方法总体有效率均为 94.5%，主要治疗反应率（MRR）在 3 种方法中也大致相近，分别为 80.6%、80.6%、84.5%；在 VGPR 方面，通过标准、修改后的 IWWM-6 标准和 IWWM-11 标准评估分别有 13.4%、30.8% 和 31.3% 的患者获得了 VGPR 反应。其他分类评估在最佳反应中没有发现显著差异。此外，按分类反应比较 PFS 曲线显示，通过标准、修改后的 IWWM-6 标准和 IWWM-11 标准评估的患者 42 个月 PFS 并无明显差异。鉴于上述数据，国际 WM 专家组指出使用 IWWM-11 疗效评估标准进行分类反应评估是合理的，并且与标准及修改后的 IWWM-6 疗效评估体系相当。对于 CR 的疗效评估标准，仍要求免疫固定电泳阴性，IgM 定量在正常范围；骨髓活检显示无骨髓受累；原

有的髓外病灶消失，如肿大的淋巴结或脾脏；WM 相关的临床症状及体征消失。CR 标准不需要再次确认无单克隆 IgM 蛋白和 IgM 正常。血清蛋白电泳（SPEP）证实不存在单克隆 IgM 蛋白和免疫固定电泳 IgM 转阴后，应在 12 周内进行骨髓活检和影像学检查，以证实是否达到 CR。

表 16-3　IWWM-11 标准

疗效分组	血清单克隆 IgM	血清 IgM 水平	骨髓穿刺及病理活检	髓外病灶
完全缓解(CR)	血清免疫固定电泳阴性和血清蛋白电泳阴性	IgM 定量在正常范围	骨髓形态正常；骨髓活检显示无骨髓受累	原有的髓外病灶消失，或者达到疾病缓解的标准[1]
非常好的部分缓解（VGPR）		血清 IgM 定量下降≥90% 或在正常范围		
部分缓解（PR）		血清 IgM 定量下降≥50% 但＜90%		
微小反应（MR）		血清 IgM 定量下降≥25% 但＜50%		
疾病稳定（SD）		血清 IgM 定量下降＜25% 或者增加＜25%		
疾病进展（PD）		血清 IgM 水平增加＞25%，从最低点开始至少增加 500 mg/dL。如果血清 IgM 被用于支持 PD，则需要通过两次连续的测量来重新确认。通过影像学显示 PD 不需要重新确认[2,3]		任何新的病变（在任何轴线上＞1.5 cm）或有明确证据表明以前受累的髓外病灶在任何轴线上增加＞50% 且达到＞1.5 cm 的大小。任何符合疾病转化的新病灶
不可评价(NE)		怀疑 IgM "燃瘤反应"或 IgM 反弹，没有数据或怀疑数据有误[4]		

注：[1] 对于达到 CR，如果在基线时存在髓外疾病的正常化将被认为是完全解决或淋巴结缩小（＜1.5 cm）或脾脏缩小（＜15 cm），或与 WM 疾病相关的任何其他非淋巴结或非脾脏的髓外肿块完全解决，这符合恶性淋巴瘤的修订反应标准。

[2] 不需要对 CR、VGPR、PR、MR 或 SD 进行再次确认。如果 IgM 被用于评估 PD，则必须重新确认进展性疾病（PD）。要达到进展性疾病的标准，需要连续两次血清 IgM 水平增加＞25%，血清 IgM 从最低点开始至少增加 500mg/dL。如果第一次 IgM 测定符合 PD 标准，而随后的测定不符合标准，那么在 2 次连续的测定显示出 PD 之前，患者就没有达到 PD 标准。通过影像学显示的 PD 不需要再次确认。如果出现不一致的反应结果，即 IgM 测量显示有反应，但影像学显示与 WM 有关的 PD，那么评估应被视为 PD。

[3] 怀疑与治疗有关的 IgM 发作或 IgM 反弹将不被视为进展性疾病。

[4] 在怀疑 IgM 发作或 IgM 反弹；没有数据，或怀疑数据报告有误（如中央与地方实验室测量结果相互矛盾）的情况下，应规定为不可评估（NE）。

此外，在进行疗效评估时仍存在其他需要密切关注的情况，包括：

（1）症状缓解是 WM 的首要目标，而不是缓解深度，目前治疗方案下大多数 WM 患者不能达到完全缓解，治疗有效的患者按原计划完成既定方案后停止治疗，不再为追求缓解深度而更换方案继续治疗。

（2）WM 起效相对缓慢，且通常临床症状，如贫血的改善早于肿瘤负荷的降低，若无确切疾病进展证据，不宜频繁更换治疗方案。

（3）由于血 IgM 定量受治疗的影响，如利妥昔单抗单药或联合化疗可能导致 IgM 水平升高并可能持续数月，而硼替佐米可能会较短时间内抑制 IgM 分泌但不杀伤肿瘤细胞，此时不能仅凭 IgM 定量来评价疗效，应该依据临床表现、血常规变化及影像学变化等进行综合评估，必要时进行骨髓活检等进行评判。

（4）除了疾病进展时需要重新进行评估确认，其他疗效无须重新评估。

（5）髓外疾病重新评估的要求仅在满足 CR 的定义时才需要。在疑似进展的情况下，任何新的病变（任何轴上＞ 1.5 cm）或明确证据表明先前受累的髓外疾病部位的任何轴从其最低点测量值增加＞ 50% 将被视为疾病进展的证据。显示与疾病转化一致的新病变也将被视为疾病进展的证据。

（6）使用 BTK 抑制剂治疗的患者，若停用 BTK 抑制剂治疗后会出现 IgM 快速升高，在进行疗效评估时应考虑相关因素的影响。

（7）对于 IgM 水平超低（即低于 500 mg/dL）的患者，使用血清连续变化进行反应评估可能不太可靠。准确测定血清 IgM 的实验室敏感性及"正常"的 IgM 背景可能使评估复杂化。由于缺乏指导该人群 IgM 反应评估的数据，因此需要进一步研究以确定更可靠的方法来评估潜在 WM 肿瘤负荷的变化。

（8）目前对于 WM 获得 CR 的患者仍然较少，因此 MRD 对 WM 患者预后的意义仍有待进一步探索。中国医学科学院血液病医院系统分析了 108 例 WM 患者发现，获得 MRD 阴性的 PR 患者，其疗效优于 MRD 阳性的 PR 患者。但 MRD 对 WM 疗效评估的意义仍有待进一步大系列前瞻性研究证实。

（9）对于 *MYD88* 突变的患者，目前没有足够的数据将分子学缓解类别作为 WM 缓解标准的一部分。此外，虽然 MYD88 的定量评估是评估分子学缓解的潜在有用生物标志物，但这种测定对于 *MYD88* 野生型 WM 患者不可行。

参考文献

1. OWEN R G，KYLE R A，STONE M J，et al. Response assessment in Waldenstrom macroglobulinaemia：update from the VIth International Workshop. Br J Haematol，2013，160（2）：171-176.

2. BUSKE C，TEDESCHI A，TROTMAN J，et al. Ibrutinib Plus Rituximab Versus Placebo Plus Rituximab for Waldenström's Macroglobulinemia：final Analysis From the Randomized Phase III iNNOVATE Study. J Clin Oncol，2022，40（1）：52-62.

3. TROTMAN J，OPAT S，GOTTLIEB D，et al. Zanubrutinib for the treatment of patients with Waldenstrm macroglobulinemia：3 years of follow-up-ScienceDirect. Blood，2020，136（18）：2027-2037.

4. NCCN Clinical Practice Guidelines in Waldenström Macroglobulinemia/ Lymphoplasmacytic Lymphoma. Version 1 2022. 2022.

5. TREON S P，TEDESCHI A，SAN-MIGUEL J，et al. Report of consensus Panel 4 from the 11th International Workshop on Waldenstrom's macroglobulinemia on diagnostic and response criteria. Semin Hematol，2023，60（2）：97-106.

第十七章　WM 的生存与预后因素

北京协和医院　曹欣欣

WM 属于惰性 B 细胞淋巴瘤，总体预后相对良好，随着年代的变迁，生存率也在逐步改善。中位总生存时间从 1991—2000 年的 6 年提高至 2001—2010 年的 8 年。而近期欧洲多中心研究提示在 BTK 抑制剂治疗时代，预计 5 年生存率为 80%～90%，10 年生存率为 60%～70%。影响 WM 的预后因素包括基因突变与临床因素两方面。

1. MYD88 与 CXCR4 突变

2012 年首次发现 90%WM 患者中存在 $MYD88^{L265P}$ 突变，随后的研究进一步证实了这一结论，进而发现 30%～40%WM 患者存在 CXCR4 突变。进一步的研究中发现 MYD88 与 CXCR4 突变状态影响 WM 患者临床表现的同时，亦对患者生存产生部分影响。MYD88 野生型患者预后明显差于 MYD88 突变型患者，而 CXCR4 突变状态不影响患者预后。

2. IPSS 评分

至今对于 WM 预后评分用得最多的仍是 IPSS 评分系统（表 17-1）。根据患者首次诊断时符合以上 5 项危险因素的数目将患者分为低、中、高危 3 组。低危：满足 0 或 1 个危险因素且年龄≤ 65 岁；中危：年龄＞ 65 岁或满足 2 个危险因素；高危：满足≥ 3 个危险因素。IPSS 评分是在利妥昔单抗时代前，通过 587 例有临床症状的 WM 患者进行预后分析确定出来的。该研究显示低、中、高危患者 5 年生存率分别为 87%、68% 和 36%。此后多项研究证实了这一结论，在我国 1141 例有临床症状的 WM 患者中发现低、中、高危患者 3 年生存率分别为 94%、85% 和 76%。

3. rIPSS 评分

由于 IPSS 评分系统出现于利妥昔单抗时代前，并且危险因素之一贫血在多数 WM 患者中均存在，故 2019 年希腊骨髓瘤工作组提出了修正 IPSS 评分系统（表 17-2）。将患者分成极低危（0）、低危（1 分）、中危（2 分）、高危（3 分）和极高危（4～5 分）5 组。极低危、低危，中危、高危和极高危组 5 年生存率分别为 95%、86%、78%、

47% 和 36%。但此评分系统尚未被其他大队列研究证实，而在我国 1141 例有临床症状的 WM 患者中发现极低危、低危、中危、高危和极高危组患者 3 年生存率分别为 96%、88%、81%、69% 和 61%。在高危及极高危组患者间生存未发现明显统计学差异。

4. 其他影响预后的因素

有研究显示有临床症状的 WM 患者的基线 PET/CT 中肿瘤代谢总体积和肿瘤糖酵解总量与患者总体预后相关。WM 合并继发淀粉样变性、Bing-Neel 综合征患者预后差，但相关研究较少，仍需要大队列研究进一步证实。

表 17-1　IPSS 评分

危险因素	范围
年龄	> 65 岁
血红蛋白	≤ 115 g/L
血小板	≤ 100 × 10⁹/L
血 β_2 微球蛋白	> 3 mg/L
血 M 蛋白	> 70 g/L

表 17-2　rIPSS 评分

危险因素	积分
年龄 < 65 岁	0
年龄 66 ～ 75 岁	1
年龄 > 75 岁	2
血 β_2 微球蛋白 > 4 mg/L	1
LCH > 250 IU/L	1
血清白蛋白 < 3.5 g/dL	1

参考文献

1. GERTZ M A. Waldenström macroglobulinemia：2021 update on diagnosis，risk stratification，and management. Am J Hematol，2021，96（2）：258-269.

2. BUSKE C，SADULLAH S，KASTRITIS E，et al. Treatment and outcome patterns in European patients with Waldenström's macroglobulinaemia：a large，observational，retrospective chart review. Lancet Haematol，2018，5（7）：e299–e309.

3. TREON S P，XU L，YANG G，et al. MYD88 L265P somatic mutation in Waldenström's macroglobulinemia. N Engl J Med，2012，367（9）：826-833.

4. HUNTER Z R，XU L，YANG G，et al. The genomic landscape of Waldenstrom macroglobulinemia is

characterized by highly recurring MYD88 and WHIM-like CXCR4 mutations，and small somatic deletions associated with B-cell lymphomagenesis. Blood，2014，123（11）：1637-1646.

5. TREON S P，CAO Y，XU L，et al. Somatic mutations in MYD88 and CXCR4 are determinants of clinical presentation and overall survival in Waldenstrom macroglobulinemia. Blood，2014，123（18）：2791-2796.

6. MOREL P，DUHAMEL A，GOBBI P，et al. International prognostic scoring system for Waldenstrom macroglobulinemia. Blood，2009，113（18）：4163-4170.

7. CAO X X，YI S H，JIANG Z X，et al. Treatment and outcome patterns of patients with Waldenström's macroglobulinemia：a large，multicenter retrospective review in China. Leuk Lymphoma，2021，62（11）：2657-2664.

8. KASTRITIS E，MOREL P，DUHAMEL A，et al. A revised international prognostic score system for Waldenström's macroglobulinemia. Leukemia，2019，33（11）：2654-2661.

9. PAN Q，CAO X，LUO Y，et al. Baseline 18 f-fdg pet/ct may portend the prognosis of patients with Waldenström macroglobulinemia/lymphoplasmacytic lymphoma after firstline treatment. Clin Nucl Med，2022，47（11）：954-960.

10. CASTILLO J J，D'SA S，LUNN M P，et al. Central nervous system involvement by Waldenström macroglobulinaemia（Bing-Neel syndrome）：a multi-institutional retrospective study. Br J Haematol，2016，172（5）：709-715.

第十八章 Bing-Neel 综合征的诊断与治疗

上海交通大学医学院附属瑞金医院 程莉莉，王黎

一、背景

Bing-Neel 综合征（BNS）是 WM 一种罕见的髓外表现，指单克隆淋巴样浆细胞直接浸润中枢神经系统或形成肿块时导致的临床综合征。其仅见于约 1% 的 WM 患者中，可出现在疾病进程中的任何时间，偶尔表现为 WM 的初发症状。Jens Bing 和 Axel von Neel 在 1936 年首次报告了 2 例出现亚急性神经功能障碍的 WM 患者，后来这种疾病被称为 Bing-Neel 综合征。2017 年在第 8 届 WM 国际研讨会期间，成立了一个由血液学家、神经学家、免疫学家和放射学家组成的 BNS 工作组，为 BNS 的诊断和管理制定了实用指南。

二、临床表现

BNS 的临床症状多种多样，主要表现为 CNS 受累，很少涉及周围神经系统（peripheral nervous system，PNS）。WM 患者患病过程中出现 CNS 症状均应怀疑 BNS。其中最常出现的症状包括肢体运动障碍，如平衡障碍和步态异常、精神状态改变、视力异常（可表现为复视、视力下降或失明）。其他常见症状包括颅神经障碍，主要累及面神经或动眼神经，感觉障碍、认知障碍和头痛。少数患者可出现与颅内肿块相关的癫痫发作。其余文献描述中亦可见恶心、呕吐、失语、小脑功能障碍、意识障碍和轻瘫、马尾神经综合征等症状。

三、诊断

BNS 罕见且症状多变，从首次出现症状到诊断出 BNS 的中位时间为 4 个月，20% 的患者超过 1 年，部分患者甚至在确诊 BNS 前已经死亡。对于 BNS 的诊断目前尚无统一标准，临床通常依靠影像学检查和实验室检查确诊。

1. 影像学检查

当临床怀疑存在 BNS 的患者均应先行脑部和全脊髓增强 MRI。约 80% 的 BNS 患者可以看到脑和（或）脊髓 MRI 异常，影像表现可以呈弥漫型或肿瘤型。弥漫型表现为肿瘤细胞浸润软脑膜间隙、脑室周围白质或脊髓内；肿瘤型的特征在于存在实质性肿块或结节性病变。其中软脑膜增强最常见，占 MRI 显像异常患者的 80%，约 20% 患者可见脑部肿块。MRI 检查应在腰椎穿刺之前进行，避免因局部肿块效应，阻塞性脑积水或腰椎穿刺引起的非特异性增强导致的假阳性。单独 MRI 检查阳性无法诊断 BNS，仅可为诊断提供影像学证据，辅助排除感染性和其他原因所致的 CNS 症状，筛选活检部位。同样 MRI 检查阴性亦不能完全排除 BNS 的诊断。当患者无法行增强 MRI 检查时，可以考虑行头部和脊柱的增强 CT 检查，但 CT 的敏感性低于 MRI 检查。

2. 组织学检查及脑脊液分析

诊断 BNS 的"金标准"是在 CSF 检查或大脑或脑膜的组织活检中发现淋巴样浆细胞浸润。淋巴样浆细胞是一种类似浆细胞和成熟浆细胞的小淋巴细胞，用流式细胞仪或者免疫组化可以确定肿瘤细胞的免疫表型，主要特征是泛 B 细胞标志物，如 CD19、CD20、CD79A 和 CD79B，以及记忆 B 细胞标志物 CD27 和 CD52 阳性表达，而 CD5、CD10 和 CD23 阳性表达很少见。

CSF 的分析应当包括白细胞计数及种类、常规生化、形态学分析、多参数流式细胞学术（multiparameter flow cytometry detection，MFC）和分子检测，条件允许的情况下建议进行重复检测，以提高诊断率。CSF 分析可能存在压力升高、淋巴细胞增多、总蛋白升高，以及葡萄糖正常或降低。CSF 细胞形态学分析的阳性率很低。MFC 结果提示 CSF 和骨髓中的肿瘤细胞具有相同的免疫表型特征。在血脑屏障未被破坏的前提下，蛋白质免疫固定电泳若检测到脑脊液中存在 IgM M 蛋白，并与骨髓中的淋巴样浆细胞具有相同的轻链限制表达，还和血清 M 蛋白正相关，则提示淋巴样浆细胞可能存在于软脑膜内。但当血脑屏障通透性增加时，该检查结果可能因血液中的 IgM 蛋白扩散至 CSF 中而出现假阳性，临床中应当鉴别。注意在进行脑脊液 MFC 和单克隆蛋白检测时，均应避免样品被血液污染。

在脑脊液或组织学样本中利用分子检测技术亦可为 BNS 诊断提供证据。特别是通过 PCR 检测鉴定 *IGH* 重排和 *MYD88*[L265P] 突变，由于其在骨髓和 CSF 中都具有高灵敏度，因此在 BNS 诊断中显示出巨大的前景。在 Castillo 等的研究中，94% 和 100% 的 BNS 患者检测到 *IGH* 重排和 *MYD88*[L265P] 突变。由于 *VDJ* 重排的过程中会在每个 B 淋巴细胞中产生独特的 B 细胞受体，因此分析免疫球蛋白（Ig）基因重排是确定淋巴细胞 B 细胞群克隆特征的重要方法，从 CSF 中的淋巴样浆细胞检测出与骨髓淋巴样浆细胞相同克隆 Ig 重链和（或）轻链基因重排可以为 BNS 确诊提供强有力的证据。但因基因重排检测的敏感性较低，且 CSF 中的恶性细胞很少，基因重排检测技术在临床应用中受到一定限制。

全基因组测序显示 *MYD88* 突变在 WM 患者中较为普遍，且大部分患者 *MYD88* 基因在第 265 位氨基酸处发生点突变，导致亮氨酸变为脯氨酸（*MYD88*[L265P]）。利用高度灵敏的实时定量 PCR（qPCR）技术可以在 BNS 患者的 CSF 中检测到 *MYD88*[L265P] 突变。但应注意，在外周血中同样可以检测到 *MYD88*[L265P] 突变，且 qPCR 的敏感性非常高，所以在 CSF 取样过程中应当避免因外周血污染而导致假阳性结果。选取 CSF 取样过程中最后一管样品进行分子检测可以在一定程度上降低血液污染的可能。但在患者 CSF 分子检测出 *MYD88*[L265P] 突变也不能够确诊 BNS，因为这种突变并非 BNS 所特有，在许多原发性 CNS 淋巴瘤患者中亦可检测到。

综上所述，对于 BNS 的诊断主要依靠以下检查结果。

（1）"金标准"：CSF 分析、大脑或脑膜的组织活检中发现淋巴样浆细胞浸润。

（2）其他诊断指标；脑部和全脊柱增强 *MRI* 提示存在软脑膜增强或脑部异常显影，且排除非 BNS 所致异常显像。

（3）脑组织活检及 CSF 的分子检测提示存在 *IGH* 重排、*MYD88*[L265P] 突变。

四、治疗

由于 BNS 的患者罕见，所以临床暂无标准化治疗方案。目前临床推荐对明确诊断为 BNS 且有明确症状的患者进行治疗，对于在 CNS 中检测出 WM 细胞但临床上无症状的患者是否应治疗目前暂无统一建议，通常对这部分患者先进行观察。BNS 与 WM 一致，这是一种惰性、非治愈性疾病，目前的治疗目标并不需要完全根除所有恶性细胞，而是需要改善患者临床症状并延长患者的 PFS。目前针对 BNS 的治疗方式主要包括：化疗和放疗，化疗中包括鞘内注射治疗和口服 BTK 抑制剂治疗，其他治疗方式如 CD20 抗体、ASCT 等亦可带来一定疗效。

1. BTK 抑制剂

BTK 抑制剂伊布替尼（口服）在美国和欧洲被批准用于治疗有症状的 WM 患者，BTK 分子较小，可穿透血脑屏障在 CSF 中扩散，并在 BNS 患者中发挥作用。无论是对

复发 / 难治的患者还是先前未治疗的 BNS 患者 BTK 抑制剂均有较好的疗效。在一篇病例报道中，一位对大剂量氨甲蝶呤和利妥昔单抗治疗无效的 BNS 患者，在苯达莫司汀和鞘内注射阿糖胞苷脂质体不久复发，随后开始 560 mg 伊布替尼口服、每天 1 次，连续服用 4 个月后，临床和影像学表现均有改善。通过伊布替尼的血浆和 CSF 浓度的同步测量显示，在伊布替尼给药后几小时，CSF 中伊布替尼的浓度仍处于较高水平。最近一项纳入 28 例 BNS 患者全部接受伊布替尼单药治疗的研究证明了该药物的安全性和有效性。该研究中 BNS 患者中位年龄为 65 岁，从 WM 诊断到 BNS 诊断的中位时间为 4 年，且均存在 CNS 受累症状，如运动、认知和感觉障碍，所有患者 CSF 均出现细胞学和流式细胞学检测异常，分子检测均存在 $MYD88^{L265P}$ 突变，89% 的患者存在 MRI 影像学上的异常。所有患者以 46% 和 54% 比例分别按照 560 mg（每天 1 次）和 420 mg（每天 1 次）口服伊布替尼，其中 39% 患者为确诊 BNS 后首治方案。在治疗 3 个月内，85% 的患者出现症状缓解，60% 患者获得影像学改善和 58% 患者 CSF 未再检测出肿瘤细胞。虽然伊布替尼有较好的疗效，但仍然应该谨慎使用，特别是老年患者，因其与心脏毒性有关，尤其是心房颤动，其他不良事件包括感染、中性粒细胞减少、出血等。除了伊布替尼以外，二代 BTK 抑制剂泽布替尼也在一位大剂量氨甲蝶呤治疗无效的患者中取得了很好的疗效。

2. 化疗

在新药上市前，主要选择已知或可能穿透血脑屏障的鞘内注射和全身化疗。几种经证实具有 CNS 渗透能力的化疗药物包括氨甲蝶呤、阿糖胞苷、苯达莫司汀和氟达拉滨，但应用血脑屏障穿透能力较强的化疗方案可能会引起许多未知的中枢神经系统毒性，如头晕、精神错乱和精神状态改变。必须将这些不良反应与疾病进展进行区分。BNS 治疗常用的化疗方案主要参照原发性中枢神经系统淋巴瘤（primary central nervous system lymphoma，PCNSL）的治疗方案，例如，使用大剂量氨甲蝶呤和大剂量阿糖胞苷治疗，此方案治疗大多有效，其他药物如苯达莫司汀、氟达拉滨和克拉屈滨亦可以用于一线治疗，且均有不错的疗效，但是这些药物本身具有毒性，如免疫抑制、骨髓抑制、继发性骨髓肿瘤和难治性血细胞减少等。因此建议将这些治疗方案用于适合强化治疗或难治及复发的患者。

3. 抗 CD20 治疗

利妥昔单抗的中枢神经系统渗透性有限，不建议单独使用该药治疗 BNS，但其不良事件较常规化疗药小，因此可作为其他药物的辅助用药。BNS 鞘内注射利妥昔单抗的经验有限，既往研究发现鞘内注射利妥昔单抗对 CNS 的其他 B 细胞淋巴瘤患者有效，但有较大的毒性反应，因此不建议将其作为一线治疗，通常建议和全身治疗或姑息治疗联合使用。

4. 放疗

除了化疗，放疗也可用于 BNS 患者，多个病例报告都发现放疗无论是作为一线治疗还是抢救治疗都有较好的疗效，特别是在 CNS 局部受累的情况下采用局部放疗比全脑放疗更可取，能有效限制毒性。但即使是局部放疗，也会增加神经毒性，尤其是在老年患者中，或可影响高达 80% 的患者。因此，一线治疗方案中并不推荐放疗，而应用于其他治疗方案失败的患者。此外，对于局部脊柱受累的 BNS 患者亦可考虑放疗。

5. 自体造血干细胞移植（ASCT）

有研究发现在一线或二线化疗缓解后的患者进行 ASCT 时，分别有 50% 和 36% 获得了 CR 和 PR，BNS 诊断后的 5 年 OS 率可达到 84%，这比仅接受化疗的患者预后更好，但 ASCT 可能导致感染风险增加和治疗相关死亡率升高等不良反应，年轻且病情似有侵袭性行为的患者优先考虑在化疗缓解后尝试 ASCT 治疗，以期达到更好的疗效。

综上建议在没有初始治疗的情况下观察无症状患者（图 18-1）。当患者的 BNS 肿瘤位于大脑深部区域 [脑室周围区域、基底节、脑干和（或）小脑] 时，建议进行全身治疗，若无伊布替尼禁忌证且从未进行全身系统性治疗的患者，首选伊布替尼作为一线治疗方案。氟达拉滨、苯达莫司汀、克拉屈滨、大剂量氨甲蝶呤和大剂量阿糖胞苷在患者复发情况下可以考虑使用。在一些仅累及脑膜的患者中，单用鞘内治疗可能是一种选择，但大多数仅进行鞘内化疗的疗效并不持久。不建议在先前接受过放疗的患者中使用通过血脑屏障的化疗，因为这样会增加神经毒性。一些患者治疗后虽然症状消失，但是 CSF 仍然可持续检测到 BNS 相关异常，例如，通过 qPCR 仍可以检测到 $MYD88^{L265P}$ 突变等，这部分患者目前是否仍需继续维持治疗尚无足够的临床研究提供支持。此外，还有一部分患者临床症状虽已消失，但 MRI 影像学仍然长期存在一些残留病变，这可能是神经胶质增生或脱髓鞘，而非残留的肿瘤细胞，临床需注意鉴别。因此，治疗应以消除患者症状为主要目标而非关注影像学和实验室检查的完全正常。另外，由于 CNS 的再生能力较低，某些临床症状或体征可能不可逆，这些后遗症不应被解释为治疗失败，应及时停止治疗，避免因持续治疗引起药物所致的脑损伤。

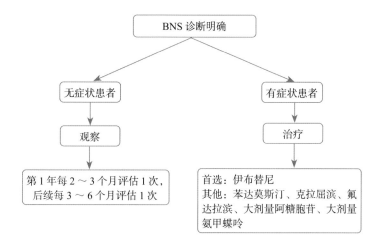

图 18-1 治疗流程

五、疗效评估

2017 年《Bing-Neel 综合征的诊断、治疗和应答标准指南》提出的 BNS 疗效标准如表 18-1 所示。

表 18-1 BNS 疗效标准

疗效分类	定义
CR	症状和放射学异常的完全消退及脑脊液中的肿瘤细胞清除。完全缓解并非 BNS 的治疗目标，所以不可盲目追求患者完全缓解，进而导致患者过度治疗。与 WM 一样，BNS 的治疗目标应该是实现持续的长期、无症状间隔
PR	症状和影像学改善，但 CSF 检查必须为阴性
无效	在治疗中出现症状和放射学无改善或有进展，且 BNS 患者的 CSF 检查仍存在肿瘤细胞
复发	再次出现归因于 BNS 的新体征和症状；或通过影像学和实验室检查发现新的进展病灶

为了更好地评估治疗效果，建议在治疗的前 6 个月每个月监测血细胞计数、血清 IgM 水平并进行症状评估，然后进行季度评估。在开始治疗后的前 2 年内，可以每 6 个月监测一次脑和（或）脊柱 MRI，以及 CSF 细胞学和流式细胞术。此后，根据临床指示进行 MRI 和 CSF 监测，以防止症状再次出现。

六、预后判断

BNS 患者的预后数据相当有限。有研究显示，BNS 患者 5 年 OS 率为 71%。大多数患者死亡发生在 BNS 诊断后 2 年内，2/3 的死因与 BNS 进展或 BNS 治疗有关。BNS 一线治疗后的中位 PFS 为 26 个月，之前未接受 WM 治疗的 BNS 患者的 3 年 OS 率为 100%，而在 BNS 诊断之前接受过 WM 治疗的患者的 3 年 OS 率为 40%。但在现有的大样本研究中，BNS 患者治疗方案并不完全相同，因此预后数据与 BNS 患者的真实预后可能存在一定的偏差。

参考文献

1. KULKARNI T，TREON S P，MANNING R，et al. Clinical characteristics and treatment outcome of cns involvement（Bing-Neel syndrome）in Waldenstrom's macroglobulinemia. Blood，2013，122（21）：5090.

2. BING J，NEEL A. Two cases of hyperglobulinaemia with affection of the central nervous system on a toxi-infectious basis 1. Acta Medica Scandinavica，1936，88：492-506.

3. MINNEMA M C，KIMBY E，D'SA S，et al. Guideline for the diagnosis，treatment and response criteria for Bing-Neel syndrome. Haematologica，2017，102（1）：43-51.

4. CASTILLO J J，D'SA S，LUNN M P，et al. Central nervous system involvement by Waldenström macroglobulinaemia（Bing-Neel syndrome）：a multi-institutional retrospective study. Br J Haematol，2016，172（5）：709-715.

5. SIMON L，FITSIORI A，LEMAL R，et al. Bing-Neel syndrome，a rare complication of Waldenström macroglobulinemia：analysis of 44 cases and review of the literature. A study on behalf of the French Innovative Leukemia Organization（FILO）. Haematologica，2015，100（12）：1587-1594.

6. LY K I，FINTELMANN F，FORGHANI R，et al. Novel diagnostic approaches in Bing-Neel syndrome. Clin Lymphoma Myeloma Leuk，2011，11（1）：180-183.

7. OWEN R G，TREON S P，AL-KATIB A，et al. Clinicopathological definition of Waldenstrom's macroglobulinemia：consensus panel recommendations from the Second International Workshop on Waldenstrom's Macroglobulinemia. Semin Oncol，2003，30（2）：110-115.

8. MALKANI R G，TALLMAN M，GOTTARDI-LITTELL N，et al. Bing-Neel syndrome：an illustrative case and a comprehensive review of the published literature. J Neurooncol，2010，96（3）：301-312.

9. ZETTERBERG H. Pathognomonic cerebrospinal flfluid findings in Bing-Neel syndrome. J Neurooncol，2011，104（2）：615.

10. DALAKAS M C，PAPADOPOULOS N M. Paraproteins in the spinal fluid of patients with paraproteinemic polyneuropathies. Ann Neurol，1984，15（6）：590-593.

11. LIU L，CAO F，WANG S，et al. Detection of malignant B lymphocytes by PCR clonality assay using direct

lysis of cerebrospinal flfluid and low volume specimens. Int J Lab Hematol, 2015, 37（2）: 165-173.

12. VAN CAUWENBERGE M G, DEPRETER B, DUMOULIN E N, et al. Bing-Neel syndrome: two unexpected cases and a review of the literature. J Neurol Sci, 2015, 356（1-2）: 19-26.

13. TREON S P, XU L, HUNTER Z. MYD88 Mutations and response to ibrutinib in waldenström's macroglobulinemia. N Engl J Med, 2015, 373（6）: 584-586.

14. POULAIN S, BOYLE E M, ROUMIER C, et al. MYD88 L265P mutation contributes to the diagnosis of Bing Neel syndrome. Br J Haematol, 2014, 167（4）: 506-513.

15. NAKAMURA T, TATEISHI K, NIWA T, et al. Recurrent mutations of CD79B and MYD88 are the hallmark of primary central nervous system lymphomas. Neuropathol Appl Neurobiol, 2016, 42（3）: 279-290.

16. GONZALEZ-AGUILAR A, IDBAIH A, BOISSELIER B, et al. Recurrent mutations of MYD88 and TBL1XR1 in primary central nervous system lymphomas. Clin Cancer Res, 2012, 18（19）: 5203-5211.

17. PENTSOVA E, ROSENBLUM M, HOLODNY A, et al. Chemotherapy-related magnetic resonance imaging abnormalities mimicking disease progression following intraventricular liposomal cytarabine and high dose methotrexate for neurolymphomatosis. Leuk Lymphoma, 2012, 53（8）: 1620-1622.

18. FERRERI A J M. Therapy of primary CNS lymphoma: role of intensity, radiation, and novel agents. Hematology Am Soc Hematol Educ Program, 2017, 2017（1）: 565-577.

19. BERNARD S, GOLDWIRT L, AMORIM S, et al. Activity of ibrutinib in mantle cell lymphoma patients with central nervous system relapse. Blood, 2015, 126（14）: 1695-1698.

20. MASON C, SAVONA S, RINI J N, et al. Ibrutinib penetrates the blood brain barrier and shows efficacy in the therapy of Bing Neel syndrome. Br J Haematol, 2017, 179（2）: 339-341.

21. CABANNES-HAMY A, LEMAL R, GOLDWIRT L, et al. Efficacy of ibrutinib in the treatment of Bing-Neel syndrome. Am J Hematol, 2016, 91（3）: E17-E19.

22. CASTILLO J J, ITCHAKI G, PALUDO J, et al. Ibrutinib for the treatment of Bing-Neel syndrome: a multicenter study. Blood, 2019, 133（4）: 299-305.

23. SESTIER M, HILLIS C, FRASER G, et al. Bruton's tyrosine kinase inhibitors and cardiotoxicity: more than just atrial fibrillation. Curr Oncol Rep, 2021, 23（10）: 113.

24. PAYDAS S. Management of adverse effects/toxicity of ibrutinib. Crit Rev Oncol Hematol, 2019, 136: 56- 63.

25. WONG J, CHER L, GRIFFITHS J, et al. Efficacy of zanubrutinib in the treatment of Bing-Neel syndrome. Hemasphere, 2018, 2（6）: e155.

26. CASTILLO J J, TREON S P. How we manage Bing-Neel syndrome. Br J Haematol, 2019, 187（3）: 277-285.

27. BROMBERG J E, DOORDUIJN J K, BAARS J W, et al. Acute painful lumbosacral paresthesia after intrathecal rituximab. J Neurol, 2012, 259（3）: 559-561.

28. CEPPI F, WEITZMAN S, WOESSMANN W, et al. Safety and efficacy of intrathecal rituximab in children with B cell lymphoid CD20+ malignancies: an international retrospective study. Am J Hematol, 2016, 91(5): 486-491.

29. ABBI K K, MUZAFFAR M, GAUDIN D, et al. Primary CNS lymphoplasmacytic lymphoma: a case report

and review of literature. Hematol Oncol Stem Cell Ther，2013，6（2）：76-78.

30. SHIMIZU K，FUJISAWA K，YAMAMOTO H，et al. Importance of central nervous system involvement by neoplastic cells in a patient with Waldenström's macroglobulinemia developing neurologic abnormalities. Acta Haematol，1993，90（4）：206-208.

31. SAAD S，WANG T J. Neurocognitive deficits after radiation therapy for brain malignancies. Am J Clin Oncol，2015，38（6）：634-640.

32. SIMON L，LEMAL R，FORNECKER L M，et al. High-dose therapy with autologous stem cells transplantation in Bing-Neel syndrome：a retrospective analysis of 14 cases. Am J Hematol，2019，94（9）：E227-E229.

33. ABDALLAH A O，ATRASH S，MUZAFFAR J，et al. Successful treatment of Bing-Neel syndrome using intrathecal chemotherapy and systemic combination chemotherapy followed by BEAM auto-transplant：a case report and review of literature. Clin Lymphoma Myeloma Leuk，2013，13（4）：502-506.

第十九章　LPL/WM 相关外周神经病的诊断与治疗

天津医科大学总医院　张超

周围神经病是 LPL/WM 较少见的并发症，已有的小样本流行病学资料显示，5% ～ 38% 的 LPL/WM 患者可伴发周围神经病变。LPL/WM 相关周围神经病以中老年居多，常表现为多发性神经病，病变呈对称性分布，出现肢体远端功能障碍。LPL/WM 相关周围神经病预后不良，多数患者遗留严重的肢体功能障碍。

一、病因及发病机制

LPL/WM 相关周围神经病的发病机制目前尚不清楚。LPL/WM 相关周围神经病可累及周围神经大纤维，也可累及小纤维；可导致周围神经脱髓鞘，也可导致轴索变性。LPL/WM 相关周围神经脱髓鞘病变可能与体内异常的单克隆丙种球蛋白有关。研究发现，约 2/3 患者的血清中可检测出抗髓鞘相关糖蛋白（MAG）抗体。MAG 是一种相对分子质量为 100 000 的糖蛋白，为神经髓鞘的成分之一，存在于轴突周围形成髓鞘的施万细胞膜、施—兰切迹和内外轴索系膜，是维持髓鞘及轴索结构和功能的重要成分。对患者周围神经进行抗 MAG 染色，发现 IgM 与 MAG 可共定位于髓鞘，导致髓鞘层间距增宽及脱髓鞘改变。部分患者血清中可检测出抗髓磷脂中糖脂组分（sultate-3-glucuronyl paragloboside，SGPG）抗体。推测这两种抗体与髓鞘抗原成分结合后，均可导致周围神经髓鞘结构及功能的破坏，致使神经功能障碍，出现临床症状。周围神经轴索变性的机制包括淀粉样变性、缺血性损害等。

二、临床表现

LPL/WM 相关周围神经病多见于 60 ～ 70 岁男性，起病隐袭，呈亚急性或慢性病程，多以足部麻木或感觉异常为首发症状，双侧较为对称，随病程逐渐向近端扩展，然后累及双手，继之出现四肢对称性无力。多数患者以感觉障碍为主，具有长度依赖性，下肢为重，表现为感觉异常、感觉性共济失调和姿势性震颤，运动障碍较轻，通常仅有远端轻微受累，颅神经受累罕见。当病变以外周神经中的小纤维损害为主时，常以足底疼痛起病，疼痛性质多为烧灼感或电击感，夜间尤其明显。查体可见四肢远端针刺觉减退或消失，关节位置觉、音叉振动觉减退；部分患者可出现痛觉过敏；跟腱和膝反射减弱或消失，四肢远端肌力减退。

三、辅助检查

1. 血清抗体检测

患者血清中可检测出多种特异性抗髓磷脂抗体，如抗 MAG 抗体、SGPG 抗体等。抗 MAG 相关 PN 依赖抗 MAG 抗体的检测。抗 MAG 抗体多数为 IgM-κ 型，少数为 IgM-λ 型。免疫印迹法检测的特异性和阳性预测值分别为 93.2% 及 91.4%，对同时存在 IgM 型 M 蛋白和周围神经病的患者应积极筛查血清抗 MAG 抗体，但临床表现及其严重程度与抗 MAG 抗体的滴度并无明显相关性。

2. CSF

CSF 蛋白多明显升高，中位水平为 0.83 g/L，部分可大于 1 g/L，多数患者 CSF 细胞数正常。

3. 神经电生理

电生理检查可为轴索变性、脱髓鞘样改变或混合型，其中以脱髓鞘病变较为常见，表现为所检神经远端潜伏期延长、神经传导速度减慢、肌肉复合动作电位离散、F 波潜伏期延长；当患者以轴索病变为主要病变时，表现为所检神经波幅降低，而神经传导速度轻度减慢，严重时波形消失，病变累及运动纤维时，针极肌电图可见自发电位，运动单位电位时限延长及波幅增高，募集电位减少。

4. 神经病理

目前对 LPL/WM 相关周围神经病的病理研究较少。腓肠神经活检可发现病变神经出现轴索变性或脱髓鞘改变，无明显炎性细胞浸润，但为非特异性表现。当患者出现淀粉样变性累及周围神经时，刚果红染色可见淀粉样蛋白沉积在神经内膜血管周围。由于神经活检的特异性较差，病理结果不能用于确诊，但有助于除外血管炎性或遗传性周围神经病。

四、诊断及鉴别诊断

1. 诊断

当患者出现以肢体远端感觉障碍为主的周围神经病，血清免疫电泳及骨髓穿刺明确 LPL/WM 时，可高度疑诊本病，通过血清抗体筛查、神经电生理和神经活检可确诊。

2. 鉴别诊断

LPL/WM 相关周围神经病在临床较为少见，需要排除其他病因，如慢性炎性脱髓鞘性多发性神经根神经病、其他异常丙种球蛋白血症伴发周围神经病、糖尿病周围神经病、人免疫缺陷病毒感染等。

（1）慢性炎性脱髓鞘性多发性神经病：远端获得性脱髓鞘性对称性神经病是慢性炎性脱髓鞘性多发性神经病的一种变异型。该病呈慢性病程，主要表现为四肢远端的感觉异常和（或）无力，可伴有共济失调和震颤，但不伴单克隆免疫球蛋白血症或 MAG 抗体。

（2）POEMS 综合征：该病有周围神经损害、脏器肿大、内分泌异常、皮肤改变，伴血清 M 蛋白阳性。POEMS 综合征 M 蛋白多为 IgG 型，轻链型增多，常伴血管内皮生长因子（VEGF）升高。

（3）意义未明单克隆免疫球蛋白血症相关的周围神经病：该病临床表现为慢性病程，以及逐渐进展的远端感觉障碍，常伴有震颤。肌电图多表现为对称的神经传导速度减慢，远端潜伏期延长。血清可见 M 蛋白，可为单克隆 IgM 型，部分患者也可检测出抗 MAG 抗体。但该病骨髓活检中多无异常细胞浸润。

五、治疗

IgM 相关周围神经病在 LPL/WM 的发生率为 20% ~ 25%，怀疑存在 IgM 相关周围神经病时应及时治疗。LPL/WM 相关周围神经病尚无标准的治疗方案，鉴于 LPL/WM 对丙种球蛋白与激素等免疫治疗效果欠佳，目前推荐应选择含利妥昔单抗的方案，同时应尽量避免使用存在神经毒性的药物，如长春新碱、硼替佐米和沙利度胺等，以防加重周围神经的损害。

基于利妥昔单抗的化疗方案，在改善周围神经症状的同时，临床可明确检测到血清抗髓磷脂抗体的减少。神经症状轻微、进展缓慢的患者，可仅采用利妥昔单抗单药治疗；而中重度神经病变者需联合环磷酰胺、地塞米松 / 泼尼松，以期快速清除体内异常 IgM；其中部分迅速进展或初始 IgM 水平高（＞ 60 g/L）的患者，化疗前应先进行血浆置换。

何种表型的患者对基于利妥昔单抗的化疗方案有更好的疗效尚无定论。现有研究认为，病程短、疾病进展速度缓慢、神经病理示病变神经纤维少的患者对治疗的反应较好。诊断时血清抗 MAG 抗体的滴度能否预测患者神经功能障碍的改善程度仍存在争议。客观评价患者的感觉功能障碍较为困难，尽管少数患者可能因为复燃现象在利妥昔单抗治疗后血清 M 蛋白水平会一过性升高，但血清 M 蛋白水平仍然是血液学疗效的指标之一，可以作为监测 LPL/WM 相关周围神经病疗效的补充。患者的全身状况也影响神经功能的改善，因此在治疗时应选择合适的治疗方案及疗程以维持血液学缓解，从而为神经症状的改善及稳定争取更长时间。

参考文献

1. KLEIN C J，MOON J S，MAUERMANN M L，et al. The neuropathies of Waldenström's macroglobulinemia（WM）and IgM-MGUS. Can J Neurol Sci，2011，38（2）：289-295.

2. LEVINE T，PESTRONK A，FLORENCE J，et al. Peripheral neuropathies in Waldenström's macroglobulinaemia. J Neurol Neurosurg Psychiatry，2006，77（2）：224-228.

3. D'SA S，KERSTEN M J，CASTILLO J J，et al. Investigation and management of IgM and Waldenström-associated peripheral neuropathies：recommendations from the IWWM-8 consensus panel. Br J Haematol，2017，176（5）：728-742.

4. 中国抗癌协会血液肿瘤专业委员会，中华医学会血液学分会白血病淋巴瘤学组，中国抗淋巴瘤联盟 . 淋巴浆细胞淋巴瘤 / 华氏巨球蛋白血症诊断与治疗中国专家共识（2016 年版）. 中华血液学杂志，2016，37（9）：729-734.

第二十章　LPL/WM 相关淀粉样变性的诊断与治疗

中国医科大学附属盛京医院　王慧涵

　　淀粉样变性是 WM 的一种少见并发症，治疗困难，并有较高的死亡率。WM 患者淀粉样变性的前体蛋白主要是 IgM 相关轻链（immunoglobulin light chain amyloidosis，AL）。WM 合并的淀粉样变性中有 4% 是由于血清淀粉样蛋白 A 引起系统性 AA 淀粉样变性（amyloid A protein，AA）。WM 与家族性或野生型转甲状腺素蛋白淀粉样变性（transthyretin amyloid，ATTR）也可以同时存在。不同的前体蛋白导致淀粉样变性的治疗及预后不同，需要注意鉴别。本章主要介绍 WM 合并 IgM-AL 型淀粉样变性的特点及诊治。

一、WM 合并 IgM-AL 型淀粉样变性的临床表现

　　IgM-AL 型淀粉样变性患者具有 AL 型淀粉样变性的普遍性临床特征。此外，IgM-AL 型淀粉样变性患者相比于非 IgM-AL 型淀粉样变性患者来说起病年龄更大。从临床特征来看，IgM-AL 型淀粉样变性患者中淋巴结受累更多见，占 20% ～ 33%。淋巴结的病变多由淋巴结内淀粉样蛋白沉积引起而不是因淋巴结内淋巴瘤细胞增多导致。IgM-AL 型淀粉样变性的心脏受累相对较少，占 32% ～ 45%，而在非 IgM-AL 型淀粉样变性中，心脏受累可以高达 70%，这可能与 IgM-AL 型淀粉样变性中轻链水平相对较低有关。心脏受累标志物 N- 末端 B 型钠尿肽（NT-proBNP）及肌钙蛋白在 IgM-AL 型患者中水平也较低。多发神经受累的 IgM-AL 型淀粉样变性的患者常存在抗髓鞘相关糖蛋白（anti-MAG）抗体。心脏受累、梅奥分期晚期、神经病变和肝脏受累是影响 IgM-AL 型淀粉样变性患者生存的独立危险因素。

　　IgM-AL 型淀粉样变性患者骨髓恶性肿瘤细胞数量较少，26% ～ 33% WM 合并淀粉样变性患者骨髓检查正常或达不到诊断标准。在 WM 患者中，骨髓常以淋巴或淋巴浆细胞浸润为主，而 WM 合并淀粉样变性的患者中有 13% ～ 21% 以浆细胞浸润为主。*MYD88*[L265P] 突变的检测有助于区分淋巴浆细胞性淋巴瘤和其他浆细胞恶性疾病。

$MYD88^{L265P}$ 阳性患者心脏受累（10%）更低。$MYD88^{L265P}$ 阳性患者淀粉样神经病的发生率较高（40%）。$MYD88$ 突变是否促进淀粉样蛋白沉积目前尚不清楚。

二、WM 合并 IgM-AL 型淀粉样变性的诊断

WM 的患者如果出现与淀粉样变性相关的临床症状，需要：①识别受累脏器；②明确组织中淀粉样蛋白沉积物；③明确淀粉样蛋白分型。IgM 型 MGUS 患者随访 2 年或 5 年后诊断为 WM 合并淀粉样变性的分别为 14% 和 8%。因此，在 IgM 型 MGUS 患者随访中应该注意淀粉样蛋白引起相关器官损伤的早期检测。NT-proBNP/BNP 是心脏受累的早期筛查敏感指标。尿蛋白和肌酐及肾小球滤过率可以早期发现肾脏淀粉样变性受累。WM 伴有外周神经病变的患者需要注意鉴别诊断淀粉样变性、抗 MAG 抗体引起的神经病变，以及慢性炎症性脱髓鞘性多发性神经病。碱性磷酸酶（alkaline phosphatase，ALP）和测量肝脏大小可以早期发现肝脏受累。另外，在 IgM 血症的患者中，应该进行 $MYD88^{L265P}$ 突变及骨髓细胞遗传学和异常浆细胞的检测。

如果怀疑 WM 合并淀粉样变性，需要进行组织活检以确定诊断。活检的部位包括皮下腹部脂肪、唇唾液腺活检，以及骨髓等。有条件可以对受累器官，如肾脏、心脏进行活检。应用基于质谱蛋白质组学技术的免疫电子显微镜可以帮助鉴别淀粉样蛋白沉积物。带骨示踪剂的心脏闪烁扫描（99^{mTc}-3PRGD2，3-diphosphono-1，2- 丙二羧酸或焦磷酸盐）可以帮助区分 AL（轻度或无摄取）与 ATTR（强摄取）。

三、WM 合并 IgM-AL 型淀粉样变性治疗

IgM-AL 型治疗的原则是抑制肿瘤克隆，快速减少循环中的游离轻链水平，故应首选能够达到快速缓解的方案。因为 IgM-AL 型相对少见，目前尚没有足够的证据推荐此类疾病的最佳治疗方案。硼替佐米、苯达莫司汀、环磷酰胺和嘌呤类似物与利妥昔单抗及地塞米松联合使用越来越普遍，但是血液学反应仍不理想，很少达到完全反应。美法仑和地塞米松联合治疗的方案中，70% 的患者有血液学反应，VGPR/CR 率达到 26%，MP 方案在浆细胞占优势的 WM 患者中可能是较好选择。IgM-AL 型淀粉样变性患者在高剂量化疗和自体造血干细胞移植中似乎与非 IgM-AL 型具有相似的疗效，提示 ASCT 也可能是 IgM-AL 型淀粉样变性的一个选择。另外，尚有 SAP 抗体类药物等均在实验当中。

IgM-AL 型淀粉样变性患者需要选择合适的指标来评估疗效。2/3 的患者具有可评

估的血清游离轻链差值（free light chain difference，dFLC）> 50 mg/L，可以应用 dFLC 来评估疗效。在 dFLC 低的患者中，可以通过 M 蛋白变化来评估疗效。需要注意在 IgM-AL 型淀粉样变性中，轻链和单克隆 IgM 都应用于评估疗效，而在非 IgM-AL 型淀粉样变性中，通常只应用可测量 dFLC 来评估疗效，而不考虑 M 蛋白。在少数不具有可评估 dFLC 和 M 蛋白的患者中，骨髓检查可能提供治疗的评价。受累器疗效可以使用在非 IgM-AL 型淀粉样变性中的反应标准来定义。

IgM-AL 型淀粉样变性患者的中位生存期为 49 ～ 78 个月，与非 IgM-AL 型淀粉样变性相比没有显著差异。然而早期 IgM-AL 型淀粉样变性患者生存要差于早期非 IgM-AL 型淀粉样变性患者。Mayo 分期Ⅰ期和Ⅱ期 IgM-AL 型淀粉样变性患者总生存期只有 2 年，而 Mayo 分期Ⅰ期和Ⅱ期非 IgM-AL 型淀粉样变性患者生存期为 4 年。在多变量分析中，梅奥心脏分期、年龄超过 67 岁、神经病变和肝脏受累是影响生存的独立预后因素。

IgM-AL 型淀粉样变性是淀粉样变性中少见但具有独特临床特点的一类，此类患者起病年龄更大，预后更差，治疗需要进一步的探索。

参考文献

1. MILANI P，MERLINI G. Monoclonal IgM-related AL amyloidosis. Best Pract Res Clin Haematol，2016，29（2）：241-248.

2. TERRIER B，JACCARD A，HAROUSSEAU J L. et al. The clinical spectrum of IgM-related amyloidosis：a French nationwide retrospective study of 72 patients. Medicine（Baltim），2008，87：99-109.

3. 毛玥莹，冯俊，孟琦，等.单克隆 IgM 相关轻链型淀粉样变性的临床特征和预后分析.中华血液学杂志，2017，38（11）：989-992.

4. WECHALEKAR A D, LACHMANN H J, GOODMAN H J, et al. AL amyloidosis associated with IgM paraproteinemia：clinical profile and treatment outcome. Blood，2008，112（10）：4009-4016.

5. MERLINI G，WECHALEKAR A D，PALLADINI G. Systemic light chain amyloidosis：an update for treating physicians. Blood，2013，121（26）：5124-5130.

6. GERTZ M A，BUADI F K，HAYMAN S R. IgM amyloidosis：clinical features in therapeutic outcomes. Clin Lymphoma Myeloma Leuk，2011，11（1）：146-148.

7. GERTZ M A，KYLE R A，NOEL P. Primary systemic amyloidosis：a rare complication of immunoglobulin M monoclonal gammopathies and Waldenstrom's macroglobulinemia. J Clin Oncol，1993，11（5）：914-920.

8. SISSOKO M，SANCHORAWALA V，SELDIN D，et al. Clinical presentation and treatment responses in

IgM-related AL amyloidosis. Amyloid，2015，22（4）：229-235.

9. CHAKRABORTY R，NOVAK A J，ANSELL S M，et al. First report of MYD88L265P somatic mutation in IgM-associated light chain amyloidosis. Amyloid，2017，24（sup1）：42-43.

10. ROUSSEL M，PALLADINI G，GIBBS S D，et al. Treatment and outcome of 267 patients with IgM-related AL amyloidosis. ASH Annu Meet Abstr，2012，120：4074.

11. PALLADINI G，FOIL A，RUSSO P，et al. Treatment of IgM-associated al amyloidosis with the combination of rituximab，bortezomib，and dexamethasone. Clin Lymphoma Myeloma Leuk，2011，11（1）：143-145.

12. SACHCHITHANANTHAM S，ROUSSEL M，PALLADINI G，et al. European collaborative study defining clinical profile outcomes and novel prognostic criteria in monoclonal immunoglobulin M-related light chain amyloidosis. J Clin Oncol，2016，34（17）：2037-2045.

13. VALENTE M，ROY V，LACY M Q，et al. Autologous stem cell transplantation and IgM amyloidosis. Leuk Lymphoma，2006，47（6）：1006-1012.

14. PEPYS M B，HERBERT J，HUTCHINSON W L，et al. Targeted pharmacological depletion of serum amyloid P component for treatment of human amyloidosis. Nature，2002，417（6886）：254-259.

15. PALLADINI G，DISPENZIERI A，GERTZ M A，et al. New criteria for response to treatment in immunoglobulin light chain amyloidosis based on free light chain measurement and cardiac biomarkers：impact on survival outcomes. J Clin Oncol，2012，30（36）：4541-4549.

第二十一章　WM 的慢性病管理模式探索

苏州大学附属第一医院　傅琤琤

1. 什么是慢性病管理模式？其起源于哪些慢性病？包含的管理模式概念是什么？包括哪些诊断后药物管理、不良反应管理和随访检查管理？肿瘤的慢性病管理模式起源，现代运用于哪些疾病中？新型癌症治疗的口服药物管理与以往不同，从慢性粒细胞白血病的经验中学习，口服药物往往需要坚持长达数年甚至终身，这种特殊的癌症慢性病管理该如何往前发展？

目前，慢性病已成为我国社区的常见病、多发病。据统计，慢性病导致的疾病负担占总疾病负担的近 70%。《中国居民营养与慢性病状况报告（2020 年）》显示，我国慢性病患者基数仍在不断扩大，因慢性病死亡的比例也在持续增加，2019 年我国因慢性病导致的死亡人数占总死亡人数的 88.5%。随着我国人口老龄化和生活方式等因素的转变，我国慢性病患病形势越来越严峻。

发达国家的弱势地区和边缘化社区承受着日益严重的慢性病负担，作为应对这种日益严重的健康危机的一种方式，研究人员试图制定全面的战略来管理慢性病，并提供改进的慢性病护理，由此不少研究者提出了不同的慢性病管理模式。许多综合护理或慢性病管理计划的主要目的是减少碎片化，同时以医疗保健系统可接受的成本改善健康结果，现代慢性病管理策略首先由 MacColl 医疗保健创新研究所（MacColl Institute for Healthcare Innovation at Group Health Cooperative）确定，通常被称为 Wagner 慢性病护理模型（Wagner CCM），它基于 6 个关键要素。这些要素旨在调动社区资源，促进高质量护理，实现患者自我管理，实施符合证据和患者偏好的护理，有效利用患者 / 人口数据及文化能力，协调护理和促进健康。

国际上慢性病管理模式主要有慢性病照护模型（chronic care model，CCM）、慢性病创新照护框架（innovative care for chronic conditions framework，ICCC）、慢性病自我管理计划模型（chronic disease self-management program，CDSMP）、同伴支持管理模式（peer support programs to manage chronic disease）、专业人员指导的团体交流管理模式

（professional-led group visits）、同伴辅导等，其中前 3 种应用较为广泛，其他模式多为配合使用。大多数慢性病研究集中在糖尿病护理，其他包括心血管疾病、抑郁、呼吸系统疾病如慢性阻塞性肺疾病和肾脏疾病。慢性病研究侧重于如何更普遍地为慢性病患者提供护理。

美国最早研究和初步应用 CCM。20 世纪 70—90 年代是美国慢性病发病的高峰期，为了降低过快增长的医疗费用，美国应用 CCM 动员政府、医护人员、患者均参与到管理活动当中，把慢性病管理工作作为公共卫生服务重点投入的项目。在芬兰采用另一种慢性病管理模式 CDSMP，出现在 20 世纪 70 年代。该模式重点干预和管理慢性病患者饮食、行为习惯、锻炼强度、心理变化、疾病病程等因素，并分析疾病相关资料，传播健康知识。我国各地一直在不断探索各种慢性病管理模式。近年来，通过建设国家级慢性病综合防控示范区，个别地方取得了一定成绩，但可复制的慢性病管理模式尚未形成。

国际上，慢性病防控取得较好成效的国家有芬兰、美国、澳大利亚、日本等。芬兰通过制定国家政策营造良好政策环境，采取改变食品种植结构和方式、改善食品加工方式、使用营养标签优化超市食品摆放、加强营养宣传等措施，经过 20 多年，极大降低了发生冠心病的风险和死亡率。美国通过开展一级预防，提倡早期发现并完善相应技术，采取包括改变饮食习惯、控烟、预防病毒感染、控制肥胖、限制酒精摄入、开展癌症早期筛查等措施，实现了 1998 年美国癌症死亡率的首次下降，2002—2004 年大部分癌症死亡率呈下降趋势，结直肠癌降幅最大，肺癌开始下降。在心血管健康管理方面，美国强调非药物干预，对体重指数、体力活动、健康饮食和吸烟等行为和总胆固醇、血压、血糖等指标进行管理。日本通过营养立法等，对 40 ～ 70 岁人群进行特定体检，对存在健康问题者进行干预，如辞退超重＞6 个月且减重仍不见效的员工，否则企业会被处以罚款，由此带动居民养成良好生活方式，进而降低慢性病发病率。从发达国家近年来的慢性病防控指南特点和演进来看，慢性病管理逐渐从人群干预向个体化、精细化干预方向发展。

知识—信念—行为（KAP）理论是目前常用的一种慢性病管理模式，可以将个人知识、信念变成健康行为。KAP 理论可结合患者自身情况，为患者个人定制疾病管理方案。KAP 对社会因素的依赖比较大，需要政府的合作和其他部门的共同参与，发挥城市该有的作用，创造健康公平的环境。慢性病管理模式的构成及其在医疗保健服务中的实施和交付方式仍在继续发展，纳入了更多的类似于 Wagner CCM 的因素进行研究。许多系统综述文献已经关注慢性病管理模式中包含的元素或元素组合在改善医疗保健实践和健康结果方面的有效性。

1959年全国性的高血压开始蔓延，我国开始了关于慢性病的防控研究，刚开始兴起是在医院和专家团队带领下的无管理机构阶段，后又逐渐被纳入政府工作。现在，慢性病预防主要在基层社区卫生服务方面以一级预防和三级预防为主，国家也在强调二级预防，早期筛查慢性病，提高城镇居民的监管能力。

中国慢性病管理模式有三诺分钟诊所、慢性病终端管理模式等。三诺分钟诊所将慢性病检测、病情评估、健康用药指导、健康生活指导等，通过专业的科学设备和软件整合，圆满解决了慢性病管理系列症结性难题。三诺分钟诊所使用的设备均为医用级便携式快速检测仪器，一个小小的手提箱就可以全部集成，便于携带，特别适用于药店的门店会员服务和基层医疗机构的慢性病社区服务。采用指尖血检测，取一滴血，只需5分钟就可以完成血糖、血脂4项、血压、血酮等8～10项慢性病指标检测，检测结果的解读信息全部基于慢性病专家共识。三诺分钟诊所以检测为基础，对被检测者进行检测指标分析、评估、预测、教育，最终提供精准的干预方案。这种慢性病管理模式以预防为重点，用简单易操作的智慧型工具为慢性病患者提供一体化、综合化的管理，增强自主管理意识及自我管理技能，从根本上实现初级卫生保健工作的目标，有效提升用户对药店品牌的体验感和信任度，为更多慢性病患者带来优质生活。四川大学华西医院依托于疾病管理单元及5G智慧诊断随访系统、新型远程多学科诊疗平台、慢性病专病健联体管理体系，以肺结节及肺癌为试点诊治病种，通过主动干预管理和服务模式创新，建立更加具有临床指导意义的实践规范，探索并构建慢性病全程管理模式，有效提高了医院诊疗管理的质量、效率及患者满意度。

《"健康中国2030"规划纲要》要求：到2022年，心脑血管疾病、癌症、慢性呼吸系统疾病、糖尿病等重大慢性病发病率上升趋势得到遏制；到2030年，因重大慢性病导致的过早死亡率明显降低。深化以患者和健康为中心的医疗模式变革将成为医疗体制改革和医院未来发展的核心内容。未来可以进一步研究探讨癌症慢性病管理中患者的消极情绪和生活水平的提升，或者探讨患者遵医行为，探讨其对癌因性疲乏、睡眠质量、住院满意度的影响，也可以在低知识水平的人群中探索慢性病管理模式，核心是促进管理服务供需方在健康评估等方面的服务连续性，给患者一定的归属感。总而言之，我国的慢性病防控是一项重要工作，需要构造出一种机制，由政府主导，全社会共同参与。

2. WM 为何属于慢性病管理模式，从固定疗程化疗发展到口服维持药物治疗的历史

WM 是一种罕见的惰性 B 细胞 NHL，其特征在于恶性淋巴浆细胞和浆细胞在骨髓、淋巴结、脾脏和（或）肝脏中的积累，以及出现血清蛋白电泳中的 IgM。根据监测、流行病学和最终结果（SEER）数据库，美国每年诊断出 1000 ～ 1500 例新的 WM 病例。一些患者在诊断时不需要治疗，但大多数患者在疾病过程中的某个时候需要进行治疗。虽然尚未出现 WM 治疗的明确护理标准，但烷化剂、核苷类似物、抗 CD20 单克隆抗体和蛋白酶体抑制剂在使用过程中都存在各种不同的毒副作用。

WM 是一种罕见的 B 细胞淋巴组织增生性肿瘤。尽管 WM 患者无法治愈，但可以享受更长的生存期和更好的生活质量。以往选择的治疗药物包括传统烷化剂类化疗药物、抗 CD20 单克隆抗体，其中有第二代 Ofatumumab（OFA）和第三代 Obinotuzumab（GA101），双功能基烷化剂苯达莫司汀，以及蛋白酶体抑制剂硼替佐米等。硼替佐米常联合其他药物如利妥昔单抗和地塞米松（BDR 方案）治疗 WM。这些药物构成组合方案需要患者进行定期住院治疗，同时需要密切观察化疗方案的血液学毒性和其他肝肾功能损伤、感染、输注反应、周围神经病变、高血压、糖尿病等不良反应。患者通常需要进行半年左右的固定疗程治疗，结束后进入化疗休息期，只需要定期随访。

BTK 抑制剂通过抑制 BTK 或白细胞介素 -1 受体相关激酶 1 和 4（IRAK-1 和 IRAK-4）活性诱导 WM 细胞凋亡，抑制下游 NF-κB 信号传导，具有协同杀伤 WM 细胞的效应。有研究结果确立了 BTK 作为 $MYD88^{L265P}$ 信号传导的下游靶标，为 BTK 抑制剂单独研究，以及联合 IRAK 抑制剂治疗 WM 提供了框架。由于高效、易于管理和毒性较小的口服制剂靶向疗法的出现，WM 患者的治疗快速发展，相信 WM 患者的预后将继续改善。因此，WM 的治疗模式逐渐从以住院治疗为主的方案转向以口服药物为主的持续治疗模式，因为疗效获益带来的生存期延长使医师更加重视患者在家口服药物的慢性病管理模式。

3. WM 慢性病管理的构成和注意事项

WM 慢性病管理包括病例管理和家庭支持。被纳入慢性病护理模型的因素有以下8 个：①促进社区支持慢性病管理，以满足患者的医疗需求；②促进无偿 / 非正式家庭支持以满足患者的医疗需求；③患者自我管理支持以满足患者的医疗需求；④改善卫生系统以满足卫生保健提供者对慢性病管理的需求；⑤满足医疗服务提供者需求的药品和检验输送系统设计；⑥增强医疗保健专业病例管理支持以满足患者的医疗需

求；⑦满足卫生保健提供者需求的决策支持；⑧满足卫生保健提供者需求的临床信息系统。

注意事项主要有以下几个方面：①管理 WM 患者的持续治疗和患者遗留问题、症状、缺陷和并发症。②很多患者有可改变的生活方式因素，与生活方式相关的慢性疾病，可以通过干预来改善。③需要发展全面的慢性病护理结构和支持系统，慢性病管理等工具用于帮助患者，进一步吸引患者和医疗保健提供者管理患者的健康。④结合卫生专业人员主导的慢性病工具，将病情管理方案纳入患者护理，可以提供健康风险的调查背景。⑤将患者的随访时间，以及影响慢性病的各种危险因素作为健康咨询的一部分（如肥胖、血管风险、过量饮酒、心理健康问题）。⑥ WM 起效相对缓慢，且通常临床症状如贫血的改善早于肿瘤负荷的降低，如无确切疾病进展证据，不宜频繁更换治疗方案。⑦多数患者治疗不能达到 CR，治疗有效的患者完成既定疗程（通常为 6 个疗程）或达到疾病平台期后即结束治疗或进入维持治疗。⑧制定方案后对患者进行定期随访，前 2 年每 3 个月进行一次随访，随后 3 年每 4～6 个月进行一次随访，最后每年进行一次随访。注意对患者病史、体格检查、血生化检查及 IgM 定量进行随访。应该特别注意是否出现免疫性血细胞减少症、继发性恶性肿瘤等。

4. 慢性病管理中需要注意口服药物管理依从性的社会学因素探讨

（1）从经济或者社会学因素考虑，有限的财政或社会资源对患者长期维持的影响有多大？如住房不稳定，无投保，口服药物保险不覆盖，自费比例高到何种程度患者无法接受，家庭出现不稳定因素。

（2）年龄：年轻患者慢性病口服药依从性可能风险更大，原因是年轻患者的经济基础更弱，社会负担更重。而＞70 岁以上患者存在另一种风险。老龄患者社会执行功能下降，不会网络预约，不熟悉电子系统和产品，没有社会性医疗机构人员辅助就医。或因为老年患者多种并发症存在，需要多种口服药物，比如 5 种以上的医疗治疗药物会对持续性治疗的依从性影响更大。

（3）患者未感知到口服治疗的益处：有时候患者认为相比住院治疗，口服药物治疗似乎疗效更差，或不予重视。另一种情况是口服药自由度更高，治疗管理交给患者和家属，如果同时缺乏对患者和家属潜在的毒副作用，药物和药物之间的互相作用，药物与食物间的互相作用的教育，就会造成治疗脱漏率高，或者不良反应频发而不得不中断治疗。

（4）医患沟通缺乏互相信任感，医师不知道某个患者对治疗相关不良反应不可耐受的底线，患者被认为无法有效管理疾病或与治疗相关的毒副作用，还有医师缺乏了解患者是否有不遵从医嘱、精神疾病、药物滥用病史，缺乏家庭 / 照顾者帮助的情况。

（5）还有患者晚期疾病或者疾病相关症状加重，不适合在家口服。或者疾病症状间断发作但治疗疗程很长，产生治疗疲劳。或者长期口服药物不便，往往是购药或者门诊随访不便，比如离家距离过长。或患者健康素养低，生活方式不健康，医疗自身动力差，适应健康生活方式有限，或患者有特殊的文化信仰，更迷信于老观念和旧思想。或患者有绝望情绪，认为口服药物是放弃治疗的一种表现等。

（6）口服药物管理的疗效评估指标一定要简便安全。直接方式：观察患者（望闻问切），看检查报告。间接方式：来自患者的自我报告、电子药瓶管理、药丸计数、药房数据或保险数据，以及患者日记等方法。两者在估计实际用药坚持率和持续性治疗坚持时间方面都有局限性。

5. 加强慢性病管理中口服药物依从性的管理策略

（1）制定共享决策：有助于在治疗过程中建立信任，强化治疗的好处，征得患者知情同意。

（2）有效的沟通策略，如跨学科 MDT 诊疗方法，跨学科的信息一致性。

（3）根据患者的习惯进行定制如生活方式 / 时间表及饮食计划等，考虑同时合并使用其他药物。

（4）预防和（或）降低不良事件的严重程度，考虑患者特定的风险因素，需要时剂量修改或中断，需要管理好何时、如何，以及何人打电话报告症状。

（5）吸引陪伴护理人员参与：在治疗过程中加强学习，家属常规协助、监测和报告症状。

（6）其他包括使用辅助计划，制定卫生政策 / 口服评价法，制定卫生技术参与管理患者门户、患者日记、提醒日历、发明口服治疗装置或设计专门网站。

6. 医师如何进行 WM 慢性病管理

（1）从治疗开始就规划和制定 WM 慢性病管理：管理如何进行药物调节，注意潜在的药物与药物相互作用，如果可能，修改伴随药物，如果不可能修改伴随药物可以进行 BTK 抑制剂的剂量修改。审查并发症包括心脏事件，出血和血栓形成，胃肠道反应，或感染性疾病。审查患者的实验室报告，包括血液学和肝肾功能。确认药物可用性，涉及的医保政策、商业保险或者其他援助计划，双通道药物管理和专业药房协调管理。制订后续随访计划，治疗开始前 2 个月更频繁随访，和患者及家属沟通安排何时、如何报告医师，以及何人报告症状。

（2）设定预期值：明确患者知情同意，包括使用 BTK 抑制剂的指征、潜在收益、潜在风险发病时间、预期治疗持续时间、诊疗策略、报告流程、随访计划。告知患者诊疗常规，如何服药、如何融入正常程序、如何处理错过的剂量、服药后呕吐如何处理、何时暂停剂量。教导患者获得治疗药物信息来源，如公共信息、医院公众号、基金会等。

（3）如何避免严重不良事件：对慢性病患者进行全程管理，可以提高患者的依从性，同时，加上规范、个性化的治疗方案使患者获益，促进医患关系的和谐发展。开展患者全程管理有一定的可行性和必要性，对医院的管理思维进行协调与创新，打造医院人才培养的新格局。做好患者全程管理的三阶段，第一阶段积极开展患教活动，提高患者对疾病的认知水平。第二阶段在患者入院后进行呵护，跟踪解决患者疑惑。第三阶段患者出院后进行跟踪随访。

7. 医院如何进行患者管理

（1）利用微信，建立服务平台，在微信公众号为患者及其家属提供服务。

（2）建立患者服务 QQ、微信群，为患者提供多渠道的交流平台，让其交流经验，提高治疗信心。

（3）定期电话随访，了解患者居家期间的基本情况，为他们提供健康教育和心理指导服务。有研究证明，对患者进行严格随访能有效提高疾病缓解的概率。尤其注意，在康复期的随访，在随访期间对患者进行随访提醒，注意录入随访信息。保证患者在任何阶段信息的真实性和准确性。

（4）了解患者定期检查的各项指标。

（5）在每季度开设患者教育会，为患者讲授不良后果、保健知识，发放纸质资料。

（6）在多学科协作的情况下进行综合诊疗，根据患者的身体情况，规范、科学地选择治疗手段，提高患者的治愈率和生活质量。

（7）提供患者的教育咨询，进行心理干预治疗，临床医师注意疏导患者的不良情绪，为患者提供一些让其感到心情舒畅的建议。

（8）对医院的各科室进行协调管理，学科带头人需要积极推进患者全程管理的流程和分工，让各科室之间的交流更加顺畅，使患者能真正获益。

（9）在国内对疾病宣传、其他科室的联合治疗、患者引导等 3 个方面进行就诊引导。

（10）规范化治疗，进行初次诊疗的引导，复诊提醒，诊疗管理，健康教育，协调会诊。

（11）评估全程管理的治疗效果，根据反馈收集相关问题，对管理质量进行持续改进。注意在就诊引导、规范诊疗、康复随访期间进行过程化评估。

华氏巨球蛋白血症理论与临床实践　　　　**实践篇**

第二十二章 哀哀于绝疑无路，绝路逢"伊"又一春
——伊布替尼单药治疗 WM

中山大学孙逸仙纪念医院 吴裕丹

一、简要病史

患者，男性，52 岁。主因：头晕多次跌倒。

现病史：因头晕摔倒伤及右额，伴有肢体抽搐收入院。1 年来患者因头晕多次跌倒。无头痛，视物模糊，发热，盗汗，体重减轻。头颅 CT：考虑右侧额部硬膜外血肿可能性大，邻近脑组织受推压改变，右侧额叶片状脑水肿，中线结构稍向左侧移位（图 22-1）。神经外科住院 2 日后，意识状态进行性恶化，出现嗜睡，进而昏迷，血氧下降遂转入 ICU。在 ICU 深昏迷，重症肺炎（多次痰培养，泛耐药鲍曼不动杆菌），双侧胸腔积液。气管切开，呼吸机辅助呼吸。

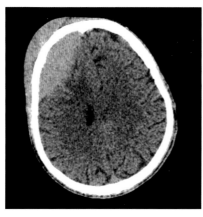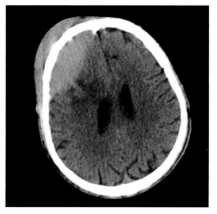

考虑右侧额部硬膜外血肿可能性大，邻近脑组织受推压改变，右侧额叶片状脑水肿，中线结构稍向左侧移位。

图 22-1 头颅 CT

二、查体

右额颞区可触及质韧肿块，约 5 cm×3 cm 大小，表面皮肤呈红色，活动度差（图 22-2）。格拉斯哥昏迷指数：E4V4M6=14 分，四肢肌力 5 级，肌张力不高。病理反射阴性。脑膜刺激征阴性。

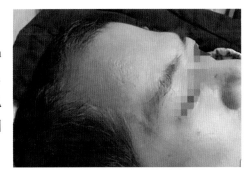

图 22-2　右额颞区可触及质韧肿块，约 5 cm× 3 cm 大小，表面皮肤呈红色，活动度差

三、辅助检查

1. 血液相关检查

血常规：WBC 4.62×10^9/L，HGB 59 g/L，PLT 50×10^9/L，N% 87.8%，L% 10.1%。生化：CA125 125.8 U/mL↑，ALB 13.9 g/L，球蛋白 97.0 g/L，β_2 微球蛋白 26.10 mg/L↑，尿酸 640 μmol/L↑，LDH 179 U/L。凝血八项：D- 二聚体 9.56 mg/L FEU。血免疫球蛋白：IgM 16.80 g/L。血免疫固定电泳：IgM、κ 泳道发现异常单克隆条带。

2. 骨髓相关检查

骨髓涂片：37.5% 骨髓浆细胞样淋巴细胞（图 22-3）。

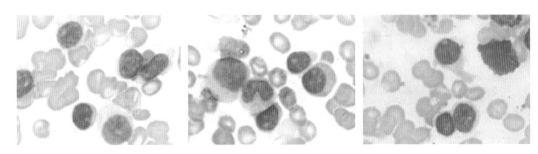

图 22-3　骨髓细胞检查显示骨髓浆细胞样淋巴细胞 37.5%

流式免疫分型：异常成熟 B 淋巴细胞占总有核细胞总数约 27.64%（占淋巴细胞约 47.14%），其 SSC 偏大，免疫表型表达 CD19、HLA-DR、FMC7、CD20、IgM；少量表达 CD22、CD23；不表达 CD5、CD25、CD10、CD103、CD30、CD57、CD43、CD11c；胞膜免疫球蛋白轻链 Kappa 限制性表达。流式结果提示为 CD5 阴性、CD10 阴性成熟 B 淋巴细胞白血病 / 淋巴瘤免疫表型。

骨髓病理：病变符合小 B 细胞淋巴瘤累积骨髓;（右侧腹股沟）淋巴结结构破坏，小淋巴细胞弥漫性增生，混杂较多浆细胞样细胞及成熟浆细胞；病变符合惰性小 B 细胞非霍奇金淋巴瘤，伴浆细胞样分化（图 22-4）。

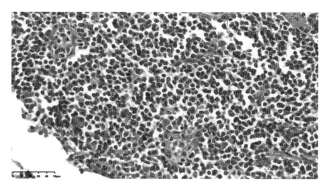

图 22-4　骨髓病理活检：病变符合惰性小 B 细胞非霍奇金淋巴瘤，伴浆细胞样分化

染色体荧光原位杂交：12 号染色体三体阴性；*D3S319* 阴性；*TP53* 阴性；*ATM* 阴性；*MYC* 阴性；*IGH* 阴性；*MALT1* 阴性。

基因检测：*MYD88*^L265P 突变阳性，突变比例为 11.4%。

3. 影像相关检查

全身 CT：肝门区、腹膜后、双侧髂血管旁、双侧腹股沟区多发肿大淋巴结，部分融合，增强扫描腹膜后淋巴结呈环形强化，余均匀强化；肝脏体积增大，向下达右侧髂嵴上缘水平，各叶比例未见明确异常，门静脉主干被包绕管腔稍变窄，门脉左、右支，下腔静脉，肝静脉未见明显异常。脾脏未见明确异常；腹盆腔、双侧胸腔见片状液性密度影，双肺下叶含气不全，以左肺为著；所拍摄骨均未见骨质破坏。

颅部 MRI：右额部皮下见一棱形异常信号，增强后均匀强化 90 mm × 14 mm；右额颅骨内板下一棱形异常信号 82 mm × 20 mm，增强明显均匀强化，邻近双侧额叶硬膜增厚，以右侧为主，右侧脑实质受压，中线结构轻度右偏（图 22-5）。

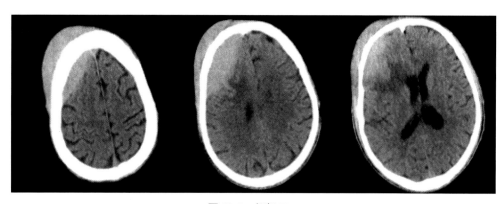

图 22-5　颅部 MRI

4. 其他辅助检查

直接抗人球蛋白试验阴性；抗 ENA 抗体 14 项、抗核抗体均阴性。

四、病史特点

患者为中年男性，慢性病程，经常因头晕跌倒；右额见暗红色软组织肿块，淋巴结和肝大，但脾无肿大；存在单克隆 IgM、贫血、血小板少；骨髓中见小淋巴细胞、淋巴样浆细胞、浆细胞；淋巴结结构被破坏，小淋巴细胞弥漫性增生，混杂较多浆细胞样细胞及成熟浆细胞；存在 $MYD88^{L265P}$ 突变呈阳性；脑 CT 显示右额叶硬膜下血肿。

五、临床诊断及危险度分层

WM，高危。

六、治疗与转归

2017 年 11 月 28 日开始予伊布替尼 420 mg/d（因患者无法自主吞咽，故取胶囊中粉末从胃管灌入）。采用伊布替尼治疗半个月后，因伊布替尼具有良好的血脑屏障通透性，迅速改善了 BNS 患者临床症状及影像学结果，如患者神志逐渐恢复，脱离呼吸机；用药 2 个月后，所有插管已经被拔出，可以简单表达意愿，对答反应灵敏度较 1 个月前好转，但依然延迟，可自行拉住扶手坐起，下肢肌肉依然明显萎缩，肌力 4 级，可借助外力站立 5 分钟。同步脑 CT 与入院时影像对比，右侧额部头皮软组织增厚、增高的高密度影，以及右额部颅骨内板下梭形高密度影较前有所缩小，邻近脑组织受推压改变（图 22-6）。

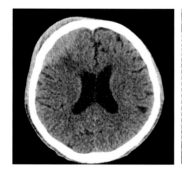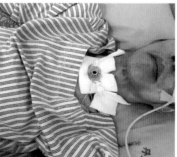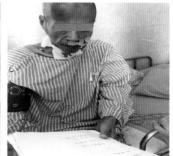

图 22-6 患者治疗 2 个月后

伊布替尼治疗 4 个月后复查颅部 MRI，可以发现伊布替尼对 BNS 患者颅部影像学病灶有所改善（图 22-7）。

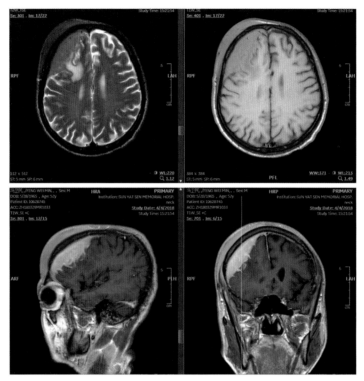

图 22-7　治疗 4 月余颅部 MRI

同时，使用伊布替尼也改善了患者相应的实验室指标，如血清 IgM 显著降低，骨髓中浆细胞样淋巴细胞逐渐减少，可检测到的 *MYD88* 突变细胞降低（5.3%）（图 22-8 ～图 22-10）。

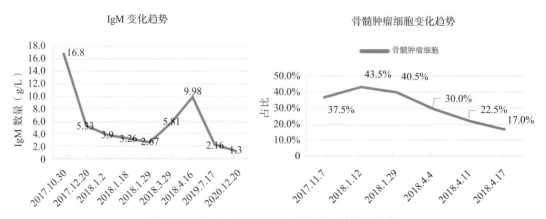

图 22-8　患者治疗后 IgM 与骨髓肿瘤细胞变化趋势

| 项目名称 | LPL/WM 基因突变检测 Panel | 接收时间 | 2018-04-02　15:19:24 |

检测结果

以下基因检测到强临床意义变异（Tier I）

基因	突变命名	突变频率
MYD88	NM_002468.4:c.794T > C（p.L265P）	5.3%

以下基因未检测到变异（Tier IV）

CXCR4					

图 22-9　LPL、WM 基因突变检测结果

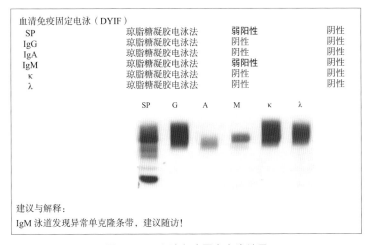

血清免疫固定电泳（DYIF）

SP	琼脂糖凝胶电泳法	**弱阳性**	阴性
IgG	琼脂糖凝胶电泳法	阴性	阴性
IgA	琼脂糖凝胶电泳法	阴性	阴性
IgM	琼脂糖凝胶电泳法	**弱阳性**	阴性
κ	琼脂糖凝胶电泳法	阴性	阴性
λ	琼脂糖凝胶电泳法	阴性	阴性

建议与解释：
IgM 泳道发现异常单克隆条带，建议随访！

图 22-10　血清免疫固定电泳结果

伊布替尼单药持续治疗 3 年半再次复查，患者状态良好（图 22-11）。颅部 MRI：确诊"淋巴浆细胞淋巴瘤"，与 2018 年 4 月 8 日 MRI 对比：现右侧额部皮下见一梭形异常信号灶，边界尚清，约 55 mm × 4 mm，呈稍长 T_1、稍长 T_2 信号。DWI 上弥散受限，增强扫描明显均匀强化，范围较前缩小。右侧额部颅骨内板下见一梭形异常信号灶，病灶较前缩小，边界尚清，约 56 mm × 6 mm，呈稍长 T_1、稍长 T_2 信号，DWI 上弥散受限，增强扫描明显均匀强化，邻近额叶硬膜增厚、强化明显。部分软脑膜轻度增厚，右侧额叶脑实质轻度受压，较前减轻，中线结构未见偏移。余脑组织信号未见异常，强化灶未见异常。余脑室系统未见异常。鞍上池、桥前池、环池、四叠体池及侧裂池无异常信号。脑裂、脑沟无增宽、变深。双侧海绵窦未见异常。所见右侧腮腺体积稍增大，呈稍长 T_1、稍长 T_2 信号改变，DWI 弥散受限，增强扫描，明显均匀强化。左侧上颌窦黏膜增厚（图 22-12）。

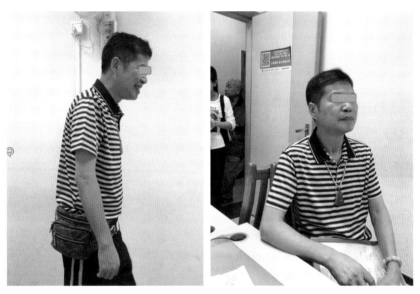

图 22-11　患者治疗 3 年半后

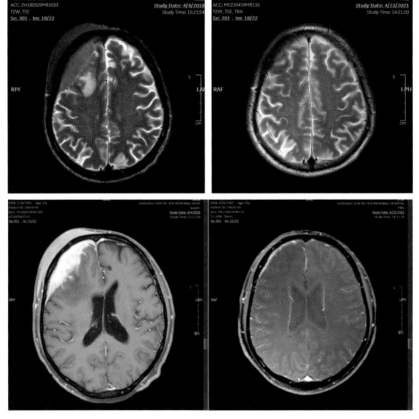

图 22-12　伊布替尼单药持续治疗 4 个月与治疗 3 年半时颅部 MRI 影像学对比

脑 MRS 显示：以海马为感兴趣区，海马 MRS 未见明确异常。

提示伊布替尼对 WM 患者的 BNS 具有治疗作用，颅内病灶进行性缩小。持续治疗 4 年半，患者未见不良反应。同步的实验室检查显示血清 IgM：1.8 g/L；免疫固定蛋白电泳：IgM 可疑阳性；骨髓细胞学：未见浆细胞样淋巴细胞。

七、专家点评

WM 是一种少见的惰性 B 细胞淋巴瘤，*MYD88* 突变在 90% 以上的患者中出现，*MYD88* 突变可使 BTK 异常活化，引发 NF-κβ 信号传导通路的持续性激活，导致疾病的发生和发展。WM 患者常出现血清 IgM 升高、高黏滞综合征、骨髓浸润等情况。伊布替尼是一种 BTK 抑制剂，它不可逆且选择性地与 BTK 结合、因此导致具有特定突变的 WM 细胞凋亡，达到治疗 WM 的目的。

BNS 是 WM 的罕见表现，由恶性淋巴浆细胞浸润中枢系统所致，约占 WM 的 1%。既往有效治疗方案非常少，且疗效不佳，包括使用大剂量氨甲蝶呤等。BTK 抑制剂伊布替尼具有良好的血脑屏障穿透性，服药后，可迅速在脑脊液中检测到有效的药物浓度，明显改善 BNS 患者临床症状，极大提高 BNS 的疗效，并延长患者的生存时间。

Dimopoulos 教授开展的 iNNOVATE C 研究是伊布替尼治疗 WM 的重要 III 期临床研究。该研究纳入既往对利妥昔单抗耐药、曾接受过多线治疗的 WM 患者，结果发现伊布替尼单药初治 *MYD88*^mut WM 患者客观缓解率可高达 100%，主要缓解率高达 94%，而且伊布替尼单药治疗的中位起效时间仅 1 个月，达到最佳缓解的中位时间仅 2 个月。

本例患者具有单克隆 IgM 血症合并高黏滞综合征相关表现，肝、淋巴结肿大，外周精神系统病变，血细胞减少，同时有 BNS 的临床症状和影像学表现，由于伊布替尼具有良好的血脑屏障穿透性，对于 WM 合并 BNS 的患者是首选的治疗药物。本例患者给予单药伊布替尼治疗半个月后，患者神志逐渐恢复，说明伊布替尼对 BNS 具有良好的治疗效果，且起效迅速。持续治疗 4 年半仍保持非常好的部分缓解状态，提示疗效持久。在治疗期间，未见不良反应，提示该药安全性良好。从本病例中，我们也发现，对于患有中枢病变且无法自主吞咽服药的患者，可以采用将药物粉末从胃管注入，这并不影响其疗效。

总之，WM 在临床上相对罕见，需进行排他性诊断，需紧密结合临床表现及病理学等检查结果进行综合诊断，*MYD88*、*CXCR4* 等基因突变是 WM 最常见的分子遗传学改变，与疾病预后及治疗反应相关。BTK 抑制剂的出现使 WM 全口服的治疗模式成为可能，为患者提供了新的治疗选择。

第二十三章　伊布替尼治疗 WM

江苏省人民医院　秦姝超，朱华渊

一、简要病史

患者，男性，56 岁。主因：头晕 2 个月就诊。

现病史：患者因头晕 2 个月就诊，下肢血压 190/110 mmHg，WBC 5.74×10^9/L，ALC 1.46×10^9/L，HGB 82 g/L，PLT 146×10^9/L。美国东部肿瘤合作组评分 1 分，体表面积（BSA）1.84 m^2，浅表未触及明显肿大淋巴结，肝脾肋下未触及，双下肢轻度凹陷性水肿。骨髓常规：淋巴细胞增殖性疾病，淋巴细胞比例增高，以成熟小淋巴细胞为主，偶见淋巴样浆细胞。骨髓活检：B 淋巴细胞增殖性疾病，骨髓增生极度活跃，浆细胞比例增高，小簇增生。CD5 散在（+），CD20（++），CD38 小簇（+），CD138 小簇（+）。流式 CD19（+），CD20（+），CD22（+），CD79B（+），Kappa（dim）Fcm7（−），CD23（−），CD5（−），CD10（−），CD38（−），提示慢性 BLPD[CD5（−）、CD10（−）]。分子 *MYD88* p.l265P、*CXCR* p.S338X、*PLCG2* p.292M、*IGHV* 有突变，符合率 93.09%，*IGH*、*IGK* 重排阳性，无 p53 缺失。全身 CT：纵隔、双侧腋窝、多发小淋巴结；心影增大，少量心包积液。IgM 1.780 g/L。血免疫固定电泳：IgM-κ；血清游离 κ 3850 mg/L，血清游离 λ 176.3 mg/L。24 小时尿蛋白 3847 mg，β_2 微球蛋白 9.7 mg/L。

2019 年 8 月 5 日、2019 年 8 月 29 日予以 DRC（利妥昔单抗＋环磷酰胺＋地塞米松）方案第 1、第 2 周期治疗（利妥昔单抗 600 mg d1，环磷酰胺 0.18 g d1 ～ d5，地塞米松 20 mg d1）。肌酐进行性上升；2019 年 10 月肾穿刺，膜增生性肾小球病变，弥漫性异形蛋白质沉淀；2019 年 11 月 5 日 DRC 方案第 3 周期治疗（利妥昔单抗 300 mg d1，环磷酰胺 0.10 g d1 ～ d5，地塞米松 20 mg d1），肺部感染 3 级不良事件，规律透析，3 周治疗结束后未评估。

既往史：2 型糖尿病、高血压。

二、查体

发热，体温 38℃，痰中带血，逐渐增多，颈背部出现散在出血点，伴有头晕、头痛，无尿，活动后气喘，心功能不全。

三、辅助检查

1. 血液相关检查

血常规：WBC 2.93×10^9/L，ALC 1.8×10^9/L，HGB 69 g/L，PLT123 $\times 10^9$/L。BNP > 35 000 pg/mL。凝血八项：D- 二聚体稍高。血免疫球蛋白：IgM 7.55 g/L，补体 C3、C4 下降。血免疫固定电泳：IgM-κ。基因检测：*CXCR4* p.S338X、*MYD88* p.L265P 基因突变。免疫球蛋白冷沉淀：IgM 14.81 mg/L。肾组织病理检查：光镜（图 23-1A、图 23-1B：PASM 染色；图 23-1C：PAS 染色）结果显示增生性肾小球肾炎。免疫荧光（图 23-1D）：肾小球，IgM 系膜区、系膜旁区弥漫性块状（+++）；κ 链系膜区、系膜旁区节段性块状（++）。电镜（图 23-1E、图 23-1F）：系膜区及内皮下弥漫分布大量电子致密物沉积，高倍镜下电子致密物内可见较多纤维样物质沉积，排列紊乱，考虑冷球蛋白沉积。

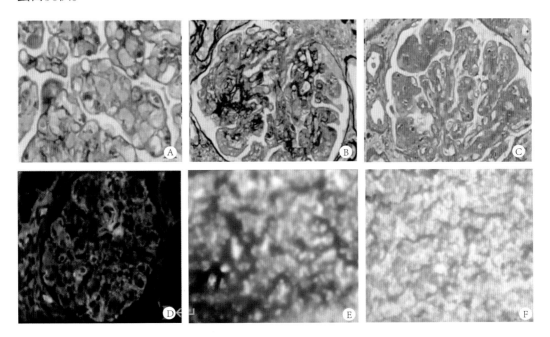

图 23-1　病理检查

2. 影像相关检查

全身 CT：纵隔、双侧腋窝多发小淋巴结；两肺散在斑片状模糊影，心包、两侧胸腔少量积液。

四、病史特点

患者为男性，ECOG 1 分，基础疾病多，肾病综合征表现，大量蛋白尿，规律透析，伴有心功能不全；继发冷球蛋白血症；伴有 *CXCR4* p.S338X 及 *MYD88* p.L265P 基因突变；3 周期 DRC 方案治疗后效果不佳。

五、临床诊断及危险度分层

WM（IPSS WM 2 分，中危；rIPSS WM 1 分；ECOG-PS 1 分），高血压 3 级（极高危），2 型糖尿病，心功能不全。

六、治疗与转归

1. 治疗历程

2019 年 11 月 5 日 DRC 方案第 3 周期治疗（利妥昔单抗 300 mg d1，环磷酰胺 0.10 g d1 ～ d5，地塞米松 0 d1）；2019 年 12 月 4 日、2019 年 12 月 6 日血浆置换；2019 年 12 月 4 日 CP（环磷酰胺 + 泼尼松）方案维持治疗（环磷酰胺 50 mg qd，泼尼松 15 mg qd）。

2020 年 12 月 17 日 R-CP 方案治疗（利妥昔单抗 300 mg d1，分 2 天使用环磷酰胺 50 mg qd，泼尼松：15 mg qd）；2020 年 1 月 7 日加用伊布替尼 140 mg qd 维持，3 天后伊布替尼调整为 280 mg qd；伊布替尼未继续升高剂量。

2. 疗效总结

2019 年 11 月 5 日肺部感染 3 级 AE，规律透析，少尿状态；2019 年 12 月 17 日输血支持，规律透析，少尿状态；2020 年 1 月 7 日后续治疗中患者出现带状疱疹。2021 年 9 月复查外周血及骨髓流式均微小残留病（minimal residual disease，MRD）阴性、冷球蛋白检测阴性、HGB 恢复正常（图 23-2）；*MYD88* 突变检测阴性，*CXCR4* exon2 突变检测阴性，*IGH*、*IGK*、*IGL* 重排检测阴性。患者 IgM 水平、肌酐水平持续降低（图 23-3），达到完全缓解。

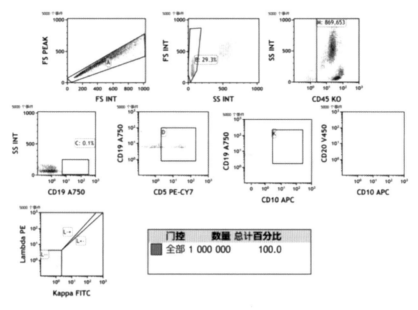

图 23-2　流式细胞仪检测未见 CD19（+）B 淋巴细胞

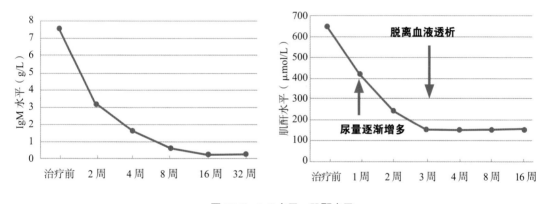

图 23-3　IgM 水平、肌酐水平

七、专家点评

　　该病例为 WM 接受 DRC 方案治疗后合并冷球蛋白血症的患者，起病表现包括头晕、头痛、紫癜、急性肾衰竭及心功能不全。临床上 WM 合并冷球蛋白血症并不多见，既往研究统计发病率为 5% ～ 10%，然而此类患者病情进展快，并发症较多，需要及早识别并依托多学科联合支持治疗。当患者因关节痛、紫癜、皮肤溃疡、肾小球肾炎和周围神经病就诊时，应怀疑冷球蛋白血症。进行检验时应当警惕因为样本运输及检验方式不当而引起的假阴性结果。常见的检验异常包括假性高钙、假性球蛋白减少等。当临床上怀疑存在冷球蛋白血症而检验结果存在矛盾时，需要与检验科沟通采集新样本，确保采集和运送血液样本时处理得当，防止样品过早冷却。

该患者的治疗指征包括症状性高黏滞综合征、冷球蛋白血症，以及与 WM 相关的肾脏病变。伴有高黏滞综合征和靶器官急性损伤的患者，推荐血浆置换改善症状（图23-4）后即启动针对 WM 的治疗，否则患者在停止血浆置换后 IgM 水平会迅速升高，再次出现相关症状。考虑患者伴有 *MYD88* 突变合并 *CXCR4* 突变，选择了含 BTK 抑制剂和利妥昔单抗联用的方案进行治疗。既往研究显示，利妥昔单抗在联用伊布替尼后，IgM 下降更快，症状改善出现时间更早。治疗中可以观察到，加用伊布替尼治疗后，患者血浆 IgM 水平迅速下降，肾功能明显改善，很快脱离了血液透析，生活质量得到明显改善，并在 9 个月后的疗效评估中达到 CR。

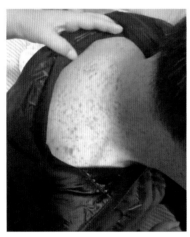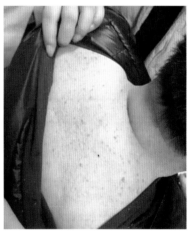

图 23-4 血浆置换前，躯干可见大小不等皮下出血点；血浆置换后，皮肤血管炎的表现明显改善

临床工作中，应对疑似 WM 合并冷球蛋白血症的患者保持警惕，做到及早识别、尽快干预。伊布替尼可以使继发冷球蛋白血症引起的急性肾损伤患者治疗获益。针对这部分患者，应当根据基因突变谱选择合适的治疗方案，提高缓解率。

第二十四章　BTK 抑制剂治疗 WM

南通大学附属医院　刘红，曹鑫

一、简要病史

患者，男性，64 岁。主因：发现球蛋白（GLB）升高 3 个月。

现病史：患者 2018 年 2 月常规体检时发现球蛋白 41 g/L 稍增高，无明显贫血，余无特殊不适，未予重视。1 周前，门诊复查血常规提示轻度贫血，HGB 108 g/L，GLB 43.1 g/L 较前稍升高，免疫固定电泳阳性，遂收入院。患者在病程中否认骨痛、四肢麻木或视物模糊等症状，无发热、盗汗、消瘦。食纳一般，大小便正常。

收入院后完善检查，辅助检查（2018 年 5 月）血常规：WBC 4.2×10^9/L，HGB 108 g/L，PLT 152×10^9/L；生化：GLB 43.1 g/L，ALB 37.7 g/L，LDH 256 U/L，β_2MG 3.2 μg/mL；IgM 18.1 g/L，κ 2600 mg/dL，λ 223 mg/dL；ENA+ANA、溶血、贫血系列、甲功均在正常范围内；血清蛋白电泳：M 蛋白带区出现狭窄的峰；免疫固定电泳：IgM 型，κ 轻链条带；24 小时尿蛋白定量：80 mg；胸、腹、盆腔增强 CT 检查：腹腔见肿大淋巴结，d_{max} 在 1 cm 左右，肝脾不大；骨穿刺检查：淋巴细胞比例占 22%，可见淋巴样浆细胞；骨髓流式检查：淋巴细胞占 15.8%，其中成熟 B 淋巴细胞占 6.8%，表型 CD19（+），CD5（−），CD10（−），CD20（+）（偏强），CD23（−），CD103（−），CD38（−），限制性表达 Kappa。

MYD88[L265P] 突变（As-PCR）：阳性；遗传学异常（17p-/*TP53* 缺失）：阴性，CCND1 阴性；其他检查（眼底、神经系统、冷凝集素等）：均阴性；HBV/HCV/HIV 检测：均阴性；EBV、TORCH 系列：均阴性。无贫血貌，无淤点、淤斑，未触及肿大淋巴结。

检查：无特殊。未予治疗，但一直随访监测相关指标（表 24-1），于 2019 年 11 月再次入院。

既往史：否认高血压、糖尿病等慢性病病史，否认肝炎、结核等传染病病史，预防接种史随社会。

表 24-1 随访监测相关指标情况

时间	IgM (g/L)	HGB (g/L)	PLT (×10⁹g/L)	ALB (g/L)	β₂MG (μg/mL)	LDH (U/L)
2018 年 8 月	19.5	105	120	26.8	3.3	242
2018 年 12 月	18.9	109	157	37.2	-	228
2019 年 5 月	21.1	104	138	35.6	4.2	263
2019 年 9 月	23.2	105	126	35.2	-	262
2019 年 10 月	25.1	98	119	34.2	6.1	245

二、查体

贫血貌，无淤点、淤斑，未触及肿大淋巴结。

三、辅助检查

1. 血液相关检查

血常规：HGB 108 g/L。生化：GLB 47.1 g/L，ALB 30.7 g/L，β_2MG 11.2 μg/mL。凝血：D-D 1.12 mg/L，ENA+ANA、CEA 系列，输血前八项，甲功均在正常范围内，CMV-DNA 阴性，EBV 定量阴性。免疫五项：IgM 30.1 g/L，κ 3600 mg/dL，λ 293 mg/dL。血免疫固定电泳：IgM 型，κ 轻链条带。

2. 骨髓相关检查

骨髓涂片：成熟淋巴细胞占 28%，伴浆细胞样淋巴细胞，考虑淋巴细胞增生性疾病。流式免疫分型：异常淋巴细胞占 17.95%，表达 CD5（－），CD19（＋），CD10（－），CD20（＋），CD22（＋），CD38（＋），κ（＋）/λ（－）。骨髓病理：淋巴细胞弥漫分布。基因检测：$MYD88^{L265P}$ 突变阳性。其他突变：$FGFR3$ 突变。

3. 影像相关检查

PET：两侧颈部、肺门、纵隔内、腋下、腹股沟多发大小不等的淋巴结（部分肿大）。FDG 摄取轻度增高。最大枚淋巴结在腹主动脉旁，约 3 cm×2 cm 大小，SUV_{max} 2.8，余淋巴结较小直径在 1 cm 左右；肝脾不大。

四、临床诊断及危险度分层

2018 年 5 月：WM（IPSS WM 1 分，低危；rIPSS WM 1 分，低危；ECOG 0）。2019 年 11 月（随访 1 年后）：WM（IPSS WM 3 分，高危；rIPSS WM 3 分，高危；ECOG 2 分），有治疗指征。

五、治疗与转归

1. 治疗历程

2019 年 11 月 18 日开始行 VCD 方案（硼替佐米、环磷酰胺和地塞米松）化疗（ih，qw），3 个疗程后患者自行中断 2 个月后因 IgM 升高再次治疗；2020 年 5 月结束；2020 年 6 月开始行 DRC 方案（利妥昔单抗＋环磷酰胺＋地塞米松）化疗，分别于 6 月、7 月、8 月、9 月、10 月共行 DRC 方案化疗 6 次。2021 年 9 月开始使用 BTK 抑制剂（图 24-1、图 24-2）。

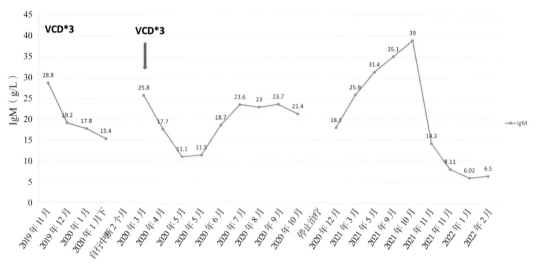

图 24-1　治疗中 IgM 的变化

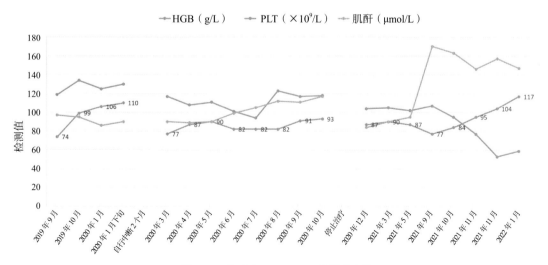

图 24-2　治疗中 HGB、PLT、肌酐的变化

2. 疗效总结

2019 年 11 月患者乏力，贫血，消瘦，3 次 VCD 方案治疗之后，IgM 下降，一般情况较前好转，自行停止治疗后，2020 年 3 月下旬乏力加重，再行 3 次 VCD 方案治疗，患者 IgM 下降，骨穿刺 PR。2020 年 6 月血常规：WBC 3.9×10^9/L，HGB 84 g/L，PLT 107×10^9/L；免疫球蛋白：IgM 11.3 g/L，ALB 31.9 g/L，LDH 198 U/L，β_2MG 7.88 μg/mL。

2020 年 6 月患者仍乏力明显，贫血，行 6 次 DRC 方案治疗，患者症状较前好转但仍有乏力，拒绝进一步治疗，（IgM 21.4 g/L；骨穿刺：LPL 细胞 5.9%），症状较前缓解。

2021 年 9 月症状再次加重，患者服用 BTK 抑制剂后，IgM 持续降低，肌酐较前降低，HGB 持续升高，PLT 减少，贫血改善，PLT 减少，无明显出血，整体情况较前明显好转。

六、专家点评

该例患者为典型的 WM，$MYD88^{L265P}$ 突变阳性。WM 是一种单克隆浆细胞样淋巴细胞增生并可合成单克隆 IgM 的小 B 细胞惰性淋巴瘤，由于淋巴浆细胞增生以引起血清单克隆抗体 IgM 升高为特点，通常会累及骨髓、淋巴结、脾脏，临床上患者表现为血清单克隆蛋白增加，发病缓慢，病程较长，多数患者有高黏滞综合征表现。淋巴浆细胞性淋巴瘤 /WM 多见于老年人，无标准的一线治疗方案，治疗的目的是延长患者生存时间、改善生活质量，无症状患者可随访观察。该例患者初诊时无明显治疗指征，采取随访观察，后出现贫血，采用硼替佐米为基础的方案治疗后，患者症状好转随后自行停药，再次启动后治疗效果欠佳，改用利妥昔单抗为基础的方案治疗后，依旧贫血，后改用 BTK 抑制剂使用后，贫血症状明显改善，目前病情稳定。总之，WM 临床相对少见，临床上如怀疑此病，应尽快行骨髓活组织检查、血清免疫固定电泳、流式细胞术、染色体等从细胞形态学到分子病理学层面的整合病理检查，结合临床尽快明确诊断。本病目前尚不可被治愈，在治疗过程中可选择适合患者的个性化方案，以避免过度化疗引起器官衰竭、骨髓和免疫抑制，从而提高患者生活质量，延长生存时间。

第二十五章　伊布替尼初治 WM

山西医科大学第二医院　葛晓燕，马艳萍

一、简要病史

患者，女性，52 岁。主因：间断头晕、心悸 2 月余。

现病史：2021 年 4 月初出现头晕，伴心悸，活动后加重，休息后可缓解；间断出现恶心，无呕吐，不影响进食，无耳鸣、眼花，无发热、鼻出血、牙龈出血。2021 年 6 月 2 日就诊于当地医院，查血常规：WBC 4.80×10^9/L，HGB 87 g/L，PLT 69.00×10^9/L。骨髓象显示骨髓增生活跃，原始细胞占 4.5%。诊断为贫血，给予叶酸、维生素 B_{12} 等治疗 2 周，自觉症状无减轻，6 月初至本院就诊。患者自发病以来，精神差，食欲可，大小便正常，体重无明显改变。

既往史：体健。

二、查体

皮肤色泽苍白，唇色苍白；浅表淋巴结可触及肿大，左侧颈部最大者直径约 2.0 cm，右侧锁骨上窝约 1.0 cm，双侧腋窝最大者直径约 3.0 cm，右侧腹股沟区最大者直径约 1.5 cm，边界清晰，质韧，均无压痛；腹软，肝未触及，脾肋下可触及边缘。

三、辅助检查

1. 血液相关检查

血常规：WBC 3.47×10^9/L，HGB 77 g/L，PLT 154×10^9/L，LYM 0.84×10^9/L。生化：ALB 33.10 g/L，β_2MG 3.89 mg/L，LDH 160 U/L，GLO 88.50 mg/L，TBIL 7.6 μmol/L，DBIL 2.3 μmol/L，IBIL 5.3 μmol/L。血免疫球蛋白：IgG 4.8 g/L，IgM 82.8 g/L，IgA 0.16 g/L，轻链 κ 85.70 g/L，轻链 λ 5.63 g/L。尿免疫球蛋白：轻链 κ 190 mg/L，轻链 λ 5.19 mg/L。

2. 骨髓相关检查

骨髓涂片：骨髓增生明显活跃，G：E=1.59：1；粒系占 51.0%，形态大致正常；红系占 32.0%，以中晚红细胞为主，成熟红细胞大小不等，可见缗线状；淋巴系占27.5%，部分细胞质内可见毛刺样伪足；巨核细胞 79 个。

流式免疫分型：10.7% 有核细胞的免疫表型表达 CD19、CD20、CyCD79A，不表达 CD7、CD117、CD10、CD23、Cyclin D1，CD123、CD11c、CD5、CD160、IgM、Lambda、Kappa、CD200、CD22、CD34、CD103、CD25、FMC7、cyZAP70、CD38、CyCD3、cMPO，提示为 CD5（－）CD10（－）成熟 B 淋巴细胞表型特点。

骨髓病理：（髂骨）送检骨髓穿刺组织，造血面积约 90%，三系造血细胞均可见，粒红比例为（2～3）∶1，红系细胞呈簇状分布，以中晚幼红细胞为主；其间可见散在及灶性淋巴细胞增生浸润，细胞体积小、胞浆少、核类圆形、未见核仁；结合免疫组化结果，符合非霍奇金 B 细胞淋巴瘤，小 B 细胞来源淋巴瘤，目前不支持套细胞淋巴瘤、滤泡淋巴瘤、毛细胞白血病（hairy cell leukemia，HCL），不除外边缘区淋巴瘤及慢性淋巴细胞白血病 / 小淋巴细胞淋巴瘤，请结合临床及相关实验室检查。

免疫组化显示巨核细胞 2～21 个 /HPF，可见少量小单圆核巨核细胞，可见产板现象；CD34、CD117 显示少量散在阳性细胞（约 2%、3%），CD20（多量＋），Ki-67（5%＋），PAX-5（多量＋），CD5（局灶少量＋），CD23（－），CD21（－），CD10（－），Bcl-6（－），Bcl-2（＋），MUM1（－），CD19（多量＋），Cyclin D1（－），SOX-11（－），CD123（－），CD25（－），LEF-1（－），HGAL（－），LMO2（－）；特殊染色结果显示PAS（＋），铁染（＋），网染（局灶＋＋），MASSON（－）。

染色体荧光原位杂交：计数细胞 200 个，其中 *MALT1* 基因断裂细胞 5 个；异常细胞比例 2.5%，小于阈值 15%。FISH 结果为阴性。

免疫组化：CD3（散在及灶＋），CD20（＋），PAX-5（＋），Ki-67（＋，13%），CD5（散在及灶＋），CD23（－），Cyclin D1（－），CD21（残留 FDC 网＋），CD10（－），Bcl-2（＋），Bcl-6（－），SOX-11（－），MUM1（－），LEF-1（散在及灶＋），CD19（＋），Braf-（V600E）T（－）。

左侧颈部淋巴结活检：送检淋巴结 1 枚，正常结构消失，可见弥漫异型淋巴细胞浸润，细胞大小较一致、中等偏小，核圆形，累及被膜外，结合免疫组化结果，符合非霍奇金小 B 细胞来源淋巴瘤，不支持 MCL、FL、CLL，其中浆细胞呈散在灶状分布，κ＞＞λ 呈限制性表达，请结合临床综合考虑。

补做免疫组化：CD38（散在灶＋），CD138（散在灶＋），κ（散在灶＋）＞＞λ（少量＋）。

基因检测：*MYD88*[L265P] 阳性，*MYD88* 内对照（＋）。

3. 影像相关检查

胸部 CT：纵隔及双侧腋窝可见多发增大淋巴结，大者短径约 1.2 cm，扫描显示脾脏体积增大。

浅表淋巴结超声：双侧颈部Ⅱ、Ⅲ、Ⅳ、Ⅴ区可探及多个肿大淋巴结，左侧较大的约 1.7 cm×1.8 cm；双侧锁骨上窝多个肿大淋巴结，较大的约 1.1 cm×0.6 cm；双侧腋窝多个肿大淋巴结，较大的约 3.3 cm×1.6 cm；双侧腹股沟区多个肿大淋巴结，较大的约 1.6 cm×0.7 cm；皮质增厚，髓质消失。彩色多普勒血流成像：其内可见点状血流信号。

腹部彩超：脾脏位置正常，形态饱满，肋间厚约 4.9 cm，肋下约 1.3 cm×2.2 cm，实质回声均匀。

四、病史特点

①中年女性，起病隐匿；②以头晕、心悸、恶心、贫血、高黏滞综合征等表现为主，查体显示浅表淋巴结和脾大；③辅助检查：HGB 77 g/L，IgM 82.8 g/L，κ 190 mg/L；④骨髓病理和淋巴结活检显示非霍奇金小 B 细胞来源淋巴瘤，浆细胞散在灶状分布，$\kappa \gg \lambda$ 呈限制性表达，$MYD88^{L265P}$（＋）。

五、临床诊断及危险度分层

WM（IPSS WM 3 分，高危；rIPSS WM 1 分，低危）。

六、治疗与转归

1. 治疗历程

2021 年 7 月 20 日开始持续口服伊布替尼 420 mg/d；2021 年 10 月 29 日和 11 月 22 日给予 2 次 BR 方案治疗（利妥昔单抗＋注射用盐酸苯达莫司汀），患者合并肺部感染；2021 年 12 月 15 日和 2022 年 1 月 7 日给予 2 次利妥昔单抗治疗，期间持续口服伊布替尼 420 mg/d。

2. 疗效总结

患者经治疗，HGB 从 77 g/L 升高至 136 g/L；β_2MG 由 3.89 mg/L 下降至 1.95 mg/L，IgM 由 82.8 g/L 下降至 5.01 g/L，治疗结束后 IgM 和轻链 κ 型 M 蛋白转为阴性，血 IgM 和 κ 型 M 蛋白显著降低，多发性淋巴结和淋巴结肿大消失，脾大消失，异常克隆性浆细胞免疫表型消失，骨髓增生活跃，活检未见明显异常，*MYD88*[L265P] 阴性。在整个治疗过程中，患者未发生明显与治疗相关的不良反应，安全性良好（表 25-1）。

表 25-1　治疗期间血常规、血生化结果

时间		治疗	WBC（×10⁹/L）	HGB（g/L）	PLT（×10⁹/L）	LDH（U/L）	β₂MG（mg/L）	IgM（g/L）	血κ（g/L）
2021 年	6 月 8 日	伊布替尼 420 mg/d	3.47	77	154	160	3.89	82.80	85.70
	8 月 6 日		4.80	95	147			64.0	43.20
	28 月 24 日		4.14	112	118	145		36.70	20.50
	9 月 23 日		4.6	120	80			14.45	2.45
	10 月 27 日		4.16	118	87			11.56	1.82
	10 月 29 日	+BR							
	11 月 19 日		2.18	111	41	148	2.01	8.03	1.23
	11 月 22 日	+BR							
	12 月 14 日		2.18	120	41	178	2.48	6.24	1.08
	12 月 15 日	+R							
2022 年	1 月 5 日		2.94	115	43	185	2.30	4.49	0.79
	1 月 7 日	+R							
	2 月 2 日		3.30	136	74	296	1.95	5.01	0.84
	5 月 12 日		3.93	132			2.46	4.87	0.79

免疫固定电泳检测：2021 年 10 月 29 日 IgM/κ 单克隆免疫球蛋白血症，2022 年 2 月 22 日未检测到单克隆免疫球蛋白血症。

流式 MRD 检测：2021 年 10 月 2 日未见异常克隆性浆细胞免疫表型，2022 年 2 月 22 日未见异常克隆性浆细胞免疫表型。

2022 年 5 月 12 日就诊于中国医学科学院血液病医院，复查骨髓 MRD 未见异常克隆性浆细胞免疫表型，血尿免疫固定电泳均为阴性。

七、专家点评

（1）该患者初诊时行骨髓相关检查和淋巴结活检，经细胞形态学＋免疫学＋细胞遗传学＋分子遗传学检查，诊断依据充足。

（2）治疗方案的选择：由于诊断时 IgM 高达 82.8 g/L，肿瘤负荷重，首先选择 BTK 抑制剂伊布替尼单药治疗，安全性好，避免"燃瘤反应"，HGB 水平恢复迅速。其后合并 BR 方案治疗，出现血细胞减少和肺部感染，停用后感染控制，血细胞恢复。

（3）在治疗期间，随访和复查显示疗效良好，获得完全缓解。

第二十六章　伊布替尼联合利妥昔单抗治疗 WM

山西医科大学第二医院　葛晓燕，马艳萍

一、简要病史

患者，女性，44 岁。主因：发现贫血 3 年余，加重伴乏力 2 个月。

现病史：2018 年体检发现贫血，无不适症状，未重视。2021 年 7 月 13 日无诱因出现乏力，无发热、头晕、耳鸣，无鼻出血、牙龈出血、皮肤出血，就诊于当地医院，血常规：WBC 7.24×10^9/L，HGB 90 g/L，PLT 129×10^9/L，中性粒细胞绝对值 2.58×10^9/L；血清叶酸、维生素 B_{12}、铁蛋白、促红细胞生成素均在正常范围，未诊治。8 月 30 日于当地医院复查 HGB80 g/L，PLT 86×10^9/L；9 月 14 日复查血常规：HGB 70 g/L，PLT 67×10^9/L；腹部超声未见明显异常；输注红细胞 4 U。为求进一步诊疗于 9 月 23 日入院。

既往史：体健。

二、查体

贫血面容，神清语利；皮肤色泽苍白，唇色苍白；全身浅表淋巴结未触及肿大；肝脾肋下未触及。

三、辅助检查

1. 血液相关检查

血常规：WBC 6.99×10^9/L，HGB 38 g/L，PLT 68×10^9/L，LYM 0.84×10^9/L。生化：ALB 15.4 g/L，β_2MG 3.0 mg/L，LDH 318 U/L，TBIL 9.7 μmol/L，DBIL 4.6 μmol/L，IBIL 5.1 μmol/L。血免疫球蛋白：IgG 16.21 g/L，IgM 15.85 g/L。血免疫固定电泳：IgM/κ 型 M 蛋白阳性。

2. 骨髓相关检查

骨髓涂片：增生活跃，G : E=4.09 : 1；粒系占 45%，以中性分叶核粒细胞为主；红系占 11%，成熟红细胞大小不等，部分细胞中空区偏大，可见缗线状排列；淋巴系占 42.0%，比例显著增高，其中不典型淋巴细胞占 36%；巨核细胞 3 个。POX 100% 阴性。

流式免疫分型：20.5% 有核细胞的免疫表型表达 CD19dim、CD20、CyCD79A，不表达 CD7、CD117、CD5、CD10、CD23、CD123、CD11c、IgM、Lambda、Kappa、CD200、CD43、CD22、CD103、CD11c、CD25、FMC7、CD56、CyCD3、cMPO，提示为 CD5（−）CD10（−）成熟 B 淋巴细胞表型特点。

骨髓病理:（髂骨）送检骨髓穿刺组织，造血面积约占 90%，三系均可见，粒红比例约 2 : 1；可见多灶状大小较一致，淋巴细胞增生浸润，细胞中等偏小。免疫组化：肿瘤细胞 CD20（＋）、Ki-67（＋，20%）、PAX-5（＋）、CD19（部分＋）、CD10（−）、CD3≈CD5（部分＋）、CD23（−）、Bcl-6（−）、CD25（−）、Cyclin D1（−）、MUM1（−）、LEF-1（−）、SOX-11（−）、CD21（−）、Bcl-2（＋）、C-MYC（−）、CD38（−）、Kappa（少量散在＋）略多于 Lambda（少许散在＋）；其余组织 MPO（少许散在＋）、CD15（少许散在＋）、CD42b（0～6 个 /HPF）、E-cadherin（−）、CD68（少量＋）、Ki-67（＋，80%）、CD34（个别细胞＋）、CD117（个别细胞＋）、CD138（少许散在＋）；特殊染色结果显示 PAS（＋）、铁染（＋＋）、网染（＋＋～＋＋＋）、MASSON（＋）。原位杂交病理结果显示 EBER（−）。

染色体：44，XX，-19，-20。

基因检测：$MYD88^{L265P}$ 突变阳性（错义突变，59.57%），$CXCR4^{S338T}$ 突变阳性（错义突变，34.59%）。

3. 影像相关检查

胸部 CT：肺门及纵隔未见明显肿大淋巴结，双侧胸膜无增厚，双侧胸腔内未见液体密度影。双侧腋窝可见多发肿大淋巴结影，较大者短径约 2.0 cm。

四、病史特点

①中年女性，起病隐匿；②以贫血为首发表现，短期进行性加重，发展为重度贫血，并且出现血小板减少；③ IgM、轻链 κ 增高；④骨髓可见异常 B 淋巴细胞浸润；⑤ $MYD88^{L265P}$ 突变阳性，$CXCR4^{S338T}$ 突变阳性。

五、临床诊断及危险度分层

WM（IPSSWM 2 分，中危；rIPSS WM 1 ～ 2 分，中危）。

六、治疗与转归

1. 治疗历程

2021 年 9 月 25 日开始，口服伊布替尼 420 mg/d 治疗。2022 年 2 月 23 日开始，在口服伊布替尼基础上予输注 3 次利妥昔单抗治疗。

2. 疗效总结

应用伊布替尼治疗后，HGB 及 PLT 迅速升高；应用伊布替尼单药治疗，前期 IgM 水平下降明显（表 26-1）。

表 26-1 治疗期间血常规、血生化结果

时间		治疗	WBC (×10⁹/L)	HGB (g/L)	PLT (×10⁹/L)	LDH (U/L)	β₂MG (mg/L)	IgM (g/L)	血κ (g/L)
2021 年	9 月 25 日	伊布替尼 420 mg/d	6.99	38	68	318	3	15.80	
	10 月 29 日		7.46	86	53			13.59	5.52
	11 月 9 日		5.79	95	69			13.59	5.07
	11 月 16 日		4.98	107	79			12.16	4.40
	10 月 27 日		5.62	129	100				
	11 月 19 日		4.12	132	118				
	12 月 10 日		4.12	133	129				
2022 年	1 月 12 日		3.99	138	138				
	2 月 14 日		4.59	139	150			13.15	4.54
	2 月 23 日	+R	5.40	124	138				
	3 月 15 日		4.81	135	155	154	1.90	11.16	4.29
	5 月 28 日	+R	2.23	132	175	154	1.69	9.71	3.19
	8 月 31 日	+R	6.12	130	128		2.07	10.57	3.30

2022 年 5 月 28 日复查血免疫固定电泳阴性。骨髓象显示淋巴细胞占 47%，其中不典型淋巴细胞占 10%；外周血淋巴细胞占 69%，其中不典型淋巴细胞占 3%。MRD：未见异常克隆性浆细胞群。

2022 年 9 月 1 日骨髓象显示淋巴细胞占 37.5%，以成熟淋巴细胞为主。MRD 未见异常克隆性浆细胞群。

七、专家点评

（1）诊断明确。该患者以慢性贫血为主要表现，IgM/κ 型 M 蛋白阳性，骨髓活检和免疫分型提示 B 淋巴细胞浸润，WM 相关的 $MYD88^{L265P}$ 和 $CXCR4^{S338T}$ 突变阳性，诊断依据充分。

（2）首先选择 BTK 抑制剂伊布替尼治疗，起效快，HGB 和 PLT 数值迅速恢复正常。

（3）当 BTK 抑制剂单药治疗缓解深度不够时，加用利妥昔单抗可以起到协同作用。

第二十七章　伊布替尼联合利妥昔单抗治疗高危 WM/LPL

浙江省中医院　吴迪炯

一、简要病史

患者，女性，55 岁。主因：发现皮肤淤点、淤斑 5 天。

现病史：5 天前，无明显诱因出现左手背淤点、淤斑，当时未予重视；1 天前，左肩部大片淤点、淤斑，伴腹部隐痛不适，就诊于当地医院，PLT 12×10^9/L（余两系正常）。

既往史：既往胆囊息肉、子宫肌瘤病病史，余无特殊。

急诊初始诊断考虑为特发性血小板减少性紫癜，急诊使用地塞米松激素冲击治疗 40 mg × 4 d，为预防出血，给予质子泵抑制剂（proton pump inhibitor，PPI）对症治疗。病情稳定后，继续进一步相关检查和治疗。

二、查体

皮肤多发淤点、淤斑，皮肤、巩膜无黄染，无浅表淋巴结肿大，肝脾未触及，胸骨、胫骨压痛（－）。

三、辅助检查

1. 血液相关检查

血常规：WBC 10×10^9/L，Ly 占 27%，PLT 12×10^9/L（初诊）；在地塞米松激素冲击治疗过程中，淋巴细胞比例进行性增高。甲状腺功能检查、凝血八项检查、肝炎类检查、铁蛋白：无特殊（初诊）。生化检查：初诊无异常，β_2MG 5171 μg/L ↑。ANA：1∶80 ↑，ANCA 无特殊（初诊）。细胞因子：IL-6 11.81 pg/mL ↑，IL-10 16.67 pg/mL ↑，余无特殊（初诊）。免疫五项：IgG 12.1 g/L，IgA 2.01 g/L，IgM 3.55 g/L（0.46 ～ 3.04）；免疫固定电泳 IgM（弱＋），λ 型（弱＋）（地塞米松急诊冲击治疗后进一步完善检查）。

2. 骨髓相关检查

骨髓涂片：有核细胞增生活跃，粒系增生明显活跃，占 67.5%；红系增生相对减少 10.5%；淋巴占 20%，形态正常；环片巨核细胞 61 个，产板 5 个，PLT 少见，中性分叶核粒细胞 86% ↑，淋巴细胞 7% ↓，单核细胞 7%（初诊）。

骨髓流式细胞术检测：异常 B 淋巴细胞群约占总数的 6.81%；SSC 小、FSC 小、CD45（++）、CD33（-）、CD13（-）、CD117（-）、HLA-DR（++）、CD7（-）、CD16（-）、κ（-）、λ 单型性表达、CD34（-）、CD38（-）、FMC7（-）、CD5（-）、CD19（++）、CD22（+）、CD20（++）、CD103（-）、CD11c（-）、CD25（-）、CD23dim、CD71（-）、sIgM（-）、CD27（-）、CD28（-）、CD138（-）、CD30（-）、CD10（-）、cκ（-）、cλ 单型性表达、Bcl-2（-）、cyKi-67（-）（地塞米松急诊冲击治疗后进一步完善检查）。

细胞亚群：CD3（+），CD45（+）35.18% ↓，CD19（+）57.55% ↑，CD3（+），CD4（+）15.27% ↓，CD3（+），CD16（+），CD56（+）3.38% ↓（初诊）。

骨髓病理：骨髓增生活跃，可见原始幼稚细胞散在，粒系增生活跃，形态无特殊；红系增生活跃，以中晚幼红细胞为主，形态正常；巨核细胞 3～6/HPF，多核细胞易见，灶性淋巴细胞增生（初诊）。

IGH 重排：*IGH*（VH-DH-JH）（+），*IGH*（DH-JH）（+），*IGK*（+）（地塞米松急诊冲击治疗后进一步完善检查）。

TCR 重排：TCR（-）（地塞米松急诊冲击治疗后进一步完善检查）。

基因检测：*MYD88* 突变（+），*CXCR4*（-）（地塞米松急诊冲击治疗后进一步完善检查）。

3. 影像相关检查

胸部 CT：左肺下叶炎症性改变，肺门、纵隔内及双侧腋下多发淋巴结（初诊）。

B 超：全身浅表淋巴结未见异常；肝脾无肿大（初诊）；甲状腺双侧叶结节，TI-RADS 3 类；胆囊息肉、右肾结石、右肾囊肿（地塞米松急诊冲击治疗后进一步完善检查）。

PET/CT：胰头区代谢增高（SUV$_{max}$ 4.7），胰周、腹主动脉、双侧髂血管旁淋巴结代谢增高；纵隔、双侧肺门、双侧腋窝、双侧胸壁肌间隙、双侧腹股沟淋巴结代谢轻度增高（SUV$_{max}$ 6.9），建议活检，余略（地塞米松急诊冲击治疗后进一步完善检查）。

胰腺 MRI：胰腺 MRI 平扫＋增强未见占位性病变（地塞米松急诊冲击治疗后进一步完善检查）。

染色体：46，XX（初诊）。

4. 尿液检查

尿常规：隐血（弱阳性）；大便常规无特殊（初诊）。

尿免疫固定电泳：阴性（地塞米松急诊冲击治疗后进一步完善检查）。

5. 其他辅助检查

B 超引导下腋下淋巴结粗针穿刺活检（地塞米松急诊冲击治疗后进一步完善检查）。免疫组化：CD20、CD79A、PAX-5（散在或灶性 +）；CD19（–）；CD3、CD5、CD7、Bcl-2（部分 +）；CD21、CD23 可见 FDC 网；CD99（散在 +）；TDT（–）；CD138，κ、λ（少数 +）；Cyclin D1（–）；CK（–）；CD10（–）；Bcl-6（–）；CD30（–）；CD34（–）；P53（–）；Ki-67（< 5%）。

原位杂交：EBER（–）。

淋巴瘤基因突变：*TET2* 错义突变；WT1 SNP（rs16754）（DXM 治疗）。

四、病史特点

中年女性，初发表现是 ITP，激素治疗早期有效，但很快复发。在 WM 诊断明确后，给予固定疗程 IR 方案治疗，获得了深度和持续缓解，免疫固定电泳转阴。

五、临床诊断及危险度分层

WM/ 淋巴浆细胞性淋巴瘤（Ann Arbor IVA 期，IPSS WM 高危）。

六、治疗与转归

1. 治疗历程

患者参加临床试验，入 IR 方案组。

患者在急诊期间接受地塞米松激素冲击治疗，待缓解后接受进一步检查，确诊后 C1 ～ C2 周期接受 420 mg 伊布替尼（1 次 / 天）+375 mg/m^2 利妥昔单抗（2 次 / 天）治疗；C3 ～ C4 周期接受 420 mg 伊布替尼（1 次 / 天）治疗；C5 ～ C6 周期再次接受 420 mg 伊布替尼（1 次 / 天）+375 mg/m^2 利妥昔单抗（2 次 / 天）治疗；C7 ～ C12 周期接受 420 mg 伊布替尼单药维持治疗，随后停药观察。

2. 疗效总结

患者经 12 个周期治疗后，WBC 和 HGB 水平基本保持一致，Ly 有所下降而 PLT 在治疗期间持续升高（图 27-1）。

随访期间，WBC 保持在 $3.5 \times 10^9/L$ 以上，恢复正常；HGB 保持在 110 g/L 左右，低于下限；PLT 水平从治疗开始持续升高，在开始治疗后约 19 个月时恢复正常水平，保持在下限以上；IgM 在治疗初期即恢复并保持在正常水平，在停药后约 14 个月转为阴性，随后保持阴性；β_2MG 在治疗期间先升高随后降低，停药初期出现又一峰值，随后下降，停药 3 个月左右，恢复正常值并保持稳定；B 淋巴细胞 [CD19（＋）] 百分比经治疗低于正常值，停药约 15 个月保持在该水平，随后持续升高至阈值以上（图 27-2 ～图 27-7）。在整个治疗过程中，患者未发生与治疗相关的不良反应，安全性良好。

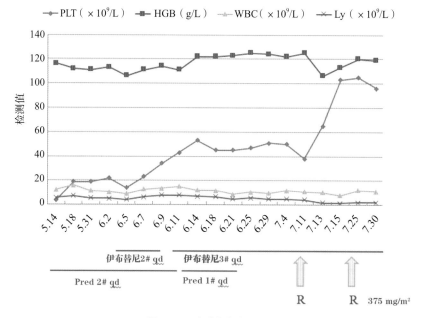

图 27-1　治疗期间相关指标监测

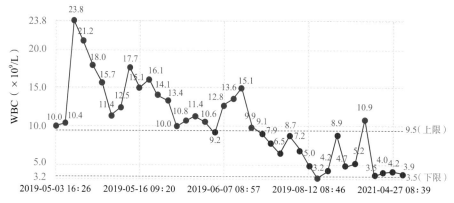

图 27-2　WBC 检验结果对比

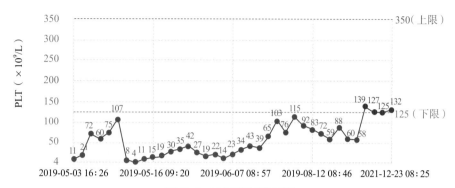

图 27-3　PLT 检验结果对比

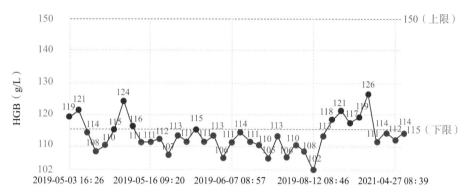

图 27-4　HGB 检验结果对比

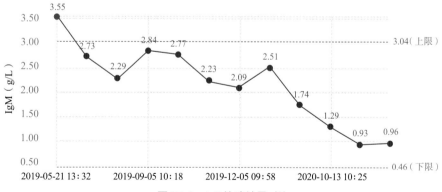

图 27-5　IgM 检验结果对比

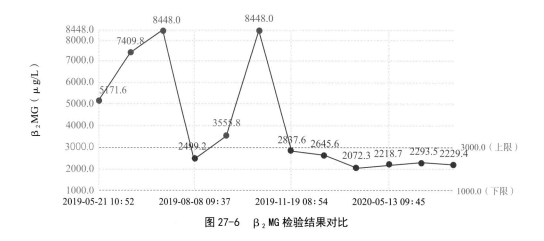

图 27-6 β_2 MG 检验结果对比

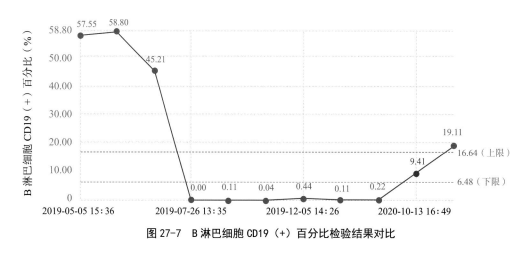

图 27-7   B 淋巴细胞 CD19（+）百分比检验结果对比

七、专家点评

WM 可能合并 ITP，需要甄别。对于相对年轻的 WM 患者，给予 IR 方案固定疗程一线治疗，获得了免疫固定转阴的疗效，并且持续缓解。在对慢性淋巴细胞白血病提出固定疗程，部分追求 MRD 的背景下，对于年轻的 WM 患者，一线治疗给予 IR 方案或者其他联合方案治疗，可能也会达到深度的缓解及治愈的目的。

第二十八章 泽布替尼联合伊沙佐米及地塞米松初治WM疗效显著

中国医学科学院血液病医院　熊文婕，于颖，阎禹廷，王婷玉，吕瑞，安刚，易树华，邹德慧，邱录贵

一、简要病史

患者，女性，69岁。主因：乏力半年余。

现病史：患者近半年无明显诱因出现乏力，伴多汗，无恶心、呕吐，无黑便，无咳嗽、咳痰，未予重视。此后患者乏力症状逐步加重。期间曾服用中药治疗，效果差。2020年6月就诊于当地医院查血常规显示：WBC 5.85×10^9/L，NEUT 3.28×10^9/L，RBC 3.73×10^{12}/L，HGB 98 g/L↓，PLT 321×10^9/L。生化显示：TP 96.3 g/L，ALB 33.8 g/L，GLO 62.5 g/L。免疫固定电泳显示：单克隆免疫球蛋白IgM-λ阳性。抗核抗体：ANA（＋），抗SCL-70弱阳性。为求进一步诊疗入院。自发病以来患者睡眠、饮食尚可，大小便正常，体重未见明显减轻。

既往史：否认肝炎、结核等传染病病史。无糖尿病及高血压等慢性病病史，否认食物及药物过敏史。

个人史：祖籍本地，否认疫水、疫源地接触史。不嗜烟酒。否认毒物、放射性物质接触史。

家族史：否认遗传性、家族性疾病病史。

入院查体：体温36.5℃，脉搏82次/分，呼吸20次/分，血压120/80 mmHg。神志清，精神可，发育正常，自主体位，步入病房，能合作查体，全身皮肤及睑结膜轻度苍白，皮肤、巩膜无黄染，双下肢未见淤点、淤斑，全身浅表淋巴结未扪及肿大，颈软，气管居中，颈静脉无扩张。甲状腺无肿大，双侧呼吸音粗，未闻及明显干、湿性啰音，心率82次/分，心律齐，各瓣膜区病理性杂音未闻及，腹平软，无压痛、反跳痛，肝脾肋下未触及，双下肢无水肿，生理反射存在，病理反射未引出。

二、辅助检查

1. 血液相关检查

血常规：WBC 5.42×10^9/L，NEUT3.3 $\times 10^9$/L，RBC 3.67×10^{12}/L，HGB 95 g/L ↓，PLT 283 $\times 10^9$/L，MCV 83.7 fL，MCH 25.9 pg ↓，MCHC 309 g/L ↓，RET% 1.09%，RET 0.04×10^{12}/L。生化：TP 101.6 g/L ↑，ALB 32.1 g/L ↓，Cr 61.5 μmol/L，LDH 92.1 U/L，β_2MG 2.71 mg/L ↑。凝血八项：PT 12.7 s，APTT 26.8 s，INR 1.07，抗凝血酶Ⅲ活性测定 79.3%，TT 15.1 s，纤维蛋白原 4.88 g/L ↑，纤维蛋白原分解产物 2.7 μg/mL，D- 二聚体 1 mg/L ↑。血免疫球蛋白：IgG 16.2 g/L，IgA 2.61 g/L，IgM 43.4 g/L ↑，轻链 κ 928 mg/dL，轻链 λ 82.4 mg/dL，血清游离轻链差值（dFLC）（|κ-FLC–λ-FLC|）57.1，血清游离轻链比值（rFLC）（κ-FLC ：λ-FLC）0.37。血免疫固定电泳：在 γ 区可见一条单克隆IgM-λ成分。血清蛋白电泳：M 片段1 30.57%，白蛋白30.61%，α_1 球蛋白3.31%，α_2 球蛋白10.73%，β 球蛋白10.1%，γ 球蛋白45.25%。

2. 骨髓相关检查

融合基因：免疫球蛋白重链基因（*IGH*）80%、轻链（κ）链基因（*IGK*）90% 阳性。

重排类型：*IGHV3-9*、*IGH* 体细胞突变率为 10.6%。

染色体荧光原位杂交：*MYB* 阴性；*IGH* 阴性；*TP53/CEP17* 阴性。

脱氧核糖核酸测序 *MYD88*[L265P]：*MYD88*[L265P] 突变阳性。

二代测序：*MYD88*[L265P] 突变（3.9%）；其他突变：IDH1 46.4%。

骨髓涂片：三系增生，淋巴细胞占32%，为成熟淋巴细胞，可见约3% 浆细胞骨髓象。

流式免疫分型：异常 B 淋巴细胞占有核细胞的 15.6%CD19（＋），CD20（＋），CD5（－），CD10（＋），CD38（＋），Kappa（－），Lambda（＋），CD45（＋）；异常浆细胞占有核细胞的 0.56%，CD38（＋＋），CD138（＋），CD19（＋），CD20（－），CD56（－），CD117（－），cKappa（－），cLambda（＋）。

骨髓病理：HE 及 PAS 染色显示送检骨髓增生略活跃（50%～60%），淋巴细胞弥漫增多（30%～40%），浆细胞少量，可识别的粒红系细胞散在分布，巨核细胞不少，以分叶核为主。网状纤维染色（MF-1 级）。

免疫组化：PAX5+，CD20（＋），CD3（－），CD5（－），CD138浆细胞（＋），Kappa（－）、Lambda（＋），Cyclin D1（－），Bcl-2（＋），MPO 粒细胞（＋）。

病理诊断：B 细胞淋巴瘤侵犯骨髓。

3. 影像相关检查

全身 CT：颈部、胸部、上腹、盆腔多发小淋巴结（最大直径小于 1.5 cm）；甲状腺密度不均；双侧上颌窦炎；肝内多发低密度影；胰腺实质多发低密度影。

腹部彩超：脂肪肝，肝多发囊肿；胆胰脾未见明显异常。

泌尿系统彩超：双肾未见明显异常。

4. 其他辅助检查

Coombs 试验：阴性；病毒全项、甲状腺功能检查均阴性。

三、病史特点

患者为老年女性，高龄，以乏力起病，血常规提示患者存在贫血，白细胞及血小板正常；免疫球蛋白 IgM 明显升高，呈单克隆性；骨髓存在一群单克隆 CD5（－）B 细胞和一群单克隆浆细胞；存在 $MYD88^{L265P}$ 突变，肝脾及淋巴结未见明显肿大。骨髓病理提示存在单克隆的 B 淋巴细胞及克隆性浆细胞。

四、临床诊断及危险度分层

WM（IPSS WM 2 分，中危；rIPSS WM 2 分，中危）。

五、治疗与转归

1. 治疗历程

患者参加临床试验，入 ZID 方案组。

2020 年 7 月 23 日予以 ZID 方案化疗至 2021 年 1 月 27 日共完成 ZID 方案 6 个疗程，此后持续予以泽布替尼单药维持治疗及每 3 个月联合伊沙佐米及地塞米松治疗 1 个疗程。

2. 疗效总结

患者经 1 个疗程治疗，球蛋白由 43.4 g/L 下降至 23.8 g/L，血红蛋白由 95 g/L 升至 104 g/L，乏力症状较前明显好转，1 个疗程后患者疾病稳定，2 个疗程后达到部分缓解。6 个疗程后患者 IgM 进一步下降，获得非常好的部分缓解（图 28-1、图 28-2、表 28-1）。在整个治疗过程中，患者未发生与治疗相关的不良反应，安全性良好。

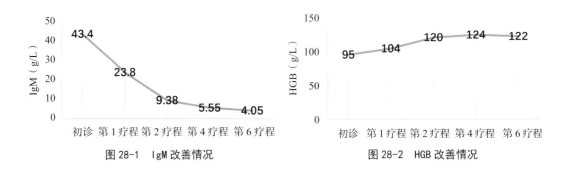

图 28-1　IgM 改善情况　　　　　　图 28-2　HGB 改善情况

表 28-1　异常 B 细胞及异常浆细胞的对比治疗过程

	初诊	第 2 疗程	第 4 疗程	第 6 疗程
异常 B 细胞（10×10^9）	15.6	7.62	6.84	1.95
异常浆细胞（10×10^9）	0.56	0.23	0.14	0.03

六、讨论及点评

本例患者为老年女性，以乏力起病，病史半年余。入院相关检查提示患者存在贫血，单克隆免疫球蛋白 IgM 明显升高；骨髓存在一群单克隆 CD5（-）B 细胞和一群单克隆浆细胞，$MYD88^{L265P}$ 突变阳性；且该患者肝、脾及淋巴结未见明显肿大，无其他髓外病变。结合患者病史、流式免疫分型、病理及其他化检查，明确诊断为 WM。

对于有治疗指征的 WM 患者，首先推荐纳入设计良好的临床试验。无合适临床试验时，主要依据患者年龄、主要症状、合并疾病、治疗意愿、$MYD88/CXCR4$ 突变状况等选择。可选择的方案包括以新药为基础的免疫化疗，如苯达莫司汀联合利妥昔单抗，利妥昔单抗联合环磷酰胺及地塞米松，硼替佐米联合地塞米松及利妥昔单抗等，以及以BTK 抑制剂为基础的单药及联合治疗，包括伊布替尼、泽布替尼及伊布替尼联合利妥昔单抗治疗等。

BTK 抑制剂作为一种口服 B 细胞受体信号通路抑制剂，是目前 WM 主要的治疗药物之一，其单药治疗 WM 总体有效率达 90% ~ 100%，主要治疗反应率达 70% ~ 80%。但是 CR 率及 VGPR 率较低，仅为 25% 左右。此外 BTK 抑制剂单药治疗需长期服药，其不但价格昂贵，而且在长期治疗过程中，容易出现耐药和不可耐受的毒副作用，贸然停药可导致 IgM 迅速反弹，影响预后。因此，如何解决患者 CR 率低及停药难的问题，仍是临床亟待解决的难点。

ZID 方案是中国医学科学院血液病医院（中国医学科学院血液学研究所）开展的一项针对初诊 WM 患者的前瞻性单中心临床研究。该方案通过多种新药的有效联合，以期进一步加大患者缓解深度，延长患者的生存时间。此外，ZID 方案为全口服治疗方案，服药便捷。有限疗程设计，使得安全停药成为可能，是临床值得探索的新型治疗策略。

本例为初诊、高龄的 WM 患者，使用 ZID 方案治疗后，症状获得快速改善，一般情况较前明显好转，使用 6 个疗程后获得深度缓解。此外，在治疗过程中，患者未发生明显不良反应，安全性良好。因此，本例患者使用 ZID 方案治疗，疗效显著，安全性良好，ZID 方案是值得进一步探究的新型临床治疗方案。

参考文献

1. TREON S P，XU L，GUERRERA M L，et al. Genomic landscape of Waldenström macroglobulinemia and its impact on treatment strategies. J Clin Oncol，2020，38（11）：1198-1208.

2. TAM C S，OPAT S，D'SA S，et al. A randomized phase 3 trial of zanubrutinib vs ibrutinib in symptomatic Waldenström macroglobulinemia：the ASPEN study . Blood，2020，136（18）：2038-2050.

3. GUSTINE J N，MEID K，DUBEAU T，et al. Ibrutinib discontinuation in Waldenström macroglobulinemia：etiologies，outcomes，and IgM rebound. Am J Hematol，2018，93（4）：511-517.

第二十九章　泽布替尼联合苯达莫司汀及利妥昔单抗初治 Bing-Neel 综合征

中国医学科学院血液病医院　阎禹廷，熊文婕，于颖，王婷玉，刘薇，易树华，邹德慧，邱录贵

一、简要病史

患者，女性，57 岁。主因：眼睑水肿 4 个月，头晕、胸闷、视物模糊 3 个月。

现病史：患者 4 月余前无明显诱因出现眼睑水肿，无双下肢水肿，无恶心、呕吐，无胸闷、憋气，无腹痛、腹泻。3 个月前患者出现胸闷、球结膜水肿、视物模糊、头晕伴乏力，于 2021 年 6 月 18 日就诊于当地医院。查血常规：WBC 11.36×10^9/L，HGB 100 g/L，PLT 308×10^9/L；生化：TP 108 g/L，球蛋白 68.5 g/L，β_2 微球蛋白 2.98 mg/L；血免疫球蛋白定量：IgA 0.802 g/L，IgG 9.48 g/L，IgM 58.7 g/L；血清蛋白电泳：M 蛋白百分比 36.9%；血免疫固定电泳：IgM Lambda 阳性；骨穿刺：可见浆细胞样淋巴细胞 13%，考虑为 WM。骨髓流式：淋巴细胞约占有核细胞的 49%，其中 CD45（+）、CD19（+）的细胞约占有核细胞的 36.7%，表达 HLA-DR、CD19、CD20、CD22、Lambda、IgM，部分表达 CD200、FMC-7，为异常单克隆 B 淋巴细胞；CD45 dim CD38（+）的细胞约占有核细胞的 0.3%，表达 CD19、CD38、CD138、Lambda、IgM，为异常单克隆浆细胞。腹部超声未见明显异常。后患者视物模糊症状逐渐加重，完善眼底检查，考虑眼底出血，予口服迈之灵治疗。6 月 23 日患者于当地医院行血浆置换一次。现为进一步诊治就诊于我院。患者自发病以来精神可，睡眠、饮食可，大小便正常，体重未见明显变化。

既往史：否认肝炎、结核等传染病病史。无糖尿病及高血压等慢性病病史，否认食物及药物过敏史。

个人史：祖籍本地，否认疫水、疫源地接触史。不嗜烟酒。否认毒物、放射性物质接触史。

家族史：否认遗传性、家族性疾病病史。

入院查体：体温 36℃，脉搏 80 次 / 分，呼吸 20 次 / 分，血压 125/82 mmHg。神志

清，精神可，发育正常，自主体位，步入病房，能合作查体，全身皮肤及睑结膜轻度苍白，皮肤、巩膜无黄染，双下肢未见淤点、淤斑，全身浅表淋巴结未扪及肿大，颈软，气管居中，颈静脉无扩张。甲状腺无肿大，双侧呼吸音粗，未闻及明显干、湿性啰音，心率 80 次 / 分，心律齐，各瓣膜区病理性杂音未闻及，腹平软，无压痛、反跳痛，肝脾肋下未触及，双下肢无水肿，生理反射存在，病理反射未引出。

二、辅助检查

1. 血液相关检查

血常规：WBC 10.4×10^9/L ↑，RBC 3.64×10^{12}/L，HGB 106 g/L ↓，PLT 284×10^9/L，NEUT 3.18×10^9/L，RET% 0.83%。生化：TP 106.7 g/L ↑，ALB 35.5 g/L，QDBGLU 71.2 g/L ↑，肝、肾功能及电解质未见异常。凝血五项：未见异常。β_2 微球蛋白：3.39 mg/L ↑。抗核抗体：抗 PM-SCL 弱阳性，抗核抗体滴度阳性（1 ：320），风湿三项未见异常。免疫球蛋白定量：IgA 1.5 g/L，IgG 11.5 g/L，I gM 73.8 g/L ↑；λ 轻链 6520 mg/dL ↑；κ 轻链 892 mg/dL；游离 λ 3475 mg/dL ↑；游离 κ 轻链 25.2 mg/dL ↑；血清游离轻链比值（rFLC）0.01 ↓，血清游离轻链差值（dFLC）3449.8 mg/L。血免疫固定电泳：γ 区可见一条单克隆 IgM-λ。尿免疫固定电泳：γ 区可见一条单克隆轻链 λ。免疫球蛋白：M1 片段 36.18%，α_1 球蛋白 2.85%，α_2 球蛋白 9.07%，β 球蛋白 13.46%，γ 球蛋白 41.92%。24 小时尿蛋白：1.1408 g/24 h ↑，尿蛋白电泳 M 片段 90.7%。

2. 骨髓相关检查

融合基因：基因重排 IGH（+）。重排类型：类型 IGHV3-33，未突变。染色体荧光原位杂交：D6Z1/MYB 基因缺失，阳性信号百分率 9.5%（6q-），TP53、CEP12、ATM 均阴性。脱氧核糖核酸测序：$MYD88^{L265P}$ 突变阳性。二代测序：3q26.32+1.30%，3q27.1+1.31%，8p23.1+0.70%。骨髓涂片：三系降低，淋巴细胞比例相对增高（77%），易见不典型淋巴细胞骨髓象，骨髓浆细胞（0.5%），外周血淋巴细胞比例增高（65%）。

流式免疫分型：异常细胞群占有核细胞的 31.26%，表达 CD19、CD20、CD79B、Lambda，弱表达 CD22、CD200，不表达 CD5、CD10、CD43、CD23、FMC7、CD38、sIgD、sIgM、Kappa 为异常 B 淋巴细胞表型；异常细胞群约占有核细胞的 1.83%，强表达 CD38、CD138、cLambda，表达 CD19，不表达 CD117、CD56、cKappa 为异常浆细胞表型。

骨髓病理：HE 及 PAS 染色显示送检骨髓增生大致正常（30%～40%），淋巴细胞呈间质性散在增多（30%），可识别的粒红系细胞散在分布，巨核细胞不少，以分叶核为主；浆细胞不少（2%～3%），限制性表达 Lambda。网状纤维染色（MF-1 级）。

免疫组化：PAX5（＋），CD20（＋），CD3（－），CD5（－），CD138浆细胞（＋），Kappa（－），Lambda（＋），CD117（－），Cyclin D1（－），CD23（－）。

病理诊断：B细胞淋巴瘤累及骨髓（淋巴浆细胞性淋巴瘤不除外）。

3. 影像相关检查

全身CT：①颈、胸、腹、盆多发淋巴结，部分肿大；②鼻咽、口咽周围软组织增厚；③左侧上颌窦炎；④两肺间质病变、间质纹理增多；⑤心脏增大、动脉硬化；⑥两侧胸膜增厚；⑦肝内多发小低密度影，请结合超声；⑧盆腔少量积液；⑨臀部两侧皮下脂肪呈团状增高。

MRI平扫：①右侧桥小脑角区异常信号；②两侧泪腺区异常信号影，以上建议行颅脑＋眼眶增强检查；③双侧额顶叶多发点状异常信号，考虑脱髓鞘改变；④颅骨、上段颈椎信号降低；⑤颈部多发结节影。

脑脊液及相关检查：脑脊液检查显示：葡萄糖4.35 mmol/L↑，微量总蛋白0.74 g/L↑。脑脊液常规检查：白细胞分类多个核MN 98%，PMN 2%；脑脊液白细胞计数386×10⁶/L↑。

脑脊液流式：可见11 874个异常B淋巴细胞，表型为CD19（＋），CD10（－），CD5（－），CD38p（＋），CD138（－），cLambda（＋），cKappa（－），CD45dim，未见异常浆细胞。

腹部彩超：肝胆胰脾未见明显异常。

4. 其他辅助检查

Coombs试验：阴性；病毒全项、甲状腺功能检测均阴性。

三、病史特点

患者为老年女性，以眼睑水肿4个月，头晕、胸闷、视物模糊3个月起病，血常规提示患者存在轻度贫血，白细胞及血小板正常；免疫球蛋白IgM明显升高，呈单克隆性；骨髓存在一群单克隆CD5（－）B细胞和一群单克隆浆细胞；存在 *MYD88*^L265P 突变；肝脾及淋巴结未见明显肿大。骨髓病理提示存在单克隆的B淋巴细胞及克隆性浆细胞。此外，该患者存在头晕、视物模糊等明显中枢神经系统症状，MRI显示右侧桥小脑角区异常信号，腰穿脑脊液可检出异常B淋巴细胞。

四、临床诊断及危险度分层

Bing-Neel综合征（BNS）。

五、治疗与转归

1. 治疗历程

2021 年 7 月 5 日开始给予泽布替尼联合苯达莫司汀及利妥昔单抗（ZBR）方案化疗，因高黏滞综合征未使用利妥昔单抗，7 月 8 日再次行腰椎穿刺 + 鞘内注射治疗 1 次，复查脑脊液常规及生化未见明显异常。1 个疗程后 IgM 38.2 g/L（原 73.8 g/L ↑），2021 年 8 月 3 日患者接受 ZBR 方案治疗；于 2021 年 8 月 2 日、2021 年 8 月 5 日行腰椎穿刺及鞘内注射，均未见异常细胞。患者症状较前好转。

2. 疗效总结

患者经 1 个疗程治疗后，球蛋白由 73.8 g/L 下降至 38.2 g/L，且患者头晕等症状较前明显好转，血红蛋白较前升高，乏力症状较前明显好转，1 个疗程后患者疾病稳定，2 个疗程后达到部分缓解。6 个疗程后患者 IgM 进一步下降，获得非常好的部分缓解。在整个治疗过程中，患者未发生与治疗相关的不良反应，安全性良好。

六、讨论及点评

本例患者为老年女性，以眼睑水肿 4 个月，头晕、胸闷、视物模糊起病，病史 3 月余。入院相关检查提示患者存在轻度贫血，单克隆免疫球蛋白 IgM 明显升高；骨髓存在一群单克隆 CD5（－）B 细胞和一群单克隆浆细胞，$MYD88^{L265P}$ 突变阳性，肝、脾及淋巴结未见明显肿大，且该患者存在明显头晕、视物模糊等中枢神经系统症状，MRI 提示右侧桥小脑角区异常信号，腰穿脑脊液可检出异常 B 淋巴细胞。提示该患者存在 WM 且伴有中枢神经系统侵犯，因此结合患者病史、流式免疫分型、病理及脑脊液等检查，明确诊断为 BNS。

BNS 是 WM 的一种罕见神经系统表现，占 WM 1%，当 WM 细胞进入中枢神经系统导致中枢神经系统损伤时则考虑为 BNS。中枢神经系统受累有两种形式，大多数患者在影像学上表现为弥漫性软脑膜增强，肿瘤形式伴一个或多个实质病变较少见。弥漫性对应软脑膜鞘和血管周围间隙的淋巴细胞浸润，通常表现为对比增强和（或）脑膜鞘增厚；肿瘤形式可以是单灶性或多灶性，通常位于深部皮质下半球区域。

BNS 临床表现无特异性，最常见的神经系统表现包括步态障碍（48%）、颅神经（Ⅱ和Ⅶ）受累（36%）、认知功能障碍和记忆丧失（27%）。面部或动眼神经，通常伴有脑膜受累，表现为头痛、恶心和呕吐、视力障碍、听力损失和颅神经病变。脑实质或脊髓受累通常表现为癫痫发作、认知能力下降、失语、精神症状、小脑功能障碍、意识障碍（包括昏迷）和轻瘫。脑实质、脊髓、马尾神经和（或）脊神经根受累通常表现为感觉异常、针刺感和疼痛。

BNS 的确诊"金标准"：大脑或脑膜的组织活检，显示淋巴浆细胞性淋巴瘤。由小淋巴细胞组成，其中有浆细胞分化的形态学证据。CSF 中存在典型 WM 表型 [CD5（−），CD10（−），CD20（+），CD79（+）] 的克隆性 B 细胞群。此外有 90% 的 WM 患者出现 $MYD88^{L265P}$ 基因突变。

目前 BNS 并无统一的一线治疗方案，前期研究显示使用 BTK 抑制剂伊布替尼单药治疗 BNS 患者，其中 18% 患者症状完全缓解，68% 的患者症状获得改善，仅 14% 的患者症状未改变。2 年无病生存率为 80%（95%CI 58% ～ 91%），5 年生存率为 86%（95%CI 63% ～ 95%），且不良反应轻微。

考虑到目前 BNS 并无统一的一线治疗方案，且 BTK 抑制剂单药治疗深度缓解率低，长期服用费用昂贵，为了尽快缓解患者症状，控制疾病，加大深度缓解，从而进一步延长患者生存时间。因此结合患者自身情况，本例患者予以泽布替尼联合苯达莫司汀及利妥昔单抗（BR）方案治疗。

使用泽布替尼联合 BR 方案治疗后，症状获得快速改善，一般情况较前明显好转，使用 1 个疗程后患者脑脊液中异常细胞未检测出，免疫球蛋白快速下降，提示治疗有效。此外，在治疗过程中，患者未发生明显不良反应，安全性良好。因此，本例 BNS 综合征患者使用泽布替尼联合 BR 方案治疗，疗效显著，安全性良好，泽布替尼联合 BR 方案是值得进一步探究的新型临床诊疗方案。

参考文献

1. MINNEMA M C, KIMBY E, D'SA S, et al. Guideline for the diagnosis, treatment and response criteria for Bing-Neel syndrome. Haematologica, 2017, 102（1）：43-51.

2. CASTILLO J J, ITCHAKI G, PALUDO J, et al. Ibrutinib for the treatment of Bing-Neel syndrome：a multicenter study. Blood, 2019, 133（4）：299-305.

3. TREON S P, GUSTINE J, MEID K, et al. Ibrutinib monotherapy in symptomatic, treatment-naïve patients with Waldenström macroglobulinemia. J Clin Oncol, 2018, 36（27）：2755-2761.

4. GUSTINE J N, MEID K, DUBEAU T, et al. Ibrutinib discontinuation in Waldenstrom macroglobulinemia：Etiologies, outcomes, and IgM rebound. Am J Hematol, 2018, 93（4）：511-517.

第三十章　寡分泌 WM 患者治疗

中国医学科学院血液病医院　熊文婕，徐燕，王齐，刘薇，易树华，邹德慧，邱录贵

一、简要病史

患者，男性，67 岁。主因：发现贫血 3 年，乏力加重 2 月余。

现病史：患者 3 年前无诱因出现乏力、头晕等症状，无皮肤、牙龈出血，无发热、骨痛，无咳嗽、咳痰，无胸闷、憋气等不适。就诊于当地医院查血常规显示贫血，血小板减少（未见具体报告）。2 年前（2019 年 9 月 25 日）血常规：HGB 101 g/L，PLT 73×10^9/L，RBC 3.07×10^{12}/L，WBC 正常。2019 年 12 月复查血常规：HGB 96 g/L，PLT 89×10^9/L，RBC 2.93×10^{12}/L。未进一步行骨穿刺等相关检查。14 个月前（2020 年 7 月 8 日）复查血常规：HGB 89 g/L，PLT 62×10^9/L，RBC 2.5×10^{12}/L，诊断为营养性贫血，给予叶酸治疗 1 年、维生素 B_{12} 治疗数个月。此后 HGB 波动在 80 ～ 90 g/L，PLT 波动在 80×10^9/L ～ 87×10^9/L。3 个月前患者曾出现心悸，心电图显示室性期前收缩，给予盐酸美西律治疗后好转。近 2 个月患者诉乏力加重，查血常规显示 HGB 进行性下降，2021 年 9 月 14 日查血常规：HGB 64 g/L，PLT 79×10^9/L。现患者为求进一步诊疗入院。自发病以来患者睡眠、饮食尚可，大小便正常，体重未见明显减轻。

既往史：否认肝炎、结核等传染病病史。无糖尿病及高血压等慢性病病史，否认食物及药物过敏史。

个人史：祖籍本地，否认疫水、疫源地接触史。不嗜烟酒。否认毒物、放射性物质接触史。

家族史：否认遗传性、家族性疾病病史。

入院查体：体温36℃，脉搏75次/分，呼吸20次/分，血压131/81 mmHg。神志清，精神可，发育正常，自主体位，步入病房，能合作查体，全身皮肤及睑结膜轻度苍白，皮肤、巩膜无黄染，双下肢未见淤点、淤斑，全身浅表淋巴结未扪及肿大，颈软，气管居中，颈静脉无扩张。甲状腺无肿大，双侧呼吸音粗，未闻及明显干、湿性啰音，心率75次/分，心律齐，各瓣膜区病理性杂音未闻及，腹平软，无压痛、反跳痛，肝脾肋下未触及，双下肢无水肿，生理反射存在，病理反射未引出。

二、辅助检查

1. 血液相关检查

血常规：WBC 8.1×10^9/L，RBC 2.19×10^{12}/L ↓，HGB 73 g/L ↓，PLT 58×10^9/L ↓，NEUT 3.06×10^9/L，RET% 2.69% ↑。生化：TP 69.1 g/L，ALB 38.8 g/L，QDBGLU 30.3 g/L，ALT 7.9 U/L，AST 12.6 U/L，BUN 9.63 mmol/L ↑，Cr 106.5 μmol/L ↑，UA 534.1 μmol/L ↑，LDH 129 U/L。凝血八项：PT 12.7 s，APTT 21.5 s ↓，INR 1.03，抗凝血酶Ⅲ活性测定 87.4%，TT 16.4 s，纤维蛋白原 3.49 g/L，纤维蛋白原分解产物 < 2 μg/mL，D- 二聚体 0.44 mg/L。血免疫球蛋白：IgG 13.7 g/L，IgA 0.92 g/L，IgM 2.65 g/L，轻链 κ 定量 1160 mg/dL，轻链 λ 定量 732 mg/dL ↑，κ：λ 1.5847，κ -FLC 32.8 mg/L ↑，游离 λ 轻链 292.5 mg/L ↑，血清游离轻链比值（rFLC）0.11 ↓，血清游离轻链 λ（dFLC）259.7 mg/L。血免疫固定电泳：在 β 区可见一条单克隆 IgM-λ。血 $β_2$ 微球蛋白：6.15 mg/L ↑。血清蛋白电泳：M 片段 15.09%，M 蛋白 3.5 g/L。尿微量蛋白：微量总蛋白 0.098 g/24 h。尿免疫固定电泳：未见 IgG、IgA、IgM、轻链 κ、轻链 λ 单克隆成分。M 蛋白鉴定尿标本初诊：轻链 κ 定量 1.85 mg/dL，轻链 λ 定量 5 mg/dL，κ：λ 0.37 ↓。尿 $β_2$ 微球蛋白：0.35 mg/L ↑。

免疫分型 B-LPD（血）：异常细胞群约占有核细胞的 22.33%，强表达 CD22，表达 CD19、CD20、CD200、CD79B、CD81、Lambda，弱表达 CD23、CD25、sIgD，不表达 CD5、CD10、CD71、CD43、FMC7、CD123、CD103、CD11c、sIgM、CD38、Kappa，结论为 CD5（-）CD10（-）小 B 细胞淋巴瘤，不符合毛细胞白血病表型，还可见于边缘区淋巴瘤、B 细胞幼淋细胞白血病（B cell prolymphocytic leukemia，B-PLL）、淋巴浆细胞性淋巴瘤等，请结合病理及遗传学检查。

2. 骨髓相关检查

融合基因：*IGH*、*IGK*、*IGL* 阳性。重排类型：重排类型为 *IGHV4-34*，*IGH* 体细胞突变率为 8.4%。染色体荧光原位杂交：*RB-1* 基因缺失阳性、*MYB* 基因缺失阳性、*ATM* 基因未见异常。脱氧核糖核酸测序：*MYD88*[L265P] 突变阳性。二代测序：*MYD88* 3p22.2 突变频率 35.8%，*CXCR4* 2q22.1 突变频率 32.7%，*KMT2D* 12q13.12 突变频率 37.2%，与疾病可能相关的突变位点检测结果显示 *KMT2C* 7q36.1 突变频率 7%；染色体核型：46，XY。骨髓涂片：骨髓及外周血淋巴细胞比例明显增高。

流式免疫分型：表达 CD19、CD22、CD200，部分表达 CD79B，弱表达 CD20、CD25、sIgD、Lambda，不表达 CD5、CD10、CD43、CD23、FMC7、CD103、CD11c、 sIgM、CD38、Kappa，异常细胞群约占有核细胞的 79.65%，为 CD5（-）CD10（-）小 B 细胞淋巴瘤，不符合 HCL 表型，还可见于 MZL、B-PLL、LPL 等；未见浆细胞。

骨髓病理：HE 及 PAS 染色显示送检骨髓增生极度活跃（70% ~ 80%），淋巴细胞弥漫增多（约 80%），可识别的粒红系细胞散在分布，巨核细胞不多，以分叶核为主。网状纤维染色（MF-1 至 2 级）。免疫组化：PAX5（+），CD20（+），CD3（-），CD5（-），Cyclin D1（-），LEF1（-），CD10（-）。诊断：B 细胞淋巴瘤累及骨髓 /MF-1 至 2 级。

3. 影像相关检查

全身 CT：①双侧上颌窦炎；②右侧鼻甲肥厚，请结合临床；③动脉硬化；④肝右叶低密度影；⑤脾脏低密度影；⑥双肾低密度影，以上④、⑤、⑥请结合超声；⑦肠系膜根部脂肪密度增高；⑧前列腺钙斑。

腹部彩超：患者腹腔胀气明显，图像显示欠佳，测值仅供参考，肝大，肝实质回声增强（请结合临床），轻度脂肪肝，肝多发囊肿，脾轻度大，脾囊肿，胆胰未见明显异常。

泌尿系统彩超：右肾囊肿，右肾多发小钙化，左肾未见明显异常。

4. 其他辅助检查

脑钠肽、心肌损伤标志物、感染标志物未见明显异常。Coombs 试验阴性；病毒全项、甲状腺功能检测均阴性。

三、病史特点

患者为老年男性，高龄，以头晕、乏力起病，血常规提示患者存在贫血、PLT 减少、WBC 正常；免疫球蛋白 IgM 定量正常，但是存在单克隆性 IgM 升高；骨髓存在一群单克隆 CD5（-）CD10（-）小 B 细胞淋巴瘤；存在 *MYD88*^(L265P) 及 *CXCR4* 突变；FISH 提示存在 *MYB* 基因缺失阳性（6q 缺失）；肝、脾及淋巴结未见明显肿大；骨髓病理提示存在单克隆的 B 淋巴细胞。

四、临床诊断及危险度分层

WM（IPSS WM 4 分，高危；rIPSS WM 2 分，中危）。

五、治疗与转归

1. 治疗历程

患者老年、高龄，一般情况稍差。存在 $MYD88^{L265P}$ 及 $CXCR4$ 双突变，结合患者情况予以利妥昔单抗联合环磷酰胺及地塞米松方案化疗 6 个疗程并进一步予以利妥昔单抗维持治疗。

2. 疗效总结

患者 IgM 定量正常，但是血免疫固定电泳阳性，且患者骨髓侵犯明显，因此对于 IgM 低的患者，结合患者骨髓流式免疫分型、骨髓活检、免疫固定电泳及患者临床特征改善情况进行综合判断。患者经 3 个疗程治疗，乏力症状较前明显好转、PLT 升高，骨髓异常细胞明显降低，3 个疗程后患者获得部分缓解，6 个疗程后患者 HGB 及 PLT 恢复正常，免疫固定电泳阴性，骨髓微小残留病阴性，评价疗效为完全缓解。在整个治疗过程中，患者未发生与治疗相关的不良反应，安全性良好（表 30-1）。

表 30-1 治疗过程相关指标监测情况

	初始	RCD 疗程						R 维持	
		第 1	第 2	第 3	第 4	第 5	第 6		
HGB（g/L）	73	76	75	76	81	93	102	126	141
PLT（×10^9/L）	58	41	54	74	112	118	118	138	174
BM 异常细胞	79.65		4.34		1.69		0.05	阴性	
$MYD88^{L265P}$ 突变率	35.8						1.57	阴性	
免疫固定电泳	IgM-λ		IgM-λ	IgM-λ	IgM-λ	IgM-λ		阴性	

六、讨论及点评

本例患者为老年男性，以乏力起病，病史 3 年余。入院相关检查提示患者存在贫血、单克隆免疫球蛋白 IgM 升高；骨髓存在单克隆 CD5（−）CD10（−）异常 B 淋巴细胞，$MYD88^{L265P}$ 及 $CXCR4$ 突变阳性，且存在染色体 6q 缺失，无明显淋巴结及肝脾大。虽然患者 IgM 定量正常，但是结合患者病史、流式免疫分型、病理及其他检查，明确诊断为 WM。

本例患者以骨髓侵犯为主要表现，骨髓异常淋巴细胞明显升高，达 80%，且贫血及

PLT 下降明显，虽然免疫固定电泳提示存在单克隆 IgM，但 IgM 定量正常。由此可见，在 WM 中存在一类 IgM 低的患者，我们称之为"寡分泌 WM"患者，该类患者 IgM 的分泌状态与患者骨髓侵犯程度的表现可能并不一致。

在治疗方面，目前尚无针对寡分泌 WM 患者的相关研究，治疗主要参照 WM 患者的症状。对于症状性 WM 的患者，目前首选的仍是入组临床试验，若无合适临床试验时，主要依据患者年龄、主要症状、合并疾病、治疗意愿、*MYD88/CXCR4* 突变状况等来选择。可选择的方案包括以新药为基础的免疫化疗，如苯达莫司汀联合利妥昔单抗，利妥昔单抗联合环磷酰胺及地塞米松，硼替佐米联合地塞米松及利妥昔单抗等，以及以 BTK 抑制剂为基础的单药及联合治疗，包括伊布替尼、泽布替尼及伊布替尼联合利妥昔单抗治疗等。

本例患者为老年高龄，血红蛋白及血小板明显降低，一般情况稍差，且 *MYD88* 及 *CXCR4* 均突变，而该类突变对 BTK 抑制剂单药治疗效果较差。因此结合患者一般情况，选择对于骨髓抑制较弱的 RCD 方案治疗，经治疗后患者症状明显改善，6 个疗程后患者 HGB 及 PLT 恢复正常，骨髓异常 B 淋巴细胞未检测出，综合评价疗效为 CR。由此可见，本例寡分泌 WM 患者虽然骨髓肿瘤负荷较高，但是接受治疗后反应良好，可快速获得骨髓缓解，临床疗效显著。

参考文献

1. KASTRITIS E，LEBLOND V，DIMOPOULOS M A，et al. Waldenstrom's macroglobulinaemia：ESMO Clinical Practice Guidelines for diagnosis，treatment and follow-up. Ann Oncol，2018，29（Suppl 4）：iv270.
2. TREON S P，GUSTINE J，MEID K，et al. Ibrutinib monotherapy in symptomatic，treatment-naïve patients with Waldenström macroglobulinemia. J Clin Oncol，2018，36（27）：2755-2761.

第三十一章　WM 合并免疫性血小板减少

中国医学科学院血液病医院　熊文婕，于颖，阎禹廷，王婷玉，吕瑞，隋伟薇，刘慧敏，易树华，邹德慧，邱录贵

一、简要病史

患者，男性，58 岁。主因：双下肢散在淤斑 20 天。

现病史：患者于 20 天前（2019 年 9 月 11 日）无明显诱因出现双下肢散在淤斑及出血点，无恶心、呕吐，无黑便，无咳嗽、咳痰，就诊于当地医院。查血常规（2019 年 9 月 13 日）：WBC 7.08×10^9/L，HGB 119 g/L，PLT 12×10^9/L ↓。凝血五项：PT 16.9 s，FIB 1.47 g/L ↓，TT 16.9 s。生化：TP 90 g/L ↑，GLB 58 g/L ↑，ALB 32 g/L ↓，余无异常。免疫全项：IgM 4920 mg/dL ↑，C3 64.3 mg/L，C4 9.45 mg/dL；M 蛋白 28.4%。免疫固定电泳显示：κ 轻链阳性，免疫球蛋白 M 阳性。骨髓穿刺显示：（髂骨）粒红巨三系均增生；（胸骨）红系减低，粒巨二系增生，淋巴细胞比例增高。流式浆细胞表型：CD45dim，CD38（+），CD138（+），CD56（+），CD19（−），cKappa（+），cLambda（−），cell=0.14%。骨髓病理：骨髓增生较活跃，淋巴细胞增多，巨核细胞数量稍多，各种形态可见。免疫组化染色：CD20、CD79A 多数阳性，CD3、CD2、Lysozyme、MPO 散在阳性，CD117、CD138、Kappa 散在少量阳性，CD34 偶见阳性，B 淋巴细胞增殖性疾病不除外。间断输注血小板、甲泼尼龙治疗 2 周，血小板未恢复，后予以丙种球蛋白治疗 5 天，效果不佳。为求进一步治疗就诊于我院，门诊以"华氏巨球蛋白血症、血小板减少症"收入我科。发病以来患者睡眠、饮食尚可，大小便正常。

既往史：否认肝炎、结核等传染病病史。无糖尿病及高血压等慢性病病史，否认食物及药物过敏史。

个人史：祖籍本地，否认疫水、疫源地接触史，不嗜烟酒，否认毒物、放射性物质接触史。

家族史：否认遗传性、家族性疾病病史。

入院查体：体温 36.5 ℃，脉搏 68 次 / 分，呼吸 20 次 / 分，血压 139/68 mmHg，

ECOG 0。神志清，精神可，发育正常，自主体位，步入病房，能合作查体，无贫血貌，双下肢散在出血点及淤斑，全身浅表淋巴结未扪及肿大，颈软，气管居中，颈静脉无扩张。甲状腺无肿大，双侧呼吸音粗，未闻及明显干、湿性啰音，心率 68 次 / 分，心律齐，各瓣膜区病理性杂音未闻及，腹平软，无压痛、反跳痛，肝脾肋下未触及，双下肢无水肿，生理反射存在，病理反射未引出。

二、辅助检查

1. 血液相关检查

血常规：WBC 11.3×10^9/L ↑，HGB 124 g/L，PLT 16×10^9/L ↓，NEUT 9.85×10^9/L。凝血五项：APTT 25.4 s，TT 17.3 s，PT 12.2 s，FIB 1.82 g/L ↓。生化：TP 83.2 g/L ↑，ALB 33.1 g/L，GLB 50.1 g/L ↑，LDH 130.9 U/L，TB、DBIL、ALT、AST、BUN、Scr 未见明显异常。β_2 微球蛋白：1.29 mg/L，CRP 1.37 mg/dL。抗核抗体：抗核抗体滴度 1 ∶ 100，抗线粒体 M2 弱阳，抗 RO-52 弱阳，风湿三项未见异常。抗血小板抗体：阴性。库姆试验：阴性。免疫球蛋白定量：IgA 0.99 g/L，IgG 13.5 g/L，IgM 35.6 g/L ↑，补体 C3 1.33 g/L，补体 C4 0.343 g/L；轻链 λ 446 mg/dL；轻链 κ 3520 mg/dL ↑；λ-FLC 7.82 mg/dL，κ-FLC 6.5 mg/dL，κ ∶ λ 7.8 ↑。血、尿免疫固定电泳：γ 区可见一条单克隆 IgM-κ。免疫球蛋白：M1 片段 30.5%，α_1 球蛋白 3.32%，α_2 球蛋白 6.89%，β 球蛋白 12.68%，γ 球蛋白 43.2%。24 小时尿蛋白定量：0.279 g/24 h。

2. 骨髓相关检查

融合基因：基因重排 *IGH* 阳性，*IGK*、*IGL*、*TCRD*、*TCR*γ 均阴性。重排类型：类型 *IGHV3-74*，频率为 8.0%。染色体荧光原位杂交：*RB-1*、*TP53*、*ATM* 均阴性。染色体：46，XY，del（6）（q12）/46，XY。脱氧核糖核酸测序：*MYD88*[L265P] 突变阳性。骨髓涂片：骨髓增生明显活跃，骨髓淋巴细胞比例降低，为成熟淋巴细胞（6%），粒系比例增高，中幼粒细胞以上阶段细胞比例增高，部分细胞可见空泡及核质发育不平衡，红系比例正常，以中晚幼红细胞为主，可见巨幼样变及花瓣核。成熟红细胞形态无明显异常，血小板减少；外周血淋巴细胞增高（91%）。

流式细胞学检查：见两群异型细胞群。一群异常细胞群占有核细胞 0.55%，表达 CD19、CD79B、CD20、CD200、CD23、CD38、Kappa，部分表达 FMC7，弱表达 CD22、sIgD，不表达 CD5、CD10、CD43、sIgM、Lambda，为 CD5（−）CD10（−）单克隆小 B 细胞表型；一群异常细胞群占有核细胞 0.06%，强表达 CD38、CD138，表

达 CD19、cKappa，不表达 CD56、cLambda，为单克隆浆细胞表型。

骨髓活检：骨髓增生极度活跃（＞90%），异常淋巴细胞弥漫增生（50%～60%），胞体小，胞浆量少，胞核椭圆形或不规则；浆细胞散在或簇状分布，可见肥大细胞散在分布，各阶段粒红系细胞散在或簇状分布，巨核细胞不少，以分叶核为主。网状纤维染色（MF-1 级）。

免疫组化：CD23（＋），PAX5（＋），CD20（＋），CD3（－），CD5（－），CD10（－），CD138（＋），Kappa（＋），Lambda（－），Cyclin D1（－）。

3. 影像相关检查

全身 CT：盆腔条带状软组织密度影，两侧骶管内软组织密度影为 4.9 cm×2.0 cm 大小；心底水平后纵隔偏右可见一结节影，约 2.9 cm×2.8 cm 大小；左肾下极水平腹主动脉左侧肿大淋巴结，约 1.5 cm×1.2 cm 大小；两下叶间质病变、间质炎症。

腹部彩超：肝胆胰脾未见明显异常；泌尿系统彩超：双肾未见明显异常。

4. 其他辅助检查

肿瘤标志物、风湿免疫相关检测均阴性。

三、病史特点

患者为中老年男性，以双下肢散在淤斑起病，血常规提示患者存在血小板减少，白细胞及血红蛋白正常；免疫球蛋白 IgM 明显升高，呈单克隆性；骨髓存在一群单克隆 CD5-B 细胞和一群单克隆浆细胞；存在 $MYD88^{L265P}$ 突变；骶管内软组织密度影，心底水平后纵隔偏右可见一结节影；左肾下极水平腹主动脉左侧肿大淋巴结；骨髓病理提示存在单克隆的 B 淋巴细胞及克隆性浆细胞。

四、临床诊断及危险度分层

淋巴浆细胞性淋巴瘤 / 华氏巨球蛋白血症（IPSS WM 1 分，低危）；继发性血小板减少。

五、治疗与转归

1. 治疗历程

（1）第 1 次入院治疗：院外予甲泼尼龙治疗 3 周，丙种球蛋白 5 天，效果不佳。入院后继续给予甲泼尼龙 40 mg/d，联合血小板生成素（thrombopoietin，TPO）治疗，输注血小板，甲泼尼龙应用第 28 天，TPO 应用 9 天时血小板逐渐恢复至正常（表 31-1）。

表 31-1　血常规变化（2019 年）

日期	9.11	9.30	10.1	10.2	10.3	10.4	10.5	10.6	10.7	10.8	10.9	10.10	10.11	10.12	10.14
WBC（×10^9/L）		11.3	9.76	13.23	15.9	15.9	12.8	12.2	13.1	11.5	12.5	111.5	9.2	12.4	22.6
HGB（g/L）		124	118	135	118	123	115	112	121	110	117	106	123	119	118
PLT（×10^9/L）	12	16	28	2	41	21	58	37	32	32	57	69	80	132	298

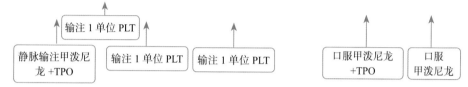

（2）第 2 次入院治疗：患者持续口服甲泼尼龙 32 mg qd 治疗。半个月后 PLT 降至 16×10^9/L，复查 IgM 62.8 g/L，较前（IgM 35.6 g/L）升高。复查 CT：腹腔内及腹膜后多发淋巴结略缩小，左肾下极水平腹主动脉左侧淋巴结，约 1.3 cm×1.0 cm 大小；骶骨左前方条带状软组织密度影略缩小，约 4.4 cm×1.7 cm 大小（原 4.9 cm×2.0 cm）考虑患者 TPO 效果不佳，予艾曲泊帕乙醇胺片 25 mg qd 治疗，此后 PLT 逐渐升高（图 31-1）。

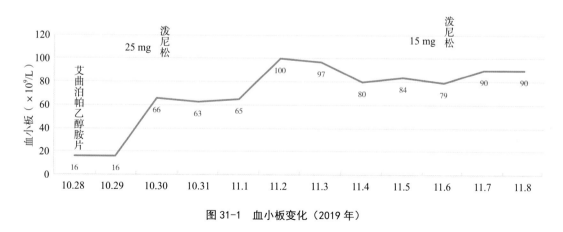

图 31-1　血小板变化（2019 年）

（3）第 3 次入院治疗：患者下腹部疼痛伴腹胀，出现肠梗阻，此后患者出现发热，体温最高 38.3℃，予抗感染及对症处理后好转。复查 IgM 58.2 g/L。复查 CT：左肾下极水平腹主动脉左侧淋巴结约 1.5 cm×1.3 cm 大小（原 1.3 cm×1.0 cm），骶骨左前方条带状软组织密度影略增大，约 5.1 cm×2.2 cm 大小（原 4.4 cm×1.7 cm），患者肿块增大，疾病发展较快，为排除大细胞转化可能，行腹腔肿块穿刺活检显示淋巴浆细胞性淋巴瘤，未见转化。患者 PLT 减少，且腹部肿块较前增大引起明显症状，2019 年 12 月 17 日起给予苯达莫司汀联合利妥昔单抗（BR）方案化疗，患者 PLT 恢复正常，3 月 10 日停用艾曲泊帕乙醇胺片。第 4 个疗程前复查：IgM 下降至 23.8 g/L。复查 CT：骶骨左前方条带状软组织密度影缩小，较大层面位于骶 2 层面，约 1.6 cm×1.5 cm 大小（原 5.1 cm×2.2 cm）。骨穿刺及流式未见异常浆细胞。血清 IgM 水平较基线下降 ≥ 50%，肿块缩小 > 50%，综合评价为部分缓解，此后患者继续 BR 方案治疗及利妥昔单抗维持治疗，IgM 持续下降，IgM 最低可至 5.39 g/L（图 31-2）。

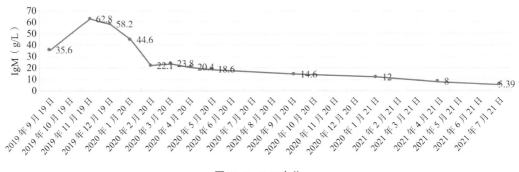

图 31-2　IgM 变化

2. 疗效总结

患者经 1 个疗程治疗，GLB 由 58.2 g/L 下降至 44.6 g/L，PLT 恢复正常，1 个疗程后患者疾病稳定，2 个疗程后达到 PR，6 个疗程治疗后患者 IgM 可降低至 14.6 g/L。后期随访中，IgM 最低可至 5.39 g/L。在整个治疗过程中，患者未发生与治疗相关的不良反应，安全性良好（表 31-2）。

表 31-2　治疗过程各项指标监测情况

	2019 年	2020 年						2021 年		
	12 月 4 日 BR 第 1 疗程	1 月 13 日 BR 第 2 疗程	2 月 25 日 BR 第 3 疗程	3 月 26 日 BR 第 4 疗程	4 月 23 日 BR 第 5 疗程	5 月 22 日 BR 第 6 疗程	9 月 7 日 R 维持	1 月 11 日 R 维持	4 月 15 日 R 维持	7 月 20 日 R 维持
IgM（g/L）	58.2	44.6	22.1	23.8	20.4	18.6	14.6	12	8	5.39
PLT（×10⁹/L）	156	37 艾曲泊帕乙醇胺片	60 艾曲泊帕乙醇胺片	178	157	168	178	221	176	168
腹腔肿块	5.1 cm×2.2 cm	3.2 cm×1.6 cm		2.1 cm×1.5 cm						

六、讨论及点评

本例患者为中老年男性，以双下肢散在淤斑起病，病史仅 20 余天。入院相关检查提示患者存在 PLT 减少，以及单克隆免疫球蛋白 IgM 明显升高；骨髓存在一群单克隆 CD5-B 细胞和一群单克隆浆细胞，$MYD88^{L265P}$ 突变阳性；且该患者存在髓外病灶及淋巴结肿大。结合患者病史、流式免疫分型、病理及其他检查，明确诊断为 WM。

对于仅存在免疫性 PLT 减少，无其他治疗指征的 WM 患者，首选糖皮质激素治疗，若糖皮质激素治疗无效，则针对原发病治疗。对于需要治疗的患者，首选入组临床试验，若无合适临床试验时，主要依据患者年龄、主要症状、合并疾病、治疗意愿、$MYD88/CXCR4$ 突变状况等来选择。可选择的方案包括以新药为基础的免疫化疗，如 BR 方案，利妥昔单抗联合环磷酰胺及地塞米松，硼替佐米联合地塞米松及利妥昔单抗等，以及以 BTK 抑制剂为基础的单药及联合治疗，包括伊布替尼、泽布替尼及伊布替尼联合利妥昔单抗治疗等。

BR 方案是目前美国国立综合癌症网络及欧洲内科学会指南推荐用于治疗症状性 WM 患者首选的治疗方案，疗效显著，患者总体有效率可达 90% 以上，中位无进展生存期达 65 ～ 70 个月，且不良反应轻微可控，是目前 WM 主要治疗药物之一。根据患者目前情况，予以 BR 方案治疗。

本例为初诊 WM 的患者，在使用 BR 方案治疗后，症状获得快速改善，一般情况较前明显好转，PLT 未再降低，使用 2 个疗程后获得 PR 的疗效，且 IgM 及骨髓均得到持续改善。此外，在治疗过程中，患者未发生明显不良反应，安全性良好。因此，本例合并免疫性 PLT 减少的初诊 WM 患者使用激素及升 PLT 方案治疗后，效果不佳，但予以 BR 方案治疗后，疗效显著，安全性良好。

参考文献

1. NCCN Clinical Practice Guidelines in Waldenström Macroglobulinemia/ Lymphoplasmacytic Lymphoma. Version 1 2022. 2022.

2. BUSKE C，LEBLOND V，DIMOPOULOS M，et al. Waldenstrom's macroglobulinaemia：ESMO Clinical Practice Guidelines for diagnosis，treatment and follow-up. Ann Oncol，2013，24（suppl 6）：iv155-iv159.

3. RUMMEL M J，NIEDERLE N，MASCHMEYER G，et al. Bendamustine plus rituximab versus CHOP plus rituximab as first-line treatment for patients with indolent and mantle-cell lymphomas：an open-label，multicentre，randomised，phase 3 non-inferiority trial. Lancet，2013，381（9873）：1203-1210.

第三十二章 Bing-Neel 综合征

上海长征医院 强琬婷，杜鹃

一、简要病史

患者，男性，62 岁。主因：胸腹部麻木不适伴束带感、双下肢乏力半年、视物模糊 2 个月入院。

现病史：患者于 2017 年 10 月无明显诱因出现前胸部刺痛感，而后自觉胸腹部束带感，双下肢乏力，无麻木。2017 年 12 月症状加重于当地医院诊治，考虑"肋间神经痛，椎间盘突出"，行胸腰部磁共振未见异常，给予营养神经对症处理后出院。2018 年 1 月 15 日症状加重，至苏州某医院行胸椎 MRI，检查提示 T_{11} 椎体内异常信号影，考虑"血管瘤或囊肿"。2018 年 2 月出现复视。2018 年 2 月 28 日至当地医院行脑电图检查未见明显异常，而后行肌电图检查提示双侧胫神经皮层电位 P40 潜伏期延长。3 个月复查肌电图提示多发周围神经损害电生理表现，运动、感觉神经均累及。2018 年 3 月 9 日到上海某三甲院就诊，考虑周围神经病，行神经肿瘤特征性抗体检测，均阴性。M 蛋白鉴定提示 IgG-κ 型，因 M 蛋白阳性，为求进一步治疗来我科诊治。发病以来患者睡眠、饮食尚可，大小便正常，体重未见明显减轻。

既往史：否认肝炎、结核等传染病病史。有高血压病史 10 余年，最高血压 180/90 mmHg，未规律检测血压及用药，甲状腺功能亢进病史 2 年，长期口服甲巯咪唑，无糖尿病等其他慢性病病史，否认食物及药物过敏史。

个人史：久居原籍，否认疫水、疫源地接触史。不嗜烟酒。否认毒物、放射性物质接触史。

家族史：否认遗传性、家族性疾病病史。

入院查体：体温 36.6℃，脉搏 80 次 / 分，呼吸 18 次 / 分，血压 110/60 mmHg。神志清，精神一般，推入病房，右眼上视，外展受限，皮肤、巩膜无黄染，双下肢未见淤点、淤斑，全身浅表淋巴结未扪及肿大，颈软，气管居中，颈静脉无扩张。双侧呼吸音粗，未闻及明显干、湿性啰音，心率 80 次 / 分，心律齐，各瓣膜区病理性杂音未闻及，腹平软，无压痛、反跳痛，肝脾肋下未触及，双下肢无水肿。剑突下至脐上束带感，针刺觉、温觉无异常。双上肢近端肌力Ⅴ级，双下肢近端和远端肌力Ⅳ级，双下肢腱反射减弱，病理征阴性。

二、辅助检查

1. 血液相关检查

血常规：WBC 5.3×10^9/L，NEUT 2.52×10^9/L，RBC 4.23×10^{12}/L↓，HGB 132 g/L，PLT 228×10^9/L，RET% 1.09%，RET 0.04×10^{12}/L。生化：TP 82 g/L，ALB 39 g/L↓，Cr 50 μmol/L，LDH 301 U/L，β_2微球蛋白 3.14 mg/L。凝血八项：PT 13.7 s，APTT 41.5 s↑，INR 1.02，TT 18.2 s，FIB 3.86 g/L，D-二聚体 1.44 mg/L↑。血免疫球蛋白：IgG 20.80 g/L，IgM 6.55 g/L，IgA 1.01 g/L；轻链κ 9.38 mg/L，轻链λ 3.78 mg/L，κ/λ 2.4815；sFLC-κ 230.46 mg/L，sFLC-λ 25.58 mg/L，rFLC 9.011。血免疫固定电泳：IgG-κ和IgM-κ双克隆。血清蛋白电泳：M蛋白量 16.63 g/L。

2. 骨髓相关检查

骨髓涂片：异常淋巴细胞占 11%，淋巴样浆细胞占 0.5%（图 32-1）。

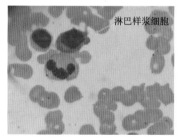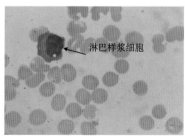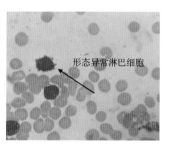

图 32-1 患者骨髓中淋巴样浆细胞及形态异常淋巴细胞

流式免疫分型：可见到 0.175% 的异常浆细胞，表达 CD38、CD138、cKappa、CD19，不表达 CD56、cLambda、CD20；16.218% 的异常成熟 B 细胞，表达 cKappa、CD19、CD20。

骨髓病理：造血组织中可见较多淋巴细胞浸润，考虑淋巴浆细胞相关疾病。免疫组化：CD20（+），CD138（散在+），CD79A（+），CD38（散在+），CD23（-），Bcl-2（+），CD10（-），Ki-67（25%）。染色体荧光原位杂交：*MYB*阴性；*IGH*阴性；*P53/CEP17*阴性。脱氧核糖核酸测序：*MYD88*^L265P 突变阳性，*CXCR4* 突变阴性。全外显子测序和基因拷贝数检测：该患者存在 *MYD88*^L265P 突变阳性，8p- 和 16p-（图 32-2）。

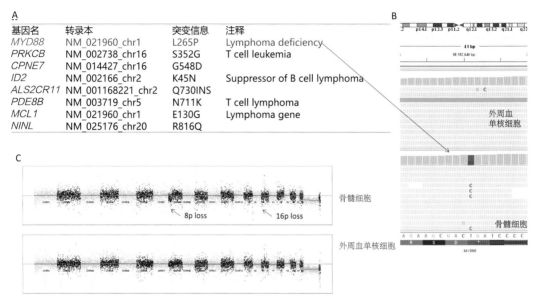

图 32-2　患者全外显子测序和基因拷贝数检测结果

3. 影像相关检查

PET/CT：双侧腋下及纵隔多发淋巴结肿大，最大短径 1.1 cm，未见代谢增高。甲状腺肿大合并代谢增高，SUV_{max} 4.8。头颅增强 MRI：未见异常。颈椎 / 胸椎 / 腰椎增强 MRI：$C_3 \sim C_7$ 椎间盘突出，相应节段颈髓水肿、变性；脊髓退行性改变，$L_4 \sim L_5$、$L_5 \sim S_1$ 椎间盘突出（图 32-3）。肌电图 / 神经传导速度：下肢感觉 / 运动神经的脱髓鞘及轴索损害。眼底照相：未见眼底出血。

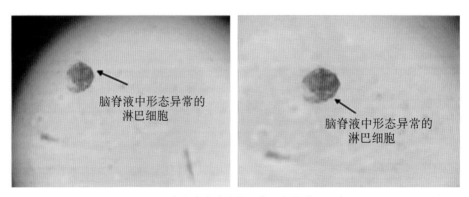

图 32-3　患者脑脊液中的异常形态的淋巴细胞

4. 其他辅助检查

血管内皮细胞生长因子：正常水平。脑脊液（CSF）相关检测如下。常规检测：压力正常，蛋白 1686 mg/L，潘氏试验（+++）。涂片：可见淋巴样浆细胞及异常形态的淋巴细胞（图 32-3）。流式细胞检测：9.275% 的异常成熟 B 淋巴细胞，该细胞群表达 CD19、cKappa、CD20，少部分表达 CD10。M 蛋白鉴定：IgG-κ 和 IgM-κ 双克隆。sFLC：κ 185.09 mg/L，λ 17.73 mg/L，κ/λ 10.441。*MYD88*：*MYD88*^{L265P} 突变阳性，*CXCR4* 阴性。抗 MAG 抗体：阴性。

三、病史特点

患者为老年男性，以周围神经病变起病，我院 M 蛋白结果提示为"IgG-κ 和 IgM-κ 双克隆"，因此对 IgM 和（或）IgG 阳性及周围神经病变表现的相关疾病展开了相关检测。患者骨穿刺提示淋巴样浆细胞，流式可见一群单克隆 B 细胞和一群单克隆浆细胞。肝脾及淋巴结未见明显肿大。CSF 检测涂片可见淋巴样浆细胞，脑脊液流式存在异常成熟 B 淋巴细胞，血和脑脊液 M 蛋白鉴定提示 IgG-κ 和 IgM-κ 双克隆，骨髓及脑脊液检测存在 *MYD88*^{L265P} 突变。基于患者以上临床表现和相关检测，患者 WM 诊断明确并且累及中枢，确诊为 Bing-Neel 综合征。

四、临床诊断及危险度分层

WM 伴中枢侵犯（Bing-Neel 综合征）（IPSS WM 1 分，低危；rIPSSWM 1 分，低危）。

五、治疗与转归

1. 治疗历程

患者自 2018 年 5 月 10 日起接受 RFC 方案共 6 个疗程（利妥昔单抗 600 mg d1+ 氟达拉滨 40 mg d2 ～ d4+ 环磷酰胺 0.3 g d2 ～ d4），每疗程完善腰椎穿刺及氨甲蝶呤、地塞米松、阿糖胞苷三联鞘内注射，辅以营养神经等对症治疗。

2. 疗效总结

患者 1 个疗程后 M 蛋白免疫固定电泳仅为 IgG-κ 单克隆，IgM-κ 克隆消失。CSF 流式细胞检测：脑脊液中细胞数量少，未见明显异常细胞成群。2 个疗程后 M 蛋白 3.92 g/L，IgM 由 6.02 g/L 降至 3.76 g/L，脑脊液涂片未见异常细胞，达到部分缓解。4 个疗程后患者诉复视症状明显改善，胸腹部束带感无明显改善，考虑为颈部椎管狭窄所致。6 个疗程后 IgM 3.23 g/L。复查骨髓：骨髓流式细胞术，异常细胞降低 50% 以上，后定期随访 IgM 维持在 2.99 ～ 3.33 g/L。

六、讨论及点评

单克隆免疫球蛋白合并周围神经病变，可能与临床相关的疾病为 POEMS 综合征、MAG 糖蛋白相关病变、冷球蛋白血症、Bing-Neel 综合征、轻链型淀粉样变性、WM 合并急性炎症性脱髓鞘性多发性神经病等。本例患者以神经病变起病，辗转多家医院，后因发现 M 蛋白阳性来我院就诊。我科详细询问病史、查体及相关检查，重点围绕中枢系统和 M 蛋白鉴定结果为 IgG-κ 和 IgM-κ 双克隆，完善骨髓细胞学、CSF、MRI、PET/CT 及 *MYD88* 基因等检测，明确诊断为 WM 累及中枢的 BNS。

WM 是一种由小 B 淋巴细胞、浆细胞样淋巴细胞和浆细胞组成的淋巴瘤，并伴有骨髓侵犯且血清中可检测到单克隆性 IgM 丙种球蛋白。BNS 是 WM 患者恶性淋巴浆细胞浸润中枢神经系统而导致的临床综合征，在 WM 患者中发生率约有 1%。

BNS 首次报道于 1936 年，以报道者 Jens Bing 和 Axel Valdemar von Neel 的名字进行命名，因恶性淋巴浆细胞浸润中枢神经系统而导致临床表现多样，主要与受累部位相关。通过 MRI，BNS 分为弥漫型和肿块型，前者淋巴浆细胞主要浸润于脑脊膜或血管周围，后者淋巴浆细胞主要浸润于皮质下的脑组织深处，有研究表明最常累及的部位是软脑膜。其诊断的"金标准"是脑组织检查，脑膜活检见到淋巴浆细胞，CSF 细胞学、流式、*MYD88*[L265P] 基因突变也是重要的诊断依据，头颅、脊髓 MRI 亦有重要的提示作用，可用于与 WM 高黏滞综合征所致的中枢神经系统损害相鉴别。目前推荐诊断标准为中枢神经系统病灶的直接活检提示淋巴浆细胞淋巴瘤或 CSF 分析提示有浆细胞样淋巴细胞并排除由其他疾病转化而来，且通过流式细胞术或分子技术或 *MYD88*[L265P] 突变证明单克隆 B 细胞的存在。

2017 年 *Haematologica* 首次发表了国际学者对结合新的检测技术和靶向治疗对 BNS 做了系统和深入的介绍，为诊疗提供了参考和借鉴。目前对于 BNS 尚未有统一的治疗方案，该病的治疗原则以改善症状为主，主要治疗方法包括激素、传统化疗、利妥昔单抗、放疗等。近年上市的 BTK 抑制剂亦为 WM 和 BNS 患者提供了更好的治疗选择。本例患者综合考虑最终给予 RFC 方案化疗，同时联合鞘内注射，临床症状得到明显改善。总之，BNS 是一种罕见的 WM 并发症，其临床表现多样，诊断较为困难，当 WM 患者合并神经系统症状时需行相关排查。

参考文献

1. MALKANI R G, TALLMAN M, GOTTARDILITTELL N, et al. Bing-Neel syndrome: an illustrative case and a. comprehensive review of the published literature. J Neurooncol, 2010, 96 (3): 301-312.

2. CASTILLO J J, ITCHAKI G, PALUDO J, et al. Ibrutinib for the treatment of Bing-Neel syndrome: a multicenter study. Blood, 2019, 133 (4): 299-305.

3. BING J, NEEL A V. Two cases of hyperglobulinaemia with affection of the central nervous system on a toxi-infectious basis. Acta medica Scandinavica, 1936, 88: 492-506.

4. LOGOTHETIS J, SILVERSTEIN P, COE J. Neurologic aspects of Waldenstrom's macroglobulinemia; report of a case. Arch Neurol, 1960, 3: 564-573.

5. FITSIORI A, FORNECKER L M, SIMON L, et al. Imaging spectrum of Bing-Neel syndrome: how can a radiologist recognise this rare neurological complication of Waldenstrom's macroglobulinemia? Eur Radiol, 2019, 29 (1): 102-114.

6. MINNEMA M C, KIMBY E, D'SA S, et al. Guideline for the diagnosis, treatment and response criteria for Bing-Neel syndrome. Haematologica, 2017, 102 (1): 43-51.

7. WELLER M. Glucocorticoid treatment of primary CNS lymphoma. J Neurooncol, 1999, 43 (3): 237-239.

8. VOS J M, KERSTEN M J, KRAAN W, et al. Effective treatment of Bing-Neel syndrome with oral flfludarabine: a case series of four consecutive patients. Br J Haematol, 2016, 172 (3): 461-464.

9. HOANG-XUAN K, BESSELL E, BROMBERG J, et al. Diagnosis and treatment of primary CNS lymphoma in immunocompetent patients: guidelines from the European Association for Neuro-Oncology. Lancet Oncology, 2015, 16 (7): e322-e322.

10. UEKI S, NAKAMURA M, SASAKI R, et al. Beneficial effect of bendamustine in a patient with Anti-MAG/SGPG neuropathy and Bing-Neel syndrome associated with Waldenström macroglobulinemia: a case report. Case Rep Neurol, 2018, 10 (1): 88-94.

第三十三章 WM 淋巴瘤转化

上海长征医院 强琬婷，杜鹃

一、简要病史

患者，男性，69 岁。主因：乏力 2 年余，反复发热 2 月余。

现病史：患者 2019 年 5 月以乏力、头晕起病，2019 年 7 月 11 日至上海长征医院就诊。查血常规显示：HGB 76 g/L；M 蛋白：IgM-κ 型，M 蛋白 29.7 g/L，IgM 33.8 g/L；血清游离轻链（sFLC）：κ 147 mg/L，λ 15.13 mg/L，κ/λ 9.716；骨穿刺：浆细胞占 0.5%，淋系占 84%，其中浆细胞样淋巴细胞占 55.5%。$MYD88^{L265P}$ 突变：阳性。PET/CT：全身骨骼有弥漫性 FDG 摄取增高，SUV_{max}=6.8，未见明显骨质破坏，脾脏 FDG 摄取增高，SUV_{max}=3.9。诊断为 WM（IPSS WM 4 分，高危）。因患者只接受口服用药，遂于 2019 年 7 月开始接受伊布替尼方案治疗，最佳疗效达到非常好的部分缓解，M 蛋白 0.928 g/L，贫血明显改善。2020 年 11 月 30 日复查血清 IgM 升至 13.90 g/L、M 蛋白量 8.14 g/L，评估疾病第 1 次进展，予以调整治疗方案为泽布替尼口服，治疗 3 个疗程达到部分缓解（2021 年 2 月 25 日复查 M 蛋白 3.3 g/L，IgM 7.62 g/L），因感染用药不规律，2021 年 5 月 12 日出现反复高热，伴消瘦、头晕、胸闷等不适，复查 IgM 20.3 g/L，评估第 2 次疾病进展。2021 年 5 月 23 日于外院行奥布替尼口服治疗原发病，1 个疗程后评估疾病稳定。2021 年 6 月患者因持续高热、伴消瘦，Ⅲ度骨髓抑制，外院就诊考虑"感染"可能，至多家医院感染科就诊 2 月余，经 CT、血培养及高通量基因测序等多项检查，均未找到确切病因，联合抗感染治疗无明显疗效。为求进一步诊疗入我院。近 1 个月来，患者睡眠、饮食欠佳，大小便正常，体重减轻约 3 kg。

既往史：否认肝炎、结核等传染病病史。否认糖尿病及高血压等慢性病病史，否认食物及药物过敏史。

个人史：久居原籍，否认疫水、疫源地接触史。不嗜烟酒。否认毒物、放射性物质接触史。

家族史：否认遗传性、家族性疾病病史。

查体：体温 38℃，脉搏 100 次 / 分，呼吸 20 次 / 分，血压 124/60 mmHg。神志清，发育正常，自主体位，轮椅推入病房，能合作查体，重度贫血貌，全身皮肤及睑结膜苍白，皮肤、巩膜无黄染，双下肢未见淤点、淤斑，颈部可触及数个黄豆大小淋巴结，质韧，活动度好，无压痛。双侧呼吸音粗，未闻及明显干、湿性啰音，心率 100 次 / 分，心律齐，各瓣膜区病理性杂音未闻及，腹平软，无压痛、反跳痛，肝肋下未触及，脾肋下可触及 3 指，双下肢无水肿，生理反射存在，病理反射未引出。

二、辅助检查

1. 血液相关检查

血常规：WBC 2×10^9/L ↓，NEUT 0.99×10^9/L ↓，RBC 1.24×10^{12}/L ↓，HGB 37 g/L ↓，PLT 66×10^9/L ↓，MCV 98.4 fL，MCH 29.8 pg，MCHC 303 g/L ↓，RET% 3.21%，RET 47.2×10^9/L。生化：TP 74 g/L，ALB 31.9 g/L ↓，Cr 66 μmol/L，LDH 296 U/L ↑，β_2 微球蛋白 4.13 mg/L ↑。凝血八项：PT 14 s ↑，APTT 32.2 s ↑，INR 1.27 ↑，TT 14.7 s，纤维蛋白原 4.93 g/L ↑，纤维蛋白原分解产物 10.5 μg/mL ↑，D- 二聚体 2.97 mg/L ↑。血免疫球蛋白：IgG 10.50 g/L，IgM 16.00 g/L，IgA 2.71 g/L；尿κ 108 mg/L，λ 10 mg/L，κ/λ 10.8；κ-FLC 790.5 mg/L，λ-FLC 12.3 mg/L，r-FLC 64.4。血清蛋白电泳：M 峰 17.41%，血 M 蛋白量 12.88 g/L。

2. 骨髓相关检查

骨髓涂片（外院，2021 年 6 月 23 日）：淋巴细胞比例增高占 69%，部分细胞可见浆细胞样分化。外周血片（外院，2021 年 6 月 23 日）：淋巴细胞比例增高占 48%，部分细胞可见浆细胞样分化。骨髓流式（外院，2021 年 6 月 23 日）：淋巴细胞中 CD19（＋）细胞约占 44%，CD45 强表达，FS 大小不一，以大细胞为主（约占 80%），免疫球蛋白轻链 κ 限制性表达，疑为异常成熟 B 淋巴细胞，免疫表型为 CD5（－），CD10（＋），CD20（＋），CD38het。测序 $MYD88^{L265P}$（外院，2021 年 6 月 23 日）：$MYD88^{L265P}$ 突变阳性，*CXCR4* 基因未见突变。骨髓涂片（我院，2021 年 7 月 13 日）：异常淋巴细胞占 31%。外周血（我院，2021 年 7 月 13 日）：中性分叶核粒细胞 80%，中性杆状核粒细胞 2%，淋巴细胞 9%，单核细胞 9%。骨髓病理（我院，7 月 13 日）：造血组织中可见较多淋巴细胞浸润，考虑淋巴浆细胞相关疾病。免疫组化：CD20(＋)，CD138(散在 ＋)，CD79A（＋），CD38（散在 ＋），CD23（－），Bcl-2（＋），CD10（－），Ki-67（25%）。

我院骨髓干抽未能送检流式及 FISH。

3. 影像相关检查

PET/CT：全身多发淋巴结（部分肿大）伴放射性摄取增高，最大者直径约 2.5 cm，SUV_{max}=5.151，脾脏增大伴放射性摄取增高，SUV_{max}=5.203，全身骨骼广泛性放射性摄取增高，SUV_{max}=6.579。

4. 其他辅助检查

病原微生物高通量基因测序：阴性。血 / 痰 / 尿 / 粪培养：阴性。铁蛋白：1116 μg/L ↑。NK 细胞活性：2% ↓。sIL-2R/sCD25：10 850 U/mL ↑。

三、病史特点

患者为老年男性，诊断 WM 近 2 年。既往两线治疗曾有效，最佳疗效为 VGPR，但疾病无进展生存期较短，为复发 / 难治 WM。近 2 个月以来反复高热，尽管外院给予奥布替尼口服，仍无法控制体温，且病情不断加重；病程中反复高热、脾大、三系降低，铁蛋白升高。骨髓流式显示 26.4% 为异常成熟 B 淋巴细胞。PET/CT 提示多发淋巴结肿大，脾大，全身骨骼广泛性放射性摄取增高。考虑 WM 向侵袭性淋巴瘤转化可能，合并噬血细胞综合征（hemophagocytic lymphohistiocytosis，HLH）。后骨髓病理回报考虑 B 细胞淋巴瘤累及骨髓。经病理疑难会诊中心会诊，病理诊断为弥漫大 B 细胞淋巴瘤。

四、临床诊断及危险度分层

非霍奇金淋巴瘤，弥漫大 B 细胞型（WM 转化）Ann Arbor 分期Ⅳ B 期，IPI 评分 4 分，高危。

五、治疗与转归

1. 治疗历程

患者入院完善原发病、感染等各项相关检查，综合病情，考虑合并 HLH，即刻给予化疗，选取兼顾"淋巴系统疾病及浆细胞疾病"的方案，2021 年 7 月 13 日予 R（CD20）-CBD 方案治疗，具体为：CD20 单抗 + 硼替佐米 + 环磷酰胺 + 地塞米松，治疗 3 日后体温正常，1 疗程后血常规恢复，但仍存在周围神经病变。第 2 疗程化疗前病理回报诊断为弥漫大 B 细胞淋巴瘤（WM 转化），后根据患者耐受性分别给予 R-CHOP 方案（利妥昔单抗联合环磷酰胺 + 多柔比星 + 长春新碱 + 泼尼松）治疗 1 疗程，因出现Ⅳ级骨髓抑制、粒细胞缺乏感染，耐受性差，遂第 2 个疗程起调整为 R2-miniCHOP（R-miniCHOP 方案联合来那度胺）治疗 7 疗程，每个疗程完善腰椎穿刺，予以中枢预防性给药（氨甲蝶呤 + 阿糖胞苷 + 地塞米松三联）。

2. 疗效总结

患者接受 1 疗程 R-CBD 方案治疗后复查 M 蛋白 4.3 g/L，IgM 8 g/L，sFLC-κ 19.92 mg/L，深浅淋巴结 B 超显示脾稍大，淋巴结未触及肿大，疗效评估为 PR。2 疗程 R-CHOP 方案后血常规恢复正常，4 疗程 R-CHOP 方案后 M 蛋白免疫固定电泳转阴，IgM 0.43 g/L，B 超未及肿大淋巴结，脾脏大小、形态正常，疗效评估达完全缓解。同时行腰椎穿刺 + 鞘内注射治疗药物，脑脊液流式未见异常细胞。8 疗程治疗后 IgM 0.41 g/L，M 蛋白阴性，B 超未及肿大淋巴结（图 33-1）。

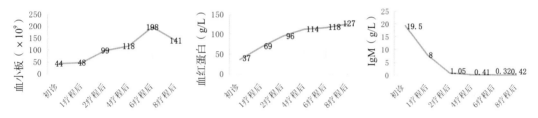

图 33-1 治疗期间相关指标监测情况

六、讨论及点评

本例患者为老年男性，以高黏滞综合征起病，诊断为 WM 高危。起始治疗使用 BTK 抑制剂有效，最佳疗效为 VGPR，但 2 年内出现 3 次疾病进展，PFS 较短，病程中出现持续高热、三系下降、HLH，疾病侵袭性强，经病理活检明确诊断为 WM 淋巴瘤转化，伴 LDH 升高，预后差。

WM 是一种惰性 B 淋巴细胞增殖性疾病，年发病率为 5/100 万，占血液系统恶性肿瘤的 1% ～ 2%。组织转化是指惰性淋巴瘤患者进展为高级别淋巴瘤，常以侵袭性临床表现和不良预后为特征。5% ～ 10% 的 WM 患者在病程中出现转化，转化为侵袭性淋巴瘤，最常见的转化类型为弥漫大 B 细胞淋巴瘤。WM 病程中的任何时间都可能发生组织学转化，如诊断时、治疗前、治疗期间，甚至初始诊断后 20 年。转化原因可能包括：①原始 B 细胞克隆新发突变；②化疗后出现继发的突变，如在核苷类似物及 BTK 抑制剂治疗后；③ Epstein-Barr 病毒感染。

Castillo 等研究了 1466 例 WM 患者，其中有 20 例在诊断后形态学上转变为弥漫大 B 细胞淋巴瘤，平均诊断至转化时间为 4.4 年。WM 患者中位总生存期为 5 年、10 年和 15 年的累积转化率分别为 1%、2.4% 和 3.8%。大多数转化为弥漫大 B 细胞淋巴瘤的患者，存在结外病变和高危特征，中位生存期不到 3 年。转化患者与未转化的患者相比，中位总生存期较短（9 年 *vs.* 16 年，*P*=0.09）。Durot E 等回顾分析了 1995—2016 年法国和比利时的多中心研究数据，WM 合并同时或相继诊断为弥漫大 B 细胞淋巴瘤的患者共计 77 例，从 WM 诊断到转化的中位时间为 4.6 年。骨髓是最常见的结外受累部位，其他，如中枢神经系统、皮肤或睾丸受累的发生率也较高。整个队列的中位总生存期仅为 16 个月。WM 起病时诊断弥漫大 B 细胞淋巴瘤的患者与病程中诊断弥漫大 B 细胞淋巴瘤患者之间生存期无明显差异。转化时间超过 5 年和 LDH 升高是患者的不良预后因素。

WM 转化患者的治疗方案选择参考弥漫大 B 细胞淋巴瘤的化疗免疫疗法，当前诸多证据凸显了移植在其中的作用。此外，对于合并 *MYD88* 突变的患者，可联合应用 BTK 抑制剂；而表达 Bcl-2 的患者，亦为维奈托克提供了潜在的治疗靶点。

与其他类型的惰性淋巴瘤发生转化相似，WM 患者在疾病过程中的任何时间出现体能状态改变、全身症状、巨块病灶、LDH 升高和结外受累，特别是中枢神经系统、皮肤和睾丸的受累，都应考虑转化。未来尚需进一步的研究来确定发生转化的风险因素、分子特征和最佳治疗方法。

本例患者病情重、进展快，经 R-CHOP 足疗程治疗后获得疾病缓解，但预测缓解持续时间短，再复发后可考虑选择嵌合抗原受体 T 细胞免疫治疗等新技术。

参考文献

1. LELEU X, SOUMERAI J, ROCCARO A, et al. Increased incidence of transformation and myelodysplasia/acute leukemia in patients with Waldenstrom macroglobulinemia treated with nucleoside analogs. J Clin Oncol, 2009, 27（2）: 250-255.

2. OWEN R G, BYNOE A G, VARGHESE A, et al. Heterogeneity of histological transformation events in Waldenstrom's macroglobulinemia（WM）and related disorders. Clin Lymphoma Myeloma Leuk, 2011, 11（1）: 176-179.

3. LIN P, MANSOOR A, BUESO-RAMOS C, et al. Diffuse large B-cell lymphoma occurring in patients with lymphoplasmacytic lymphoma/Waldenstrom macroglobulinemia. Clinicopathologic features of 12 cases. Am J Clin Pathol, 2003, 120（2）: 246-253.

4. CASTILLO J J，GUSTINE J，MEID K，et al. Histological transformation to diffuse large B-cell lymphoma in patients with Waldenstrom macroglobulinemia. Am J Hematol，2016，91（10）：1032-1035.

5. DUROT E，TOMOWIAK C，MICHALLET A S，et al. Transformed Waldenstrom macroglobulinaemia：clinical presentation and outcome. A multi-institutional retrospective study of 77 cases from the French Innovative Leukemia Organization（FILO）. Br J Haematol，2017，179（3）：439-448.

6. WIRK B，FENSKE T S，HAMADANI M，et al. Outcomes of hematopoietic cell transplantation for diffuse large B cell lymphoma transformed from follicular lymphoma. Biol Blood Marrow Transplant，2014，20（7）：951-959.

7. VILLA D，GEORGE A，SEYMOUR J F，et al. Favorable outcomes from allogeneic and autologous stem cell transplantation for patients with transformed nonfollicular indolent lymphoma. Biol Blood Marrow Transplant，2014，20（11）：1813-1818.

第三十四章　LPL

中日友好医院　张春霞，李振玲

一、简要病史

患者，女性，82岁。

现病史：2015年体检发现PLT减少，无出血表现，未重视；2016年查体发现脾大；2017年体检仍显示PLT减少，未进一步检查；2018年6月后发现右小腿远端皮疹，针尖样，随后融合成片，伴瘙痒，无发热等。2018年7月26日附近医院查血常规显示：WBC 8.57×10^9/L，淋巴细胞4.9×10^9/L，HGB 116 g/L，PLT 98×10^9/L（可见异常淋巴细胞6%）。转诊至我院，门诊查外周血涂片：白细胞正常范围，淋巴细胞增多占74%，部分淋巴细胞胞浆边可见毛状突起，PLT减少，为进一步诊治收入院。伴乏力，无发热、盗汗、体重减轻。

入院查体：生命体征平稳；浅表淋巴结未触及肿大；双上肢静脉采血处可见5 cm左右淤斑，右小腿可见陈旧淤斑；脾大，超出肋下6 cm。

二、辅助检查

1. 血液相关检查

血常规：RET% 1.8%，WBC 8.67×10^9/L，淋巴细胞7.03×10^9/L（56%），HGB 110 g/L，PLT 97×10^9/L。生化：ALT 45 IU/L，LDH 292 IU/L，β_2MG 3.02 mg/L，ALB 40 g/L，肾功能正常。免疫球蛋白：IgA 1890 mg/dL↑，IgG 500 mg/dL↓，IgM 20.9 mg/dL。免疫固定电泳：血IgA-λ型M蛋白血症，尿本周蛋白阴性。rFLC 0.0544。直接及间接抗人球蛋白试验：阴性。

2. 骨髓相关检查

骨髓形态：干抽，骨髓滚片增生活跃，骨髓瘤细胞约占16.5%，部分浆细胞呈火焰状，可见双核瘤细胞。骨髓涂片中可见部分淋巴细胞胞浆周边毛状突起，约占淋巴细胞的 50%，粒系减少，红系增生。巨核细胞不减少。血涂片：WBC 增多，淋巴细胞明显增高，部分淋巴细胞周边可见毛状突起；成熟红细胞轻度大小不等；血小板减少。

骨髓病理：骨穿刺标本欠满意，大部分为脂肪髓，部分造血成分丢失；余部骨髓增生活跃，造血成分约占 40%；三系均可见，粒系减少，红系增生，可见红系造血岛，巨核系未见显著变化。骨髓腔内 B 淋巴样细胞及浆细胞样细胞明显增多，散在呈片状分布，倾向淋巴浆细胞性淋巴瘤，建议临床进一步检查。网织（++）。

免疫组化：CD138（部分 +），CD79A（灶片状 +），CD34（-），CD23（+），Cyclin D1（-），Bcl-2（+），κ（个别 +），λ（多数浆细胞样细胞 +），CD56（-），CD19（-），CD38（浆细胞样 +），IgG（散在少数 +），CD5（散在少数 +），CD3（散在少量 +），CD235a（红系 +），CD61（巨核系 +）。

骨髓流式：T 细胞、NK 细胞免疫表型未见异常。幼稚髓系细胞比例不高，免疫表型无异常。成熟 B 细胞占骨髓有核细胞的 26%，CD45、CD22、CD180 强阳性；CD81、CD19、CD20、CD11c、CD54 阳性；FMC-7、胞浆 Lambda 弱阳性；CD5、CD10、CD23、CD123、CD103、CD25、CD71、CD79B、CD38、胞浆 Bcl-2、胞浆 Kappa 阴性。

浆细胞占骨髓有核细胞 0.3%，CD138、CD38、CD200、CD56、胞浆 IGA 阳性；DR、CD20 弱阳性；CD19、CD81、CD27、CD22、CD79B、CD45、CD28、胞浆 IGG、胞浆 IGM、胞浆 IGD 阴性。

免疫分型诊断：骨髓中检测到一定比例免疫表型异常的成熟小 B 细胞，请结合临床及其他实验室检查，鉴别 MZL 及其他。骨髓中检测到少量浆细胞，为异常浆细胞，请结合临床及其他实验室检查鉴别异常浆细胞疾病。

遗传学检查：染色体：46，XX。

基因：骨髓 *IGVH*、*IGK* 基因重排克隆，请结合其他检测和临床检查。*TCRB* 基因重排克隆；淋巴瘤相关突变基因筛查阴性。

3. 影像学检查

淋巴结 B 超：双侧颈部可见淋巴结，右侧较大者 1.5 cm×0.5 cm，左侧较大者 1.0 cm×0.6 cm；双侧腹股沟区可见淋巴结，右侧较大者 1.2 cm×0.4 cm，左侧较大者 0.9 cm×0.4 cm。

腹部 B 超：脾大，厚 7.7 cm，肋下 6.4 cm。

PET/CT：①左肩胛骨、左侧股骨上段葡萄糖代谢增高，脾脏增大，考虑血液性疾病可能（骨髓瘤？）。右侧髂骨后翼葡萄糖代谢增高，考虑骨髓穿刺后改变。②双侧肺门淋巴结葡萄糖代谢增高，考虑反应性增生。③胆囊结石。④甲状腺左叶低密度结节未见葡萄糖代谢增高，考虑良性病变可能。⑤右肩锁关节与右侧髋臼后缘骨质增生，脊柱退行性改变。

4. 其他辅助检查

ANA 谱：阴性。

三、病史特点

（1）老年女性，慢性起病。

（2）反复血小板减少、皮疹、乏力，查体发现脾大，无发热、盗汗、体重减轻。

（3）外周血涂片可见异常淋巴细胞增多，边缘可见毛状突起。

（4）IgA 明显增高，免疫固定电泳提示为单克隆性，LDH 增高；B 超可见小淋巴结；骨髓可见异常单克隆浆细胞及免疫表型异常的成熟小 B 细胞，基因 *IGH* 重排阳性，病理考虑淋巴浆细胞性淋巴瘤。

四、临床诊断及危险度分层

淋巴浆细胞性淋巴瘤（IgA 型）高危。

五、治疗与转归

2018 年 8—12 月接受 R-CP 方案（美罗华 500 mg d0、环磷酰胺 1100 mg d1、泼尼松片 100 mg d1 ～ d5）治疗 1 疗程，R-CVP 方案（利妥昔单抗 375 mg/m² d0、环磷酰胺 750 mg/m² d1、长春新碱 1.4 mg/m² d1、泼尼松 40 mg/m² d1 ～ d5，每 21 天重复 1 次）治疗 3 疗程，体力恢复，血常规正常，脾脏缩小。2019 年 4 月、2019 年 7 月利妥昔单抗 2 疗程维持治疗，间断服用来那度胺 1 疗程，2020 年 9 月至 2021 年 3 月因 IgA 增高间断进行 R-CVP 方案 3 疗程治疗。

2021 年 8 月出现腰痛，左下肢疼痛，逐渐加重不能行走，左下肢胫骨前肿块，长径约 15 cm，局部皮温增高；下颌皮肤感觉减退。外院 MRI：L_1 可疑不全骨折。左下肢 CT：左胫骨上段囊状骨质破坏，骨皮质受累，考虑占位性病变。血清免疫固定电泳：血 IgA-λ 型 M 蛋白在 α2 区出现异常区带（M）蛋白，约占 29.9%，在 β 区出现异常区带（M 蛋白），约占 16.5%。尿本周蛋白阳性。

复查 PET/CT：与前片比较（2018 年 8 月 2 日），①全身新增多处骨葡萄糖代谢增高灶，右侧内乳区、右侧锁骨区及腋窝新增多发淋巴结代谢增高，考虑 PMD。左侧肩胛骨密度稍增高，葡萄糖代谢较前降低；脾脏体积较前减小。②右肺下叶新增小结节，未见葡萄糖代谢增高；右侧胸膜新增局部增厚。双侧肺门新增多发淋巴结，部分代谢较前增高，考虑反应性增生可能；右肺上叶小片状炎性改变。③左侧下颌骨牙槽骨局部葡萄糖代谢增高，考虑齿源性感染可能；骶骨左缘局部葡萄糖代谢增高灶，考虑退行性改变。右侧髂后上棘葡萄糖代谢增高灶基本消失。

复查骨穿刺如下。

骨髓形态：骨髓片显示 M ∶ E=1.04 ∶ 1；粒系减少，可见巨变、类巨变、分裂象、多分叶，单核易见；红系增生，分类以中晚幼红细胞为主，可见类巨变、分裂象，成熟红细胞部分呈缗钱状排列；巨核不少，产板巨少，血小板少；骨髓瘤细胞约占 23.5%，可见 2 ～ 3 个核瘤细胞。血涂片显示成熟红细胞部分呈缗钱状排列。诊断为多发性骨髓瘤复发。

骨髓病理：骨穿刺标本欠满意，大部分为脂肪髓，并见灌血，仅于髓腔边缘见少许造血成分，骨髓增生活跃，有核细胞容积约占 50%，三系均可见。粒系相对减少，各阶段均可见；红系增生，可见红系造血岛；巨核系不少，形态及分布未见异常。髓腔内浆细胞明显增多，并呈片状聚集，其间散在 T 淋巴细胞，考虑为浆细胞瘤的可能性大，请结合临床及骨髓涂片结果综合分析。

免疫组化：CD20（L26）（个别细胞＋），CD3（＋），CD34（－），CD138（浆细胞＋），CD79A（散在＋），CD5（T 细胞＋），CD61（巨核系＋），CD235a（红系＋），MPO（髓系＋），PGM-1（＋），CD23（－），CD10（－），Cyclin D1（－），Ki-67（MIB-1）（热点区 30%＋）。特殊染色结果显示网织（＋）。

免疫分型：成熟淋巴细胞占有核细胞比例 25.3%，淋巴细胞亚型为 CD5（－），CD10（－），CD19（＋），CD20（＋），FMC-7（－），CD22（＋），CD200（－），CD79B（＋），CD23（－），CD25（－），CD103（－），CD11c（－），Kappa（＋），Lamabda（＋），CD45（＋）；浆细胞占有核细胞比例 14.7%，为异常单克隆细胞，符合 MM 表型。

考虑复发进展，予 PVD 方案（泊马度胺、硼替佐米及地塞米松）治疗，1 疗程后下肢疼痛消失，下颌皮肤感觉恢复，复查 B 超显示下肢肿块消失。目前 PVD 方案维持治疗中。

六、讨论及点评

LPL 是由小淋巴细胞、淋巴样浆细胞及浆细胞组成并可累及骨髓、淋巴结及脾脏的肿瘤。非 IgM 型 LPL 占全部 LPL < 5%，包括 IgG、IgA、轻链，以及非分泌型。由于非 IgM 型 LPL 临床罕见，对其临床特征、治疗及预后研究较少，临床易漏诊或误诊，日本学者曾报告 1 例患者，2006 年诊断为 MM-IgG，给予 VAD 方案（长春新碱、阿霉素，以及地塞米松）治疗后，2009 年达到非常好的部分缓解，2014 年髓外复发（纵隔、腹腔、脾），病理诊断为 LPL。

LPL 细胞起源于 B 淋巴细胞，发生于生发中心后向浆细胞分化的阶段，多数 LPL 患者 *IGHV* 基因发生突变，部分提示疾病发生经过了体细胞高频突变而未发生 IG 类别转化阶段，非 IgM 型 LPL 患者细胞则可能起源于 IG 发生类别转化之后。非 IgM 型 LPL *MYD88*[L265P] 突变率较低。

5% ~ 10% 的 WM 患者伴有组织学或 Richter 转化，主要向 DLBCL 转化，而由于非 WM 型 LPL 所占比例低，相关研究较少。本例患者复发进展时向浆细胞肿瘤转化，同时伴有髓外浆细胞瘤，骨髓穿刺及免疫分型均仅发现异常浆细胞，既往未见报告。

非 WM 型 LPL 既往治疗参照 WM，多选择 CHOP 方案、利妥昔单抗、硼替佐米、免疫调节药物、苯达莫司汀等联合或单药治疗，部分患者可观察等待，5 年 OS 率达 55% ~ 90%，10 年 OS 率达 56% ~ 81%。

第三十五章　骨痛、高钙、贫血——伪装成多发性骨髓瘤的 WM 1 例并文献复习

河北大学附属医院　梁璐，张江勃，化罗明，周欢，檀艳丽，薛华

一、简要病史

患者，男性，64 岁。主因：腰痛 6 个月，加重 3 天，于 2015 年 5 月 24 日急诊收入院。

现病史：入院前 6 个月无明显诱因出现腰背部疼痛，活动后加重。3 天前疼痛加重伴活动受限，就诊于河北大学附属医院急诊科。胸、腰、骶椎 CT 检查提示腰椎弥漫性骨质破坏，胸、腰、骶椎弥漫性骨密度降低，呈穿凿样改变，L_{3-4} 压缩性骨折，不排除多发性骨髓瘤。以"骨质破坏待查：MM"收入血液科。

既往史：患者既往体健。

二、查体

贫血貌，肝脾肋下未触及，浅表淋巴结未触及肿大，胸、腰椎叩击痛明显，伴腰背部活动受限。

三、辅助检查

1. 血液相关检查

血常规：WBC 8.1×10^9/L，HGB 88 g/L，RBC 3.09×10^{12}/L，血小板 344×10^9/L。肌酐 77 μmol/L；血钙 3.08 mmol/L；β_2 微球蛋白 5.61 mg/L；LDH 66 U/L；红细胞沉降率 137 mm/h；甲状旁腺素 2.9 pg/mL。免疫球蛋白定量：IgM 12.7 g/L。血清蛋白电泳：M 蛋白 9.23 g/L。免疫固定电泳：IgM-κ 型 M 蛋白。

2. 影像相关检查

头颅平片：颅骨额、顶、颞、枕骨可见多发小囊状骨质破坏区，大小不等，边缘清

晰不规则，如穿凿样改变，考虑颅骨 MM；肋骨平片：右侧多发肋骨骨密度降低，皮质变薄，囊性骨质破坏。胸腹盆腔 CT：双肺渗出性病变；双侧肋骨，胸、腰椎，骨盆骨质改变。腰椎 MRI：双侧髂骨弥漫 T_1WI，T_2WI 信号减低，T_2WI 压脂呈不均匀稍高信号。$T_{11} \sim S_5$、双侧髂骨弥漫异常信号，符合 MM，伴 $T_{12} \sim L_4$ 椎体骨折可能性大（图 35-1）。

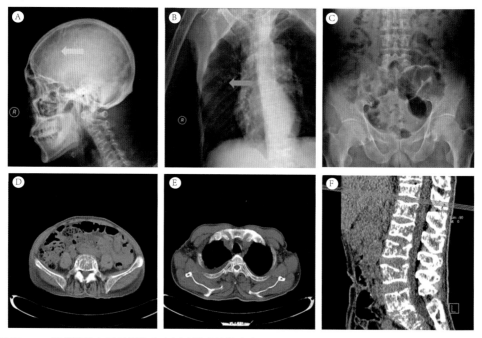

图 35-1　X 线骨骼检查显示颅骨和右侧肋骨溶骨性病变（A、B）及椎体、肋骨和骨盆骨质疏松（C）；CT 扫描显示腰椎和胸骨有弥漫溶骨性病变（D、E）及 L_3、L_4 椎体压缩骨折（F）

3. 病理学检查

因患者腰背疼痛剧烈，骨科给予椎体成形术。椎体组织病理：大量异型小淋巴细胞成片增生浸润。免疫组织化学结果显示：CD20（+++），CD3（-），PAX5（++），CD43（++），Be12（+++），CD5（-），CD23（-），Cyclin D1（-），CD25（+），Ki-67 10%，CD10（-），Bcl-6（-），伴较多浆细胞样细胞灶性浸润；CD138（++），Kappa（+），Lambda（-），考虑小 B 淋巴细胞及浆细胞异常增生；伴轻链限制性表达，考虑淋巴浆细胞性淋巴瘤，病理及免疫组化结果见图 35-2。骨髓病理：骨髓增生极度活跃，淋巴细胞比例增高，可见浆细胞样分化的淋巴细胞及浆细胞。结合临床考虑淋巴浆细胞性淋巴瘤，骨髓病理与椎骨病理基本一致，浆细胞及淋巴细胞轻链限制性表达。骨髓 $MYD88^{L265P}$（sanger 测序）：阴性，*IGH/CCND1* 重排阴性。

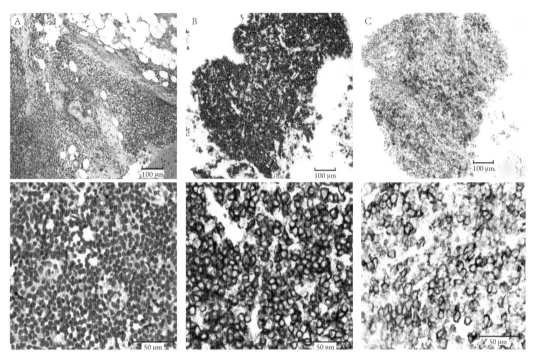

图 35-2　HE 染色显示锥体弥漫性浆细胞样淋巴细胞和少量浆细胞浸润（A：×100，×400）；免疫组织化学
　　　　染色显示 CD20（B：×100，×400）、CD138（C：×100，×400）高表达

四、临床诊断

综合患者病情，诊断为 WM（WM 国际预后评分为 2，中危）伴髓外病变（骨受累）。

五、治疗与转归

给予 3 个疗程 FCD（氟达拉滨 + 环磷酰胺 + 地塞米松）化疗并同时给予唑来膦酸后，骨痛明显缓解，血红蛋白恢复正常，但 IgM 下降不明显。给予 3 个疗程 R-CHOP（利妥昔单抗 + 环磷酰胺 + 吡柔比星 + 长春新碱 + 醋酸泼尼松）及 4 个疗程 CCP（苯丁酸氮芥 + 环磷酰胺 + 泼尼松）方案后，患者 IgM 明显下降，骨痛消失，获得很好的部分缓解。此后门诊随访，口服环磷酰胺、苯丁酸氮芥、泼尼松维持治疗，病情稳定。

2020 年 8 月患者再次出现乏力，无骨痛，血常规显示 HGB 64 g/L；免疫球蛋白定量：IgM 6.96 g/L；免疫固定电泳：IgM-κ 型 M 蛋白血症；骨髓涂片：异常淋巴样浆细胞 32%，外周血异常淋巴样浆细胞 30%；骨髓病理：浆细胞样分化的淋巴细胞 30%

和浆细胞 10%，免疫组织化学支持 WM/LPL。荧光原位杂交：*IGH/CCND1* 阴性；骨髓二代测序：*MYD88*[L265P] 错义点突变，KMT2D 移码缺失，*CXCR4* 突变阴性。全脊柱 MRI：无新发病变。胸腹盆腔 CT：双侧胸腔积液伴肺不张（以右侧为著）。综合患者病情诊断为 WM 伴髓外受侵（骨、胸膜受侵），给予苯达莫司汀（正大天晴药业）治疗 2 个疗程后胸腔积液消失，症状改善。

六、讨论

WM 为少见的惰性淋巴瘤，发病率为非霍奇金淋巴瘤的 2%，起源于记忆 B 细胞，具有向浆细胞分化的能力，骨髓肿瘤细胞可表现为单克隆浆细胞样淋巴细胞及浆细胞。临床表现多为与 IgM 升高和（或）肿瘤浸润相关的体征和症状，非造血器官的髓外受侵较为少见，骨骼受累更为罕见。IgM 型 MM 是浆细胞肿瘤，发病率较低，在 MM 中发病率不到 0.5%。除了 MM 的肾损伤、贫血、高钙血症及骨病等经典表现，还可表现为高黏滞综合征，骨髓浆细胞可表现为淋巴样浆细胞形态，少数可表达 CD20。WM 与 IgM 型 MM 是两种不同的血液疾病，预后及治疗方法不同，但两者特征部分重叠，容易混淆。

传统观点认为 WM 不伴有骨质破坏，骨质破坏有助于区分和鉴别 WM 与 IgM 型 MM。Rothschild 等于 1956 年首次描述了诊断的 1 例伴有溶骨性病变的 WM 患者；此后陆续出现了多例相关病例报告，证实 WM 存在溶骨性病变，骨骼受累部位主要包括中轴骨，还包括头颅、锁骨、肩胛骨、肋骨、肱骨、股骨等，甚至胫骨远端及足骨。有的病例表现为椎体受累伴椎旁肿块，导致脊髓压迫症，亦有研究报道患者表现为溶骨和成骨混合性病变。总体来看 WM 出现溶骨性病变，其受累部位及骨破坏与 MM 类似。既往 WM 与 IgM 型 MM 的主要鉴别要点为临床表现、细胞形态学及流式细胞学结果，但部分特征交叉出现，存在鉴别难点。近年来随着分子生物学诊断的进展，应用敏感的检测技术在 95% 以上的 WM 中可检测到 *MYD88*[L265P] 突变。分子学检测为 WM 与 IgM 型 MM 的鉴别提供了更好的鉴别依据。本例患者以骨痛、贫血及高钙起病，影像学提示了与 MM 相似的广泛溶骨性破坏，伴有 IgM 型 M 蛋白升高，非常容易误诊为 IgM 型 MM。急诊入院时拟诊 MM 收入院。入院检查椎体活检病理提示 CD5（-）CD10（-）小 B 细胞淋巴瘤，CD20 阳性，一代测序 *MYD88* 突变阴性，*IGH/CCND1* 阴性，通过影像科、病理科多学科会诊，最后确诊为 WM。本例患者疾病进展后应用敏感度更高的二代测序检测提示 *MYD88*[L265P] 突变阳性，*CXCR4* 突变阴性，进一步证实了初始的 WM 诊断。应用 sanger 一代测序检测 *MYD88* 突变为假阴性的原因，可能是受检测手段的敏感性差、患者肿瘤负荷量较少、未进行 CD19 磁珠富集等多重影响所致。综合患者 IgM

数值轻度升高和甲状旁腺素降低，分析认为本例患者的高钙不支持为 IgM 干扰所致的假性高钙血症，考虑与原发病所致溶骨性病变相关。综合临床、流式细胞学、*MYD88* 突变检测及 *IGH/CCND1* 检测等，进行多学科协作，可以较好地鉴别 WM 与 IgM 型 MM，鉴别要点见表 35-1。

表 35-1　IgM 型 MM 和 WM 的鉴别要点

特征	IgM 型 MM	WM
发病率	小于 MM 的 0.5%	NHL 的 1% ～ 2%
疾病特点	侵袭性	偏惰性
淋巴结 / 肝脾大	-	+
贫血 / 高钙 / 骨病 / 肾损伤	+	+/-
MYD88 突变	-	+
IGH/CCND1	+	
CD20 表达	-/ 个别 +	+
治疗	针对浆细胞肿瘤治疗	以对淋巴瘤治疗为主
OS	短（30 个月）	长（数年）

　　WM 的骨病机制目前尚未阐明。MM 骨病的发生是在骨髓瘤细胞和骨髓微环境共同作用下，核因子 -κB 受体活化因子配体（RANKL）/ 骨保护素（OPG）失衡，导致溶骨增加；骨髓瘤细胞产生 Dickkopf 相关蛋白 1（DKK1），抑制 Wnt 信号通路，抑制成骨细胞分化，导致特征性溶骨病变。由于 WM 与 MM 肿瘤细胞的本质不同，其骨病机制可能存在差别。对于 WM 的骨骼组织形态计量学研究，显示高达 80% 的患者在肿瘤细胞周围存在异常的骨重建，伴有破骨细胞活性增加。与 MM 不同的是，WM 增加的破骨细胞活性在大多数患者中被几乎正常的成骨所抵消。目前有研究表明趋化因子配体 -3（CCL-3），即巨噬细胞炎性蛋白 -1α（MIP-1α）在 WM 发病机制中有重要价值；动物实验也表明 CCL-3 的抗体可减少 MM 的溶骨性病变及肿瘤负荷量，可能是 MM 及 WM 未来的治疗靶点。WM 细胞产生 CCL-3，诱导骨髓基质细胞和成骨细胞 RANKL 的表达，参与疾病发生、发展并促进破骨细胞活性。在 WM 细胞与骨髓微环境的作用下，患者血清 RNAKL、OPG 及 CCL-3 水平均明显升高，RNAKL/OPG 达到一定平衡，一般不会导致溶骨性病变的发展，需进一步研究 WM 骨病破骨细胞及成骨细胞作用失衡的机制。WM 骨病相关的研究受病例数所限，大部分以病例报告为主。阿肯色大学医学院（小石城）的研究首次使用更灵敏的 MRI/CT 扫描技术分析 WM 的骨质破坏，

17%～24% 的患者中发现存在溶骨性病变，表明 WM 伴有骨病并不是真正的"罕见"。未来有望应用敏感的影像学检查方法，通过较大系列的研究，进一步分析 WM 伴骨病患者的临床表现、影像学、病理学等特点；研究 WM 细胞与骨髓微环境的作用，检测血清 RNAKL、OPG 及 CCL-3 等相关指标的变化，以进一步阐明 WM 骨病机制。

目前对于伴有溶骨病变的 WM 尚无最佳治疗方案推荐。蛋白酶体抑制剂、免疫调节剂等抗骨髓瘤药物可抑制破骨细胞活性，但在 WM 伴有溶骨病变中的作用尚未阐明。WM 目前的治疗方案主要包括烷化剂、抗 CD20 单克隆抗体、BTK 抑制剂等，需综合患者临床表现、耐受情况、基因型、经济条件等选择个体化治疗。既往研究显示：DRC（地塞米松、利妥昔单抗、环磷酰胺）方案、局部放疗均可以显著改善 WM 合并溶骨性病变患者的预后。在慢性淋巴细胞白血病伴骨病的治疗中，BTK 抑制剂通过下调破骨细胞生成的活化 T 细胞核因子 1 的表达抑制骨吸收使患者获得良好疗效，因此，BTK 抑制剂对 WM 伴有骨病的患者也具有应用前景。对于高肿瘤负荷量、伴有髓外受累的患者，指南推荐选择苯达莫司汀联合抗 CD20 单克隆抗体。本例患者应用以 R-CHOP 及烷化剂为主的治疗联合双膦酸盐减少骨吸收，治疗后骨病明显改善，疗效维持 5 年左右；进展后肿瘤负荷量较高伴可疑胸膜受侵，选择了苯达莫斯汀治疗，贫血及胸腔积液均较前明显好转，以 CD20 单克隆抗体为主的方案及苯达莫斯汀对于本例患者疗效明确。随着 WM 伴骨病诊断率的提高，未来可开展更多的临床试验探索发病机制及治疗方案，针对伴有骨病的 WM 将会有更好的治疗推荐。

综上所述，WM 表现多样，不能因溶骨性病变而排除 WM 的诊断。推荐拟诊 WM 的初始评估应接受完整的检查，包括病理学、影像学、流式细胞学免疫分型、血清学、细胞遗传学及分子生物学检查等，进行全面、多学科的诊断是鉴别 IgM 型 MM 和 WM 的关键。准确的诊断为 WM 患者带来更精准的治疗选择，从而达到生存获益。

参考文献

1. GERTZ M A. Waldenström macroglobulinemia: 2021 update on diagnosis, risk stratification, and management. Am J Hematol, 2021, 96（2）: 258-269.

2. CAO X X, YI S H, JIANG Z X, et al. Treatment and outcome patterns of patients with Waldenström's macroglobulinemia: a large, multicenter retrospective review in China. Leuk Lymphoma, 2021, 62（11）: 2657-2664.

3. BANWAIT R, ALJAWAI Y, CAPPUCCIO J, et al. Extramedullary Waldenström macroglobulinemia. Am J Hematol, 2015, 90（2）: 100-104.

4.　CAO X，YE Q，ORLOWSKI R Z，et al. Waldenström macroglobulinemia with extramedullary involvement at initial diagnosis portends a poorer prognosis. J Hematol Oncol，2015，8：74.

5.　PAIVA B，CORCHETE L A，VIDRIALES M B，et al. The cellular origin and malignant transformation of Waldenström macroglobulinemia. Blood，2015，125（15）：2370-2380.

6.　CASTILLO J J，JURCZYSZYN A，BROZOVA L，et al. IgM myeloma：a multicenter retrospective study of 134 patients. Am J Hematol，2017，92（8）：746-751.

7.　ELBA S，CASTELLINO A，SORIASIO R，et al. Immunoglobulin M（IgM）multiple myeloma versus Waldenström macroglobulinemia：diagnostic challenges and therapeutic options：two case reports. J Med Case Rep，2020，14（1）：75.

8.　ROTHSCHILD B M，RUHLI F，ROTHSCHILD C. Skeletal clues apparently distinguishing Waldenstrom's macroglobulinemia from multiple myeloma and leukemia. Am J Hum Biol，2002，14（4）：532-537.

9.　LEB L，GRIMES E T，BALOGH K，et al. Monoclonal macroglobulinemia with osteolytic lesions：a case report and review of the literature. Cancer，1977，39（1）：227-231.

10.　KRAUSZ Y，ZLOTNICK A. Macroglobulinemia of Waldenström associated with severe osteolytic lesions. Acta Haematol，1977，58（5）：307-311.

11.　MEHMOOD K，NAQVI I H，SHAH S R，et al. Waldenstroms macroglobulinemia patient presenting with rare 'lytic' lesions and hypercalcemia：a diagnostic dilemma. J Clin Diagn Res，2014，8（11）：FD10-FD11.

12.　PUJANI M，KUSHWAHA S，SETHI N，et al. Waldenstrom's macroglobulinemia presenting with lytic bone lesions：a rare presentation. Blood Res，2013，48（3）：230-233.

13.　SCHESINGER N，NEUSTADTER L，SCHUMACHER H R，et al. Lytic Bone Lesions as a Prominent Feature in Waldenstrom's macroglobulinemia. J Clin Rheumatol，2000，6（3）：150-153.

14.　PRIYANKA P，MERCIER R，RAIKER R，et al. Distal Tibia and Foot Involvement in a Patient With Waldenstrom's macroglobulinemia. WMJ，2018，117（2）：88-91.

15.　AL-HALABI H，ROBERGE D. Waldenstrom's macroglobulinemia presenting with spinal cord compression：a case report. Am J Hematol，2006，81（12）：955-958.

16.　KOEHLER M，MOITA F，CABEÇADAS J，et al. Mixed lytic and blastic bone lesions as a presenting feature of Waldenström macroglobulinemia：case report and review of the literature. Clin Lymphoma Myeloma Leuk，2020，20（2）：e87-e91.

17.　WANG Y，GALI V L，XU-MONETTE Z Y，et al. Molecular and genetic biomarkers implemented from next generation sequencing provide treatment insights in clinical practice for Waldenström macroglobulinemia. Neoplasia，2021，23（4）：361-374.

18.　DU J S，YEN C H，HSU C M，et al. Management of myeloma bone lesions. Int J Mol Sci，2021，22（7）：3389.

19.　ELEUTHERAKIS-PAPAIAKOVOU E，KASTRITIS E，GAVRIATOPOULOU M，et al. Circulating soluble receptor activator of nuclear factor Kappa B ligand and C-C motif ligand 3 correlate with survival in patients with Waldenström macroglobulinemia. Clin Lymphoma Myeloma Leuk，2018，18（6）：431-437.

20. TERPOS E，ANAGNOSTOPOULOS A，KASTRITIS E，et al. Abnormal bone remodelling and increased levels of macrophage inflammatory protein-1 alpha（MIP-1alpha）in Waldenström macroglobulinaemia. Br J Haematol，2006，133（3）：301-304.

21. PAPANIKOLAOU X，WAHEED S，BARLOGIE B，et al. Waldenstrom's macroglobulinemia associated bone disease：the UAMS experience. Blood，2014，21（124）：2999.

22. BAKSH M，JIANG L，BHATIA U，et al. Management of lytic bone disease in lymphoplasmacytic lymphoma：a case report and review of the literature. Clin Case Rep，2021，9（12）：e05181.

23. SHUMILOV E，WULF G，STRÖBEL P，et al. Osteolytic lesions occur rarely in patients with B-CLL and may respond well to ibrutinib. Leuk Lymphoma，2016，57（10）：2476-2480.

24. CASTILLO J J，ADVANI R H，BRANAGAN A R，et al. Consensus treatment recommendations from the tenth International Workshop for Waldenström macroglobulinaemia. Lancet Haematol，2020，7（11）：e827-e837.